Kohlhammer

Valerija Sipos
Ulrich Schweiger

Gruppentherapie

Ein Handbuch für die ambulante und stationäre
verhaltenstherapeutische Praxis

Verlag W. Kohlhammer

Dieses Werk einschließlich aller seiner Teile ist urheberrechtlich geschützt. Jede Verwendung außerhalb der engen Grenzen des Urheberrechts ist ohne Zustimmung des Verlags unzulässig und strafbar. Das gilt insbesondere für Vervielfältigungen, Übersetzungen, Mikroverfilmungen und für die Einspeicherung und Verarbeitung in elektronischen Systemen.
Die Wiedergabe von Warenbezeichnungen, Handelsnamen und sonstigen Kennzeichen in diesem Buch berechtigt nicht zu der Annahme, dass diese von jedermann frei benutzt werden dürfen. Vielmehr kann es sich auch dann um eingetragene Warenzeichen oder sonstige geschützte Kennzeichen handeln, wenn sie nicht eigens als solche gekennzeichnet sind.

1. Auflage 2013

Alle Rechte vorbehalten
© 2013 W. Kohlhammer GmbH Stuttgart
Umschlag: Gestaltungskonzept Peter Horlacher
Gesamtherstellung:
W. Kohlhammer Druckerei GmbH + Co. KG, Stuttgart
Printed in Germany

ISBN 978-3-17-021609-9

Inhalt

Widmung 9

Danksagung 11

Vorwort 13

1 Grundlegende Konzepte der Gruppentherapie 15
1.1 Entwicklung der Gruppentherapie 15
    1.1.1 Erste Entwicklungen 16
    1.1.2 Entwicklung der Gruppentherapie in der humanistischen und der psychodynamischen Psychotherapie 16
    1.1.3 Entwicklung der Gruppentherapie innerhalb der Verhaltenstherapie 17
1.2 Wirkfaktoren in der Gruppentherapie 18
1.3 Verfahren, Methoden, Techniken, Setting der Psychotherapie und die Einordnung der Gruppentherapie 23
    1.3.1 Verfahren 23
    1.3.2 Methoden 24
    1.3.3 Techniken 25
    1.3.4 Setting 26
1.4 Formen und Modelle der Gruppentherapie 27
    1.4.1 Modell Nr. 1: »Interaktionsorientierte Gruppenkonzepte« ... 27
    1.4.2 Modell Nr. 2: »Einzelfallorientierte Gruppenkonzepte« ... 29
    1.4.3 Prinzipien der interaktionsorientierten vs. einzelfallorientierten Gruppentherapie 30
    1.4.4 Modell Nr. 3: »Störungsspezifische und auf Prävention ausgerichtete Gruppenkonzepte« 36

2 Praxis der verhaltenstherapeutischen Gruppentherapie ... 40
2.1 Bedingungen und Regeln der Verhaltenstherapie in Gruppen ... 40
    2.1.1 Instrumentelle Gruppenbedingungen 40
    2.1.2 Gruppenregeln 56

2.2		Methoden der verhaltenstherapeutischen Gruppentherapie	62
	2.2.1	Transdiagnostische Gruppentherapie	62
	2.2.2	Typische Schwierigkeiten bei der Durchführung einer transdiagnostischen, einzelfallorientierten Gruppe	68
	2.2.3	Beispiel einer transdiagnostischen Gruppentherapie	71
	2.2.4	Vergleich des Vorgehens bei interpersoneller Gruppentherapie und transdiagnostischer Gruppe	119
	2.2.5	Problemlösetraining	123
	2.2.6	Beispiel einer störungsspezifischen Gruppentherapie für Essstörung	129
3		**Basisfertigkeiten des Leiters bei der praktischen Umsetzung verhaltenstherapeutischer Gruppen**	**139**
3.1		Überzeugung, dass die Gruppentherapie ein hilfreiches und angemessenes Setting ist	139
3.2		Erfolgserlebnisse schaffen	139
	3.2.1	Positive Erfahrungen der Patienten in die Gruppe einbringen	140
	3.2.2	Keine Scheu vor Wiederholungen	140
	3.2.3	Auch bei »erfolglosen« Patienten die Hoffnung nicht aufgeben	141
3.3		Integration von Außenseitern über direkte Zuwendung	141
3.4		Making lemonade out of lemons	142
3.5		Fähigkeit zur Selbstbeobachtung	142
3.6		Freundlichkeit angesichts von feindseligem Verhalten	143
3.7		Kenntnis von Validierungsstrategien	147
3.8		Fähigkeit, die verschiedenen Interaktionsebenen bewusst zu beachten	151
	3.8.1	Die Interaktionsebenen in störungsspezifischen Gruppen	153
	3.8.2	Die Interaktionsebenen in einzelfallorientierten Gruppen	155
	3.8.3	Auswirkungen von Symptomen und Verhaltensweisen des Einzelpatienten auf die Mitpatienten	156
3.9		Fähigkeit, mit Angst und Scham umzugehen und Selbstwertgefühl aufzubauen	161
	3.9.1	Woran erkennt der Therapeut Angst in der Gruppe	162
	3.9.2	Woran erkennt der Gruppentherapeut Scham in der Gruppe?	163
	3.9.3	Woran erkennt der Therapeut Selbstwertgefühl bei den Gruppenmitgliedern?	164
	3.9.4	Woran erkennt der Therapeut Sicherheitsgefühl bei den Gruppenmitgliedern?	165
	3.9.5	Techniken der Angstreduktion in der Gruppensitzung	165
	3.9.6	Techniken der Schamreduktion in der Gruppensitzung	166

		3.9.7	Techniken des Aufbaus von Selbstwert in der Gruppensitzung	166

	3.9.7	Techniken des Aufbaus von Selbstwert in der Gruppensitzung	166
	3.9.8	Techniken des Aufbaus von Sicherheit in der Gruppensitzung	167
3.10	Auswahl der Gruppenmitglieder	167
	3.10.1	Zielgruppen	167
	3.10.2	Voruntersuchung	169
	3.10.3	Vorgespräche	169
3.11	Umgang mit Werten und Zielen	171
3.12	Patienten mit Persönlichkeitsstörungen in der Gruppentherapie	174
	3.12.1	Umgang mit externalisierenden Verhaltensweisen	174
	3.12.2	Umgang mit internalisierenden Verhaltensweisen	185
4	**Fragen von Gruppentherapeuten aus der Praxis**	208
Literatur	217
Stichwortverzeichnis	219

Widmung

Wir haben beide in den letzten Jahren schwere körperliche Erkrankungen durchgemacht und dabei erfahren, wie stark Patienten vom guten Fachwissen ihrer Behandler abhängig sind. Das Buch widmen wir deshalb den Ärzten, die uns geholfen haben. Als Spezialisten im Bereich Psychiatrie, Psychosomatik und Psychotherapie sehen wir täglich, wie sehr die Lebensqualität von Menschen mit seelischen Erkrankungen ebenfalls vom Fachwissen der Therapeuten abhängt. Mit diesem Buch möchten wir die Kollegen dabei unterstützen, mit ihren Behandlungen erfolgreich zu sein und ihren Patienten zu einer höheren Lebensqualität zu verhelfen.

Danksagung

Wir bedanken uns bei unserer früheren Kollegin Dr. Susanne Trenkamp, Psychologische Psychotherapeutin. Sie hat besonders in den Anfängen der Konzeptentwicklung wichtige Ideen beigesteuert.

Prof. Michael Hüppe ist seit über 15 Jahren ein wichtiger Freund und Begleiter bei unserer wissenschaftlichen Arbeit und der Entwicklung unserer psychotherapeutischen Konzepte. Auch dieses Mal hat er uns durch die kritische Lektüre unseres Buches unterstützt.

Frau Silka Ringer, Psychologische Psychotherapeutin, arbeitet seit Langem mit unserem Konzept der transdiagnostischen Gruppe und hat das Manuskript vor diesem Hintergrund gegengelesen. Herr Misha Vithayathil, Psychologe in Ausbildung in unserer Klinik, hat das Manuskript aus der Perspektive eines Ausbildungsteilnehmers gelesen und uns wichtige Anregungen gegeben.

Dr. Kirstin Bernhardt, stellvertretende Direktorin der Klinik für Psychosomatik und Psychotherapie der Universität Kiel, und Frau Dr. Dörtie Bewig, erfahrene Gruppentherapeutinnen, haben ihre Praxiserfahrung mit dem Buch abgeglichen und viele Anregungen geliefert. Dr. Susanne Annis, Psychologische Psychotherapeutin, und Christian Alte, Psychologischer Psychotherapeut und Leiter eines Ausbildungsinstitutes, sind erfahrene Supervisoren im Bereich der Verhaltenstherapie. Sie haben das Buch aus der Perspektive von Ausbildern gelesen. Martin Fernholz ist Lehrer. Er hat das Buch aus dem Blickwinkel der pädagogischen Anwendbarkeit auch außerhalb von Therapiegruppen überprüft.

Prof. Fritz Hohagen, Direktor der Klinik für Psychiatrie und Psychotherapie, hat an der Universität zu Lübeck die Voraussetzungen für eine besondere Kultur der Psychotherapie innerhalb der Psychiatrie geschaffen. Dies hat die Arbeit an den in diesem Buch dargestellten Konzepten und Methoden ermöglicht.

Der Kohlhammer Verlag unter Leitung von Herrn Dr. Ruprecht Poensgen hat unsere Arbeit liebevoll betreut.

Vorwort

Zielsetzung des vorliegenden Buches ist es, praktische Hilfe bei der Planung und Umsetzung von gruppentherapeutischen Methoden und Techniken zu bieten. Dazu werden die (manchmal versteckten) grundlegenden Prinzipien der einzelnen gruppentherapeutischen Verfahren und Methoden transparent gemacht. Das Buch verarbeitet eigene Erfahrungen, die Erfahrungen von Kollegen, Supervisanden und Patienten mit verschiedenen gruppentherapeutischen Methoden sowie den Dialog mit den Teilnehmern unserer Gruppentherapieworkshops. Es ist nicht als eigenständiges Manual intendiert, sondern will als Praxishandbuch Orientierung für die Umsetzung von Manualen geben und die Arbeit mit transdiagnostischen, einzelfallorientierten Gruppen fördern.

Das Manual versteht sich der dritten Welle der Verhaltenstherapie zugehörig. Dementsprechend werden psychische Störungen prioritär mit Fertigkeitendefizit-Modellen erklärt. Therapeutische Interventionen werden von den Fragen geleitet: Was soll der Patient lernen? Welche Verhaltensfertigkeiten braucht er? Welche metakognitiven Fertigkeiten braucht er? Welche Werte und Ziele hat er? Welche Erfahrungen braucht er? Welche Bedürfnisse hat er?

Das Buch will Sie als Leser dazu befähigen, Sie dabei unterstützen und ermutigen, verschiedene Formen von verhaltenstherapeutischen Gruppen anzubieten:

- Transdiagnostische Gruppen sind Gruppen, in denen Patienten mit heterogenen psychischen Störungen behandelt werden können. Dabei stehen die individuellen Bedürfnisse und Fertigkeitendefizite im Vordergrund. Die transdiagnostische Gruppe ist eine generische, verhaltenstherapeutische Methode der Gruppentherapie, die flexibel an Gruppen mit heterogenen Störungen und Bedürfnissen angepasst werden kann.
- Problemlösegruppen unterstützen die Patienten beim Erwerb von Fertigkeiten zur Problemlösung.
- Störungsspezifische Gruppen vermitteln Störungswissen und Fertigkeiten, die von besonderer Relevanz für bestimmte Störungsgruppen sind.

Der Aufbau des Buches ist wie folgt:
Zuerst werden die allgemeinen Faktoren und Prinzipien erklärt, die der Arbeit mit verhaltenstherapeutischen Gruppen zugrunde liegen. Hierbei geht es für den

Leser vor allem darum, die Gemeinsamkeiten und Unterschiede der verschiedenen vorhandenen Modelle von Gruppentherapie genau kennenzulernen.

Anschließend werden drei Gruppen exemplarisch in Transkripten vorgestellt und kommentiert: eine transdiagnostische Gruppe über mehrere Sitzungen, eine Problemlösegruppe und eine Essstörungsgruppe als Beispiel für eine störungsspezifische Gruppe. Diese Transkripte beschreiben modellhaft, wie verhaltenstherapeutische Gruppen verlaufen, wenn grundlegende Faktoren gegeben sind. Lassen Sie sich nicht durch den Gedanken irritieren, dass Ihre eigenen Patienten natürlich viel schwieriger sind. Auch unsere eigenen Gruppen verlaufen nie auf Dauer problemlos. Der dritte Teil des Buches legt daher den Fokus auf weitere Therapeutenfertigkeiten, die dabei helfen Schwierigkeiten vorzubeugen oder zu überwinden, die sich aus bestimmten Gruppensituationen oder aus der Psychopathologie der Teilnehmer ergeben.

Wenn Sie dieses Buch optimal nutzen wollen, ist es sinnvoll, es zweimal zu lesen. Insbesondere nach der Lektüre des zweiten und dritten Teils, in dem Fallbeispiele dominieren, sollten Sie noch einmal den ersten Teil lesen, um zu einem vertieften Verständnis der grundlegenden Prinzipien zu kommen.

Soweit im nachfolgenden Text personenbezogene Bezeichnungen im Maskulinum stehen, werden diese Formen verallgemeinernd verwendet und beziehen sich auf beide Geschlechter (generisches Maskulinum). Aus Gründen der sprachlichen Einfachheit und Lesbarkeit sprechen wir von Patient und Therapeut, wohl wissend, dass beide Geschlechter Therapeutinnen oder Patientinnen sein können. Insgesamt betreffen die in diesem Buch behandelten Situationen Frauen und Männer in ähnlicher Weise.

Alle in diesem Buch dargestellten Fallgeschichten basieren auf persönlichen Erfahrungen mit konkreten Patientinnen und Patienten und konkreten Therapeutinnen und Therapeuten. Alle Namen sind jedoch fiktiv. Weiterhin sind alle Merkmale, die eine Identifizierung bestimmter Personen ermöglichen würden, verfremdet.

Wir wünschen Ihnen eine anregende Lektüre und viel Erfolg bei der Umsetzung.

1 Grundlegende Konzepte der Gruppentherapie

Der Mensch ist ein soziales Wesen. Er wächst in Gruppen auf, er lernt, studiert, arbeitet und verbringt seine Freizeit häufig in Gruppen. Gruppen prägen das Verhalten, das emotionale Erleben und Bewertungsprozesse. Die meisten Menschen verbringen nur den kleineren Teil ihres Lebens alleine oder in geschützten Zweierbeziehungen. Die Psychotherapie war von ihren Ursprüngen her in einer geschützten dyadischen Beziehung angesiedelt. Auch die Psychotherapieausbildung war immer sehr stark auf die Einzeltherapie ausgerichtet. Trotz dieser Ausgangsbedingungen hat sich die Gruppentherapie sehr dynamisch entwickelt. Die Methoden der Gruppentherapie gewinnen in der Anwendung in Kliniken und Praxis eine zunehmende Bedeutung. Viele verhaltenstherapeutische Gruppentherapiemethoden sind sehr gut evidenzbasiert. Störungsspezifische Gruppentherapien sind in der Regel bezüglich ihrer Prinzipien und Inhalte detailliert manualisiert, werden durch gut ausgearbeitete Materialien unterstützt und können dadurch ohne hohen Aufwand in standardisierter Qualität angeboten werden. Eine Gruppentherapie spart nicht nur Behandlungskosten, sie hat auch mit der Einzeltherapie gemeinsame sowie zusätzliche Wirkfaktoren und ist ihr in der Gesamtwirkung zumindest ebenbürtig. Gruppentherapie ist aufgrund der spezifischen Übungsmöglichkeiten die Methode der ersten Wahl bei Störungen mit Problemen der sozialen Kommunikation. Die Durchführung einer Gruppentherapie ist allerdings auch mit spezifischen Problemen verbunden. Die Einarbeitung in gruppentherapeutische Methoden erfolgt häufig durch Versuch und Irrtum oder durch Orientierung am Modell erfahrener Kollegen. Aus der Patientenperspektive werden Gruppen gelegentlich als verunsichernd oder unstrukturiert wahrgenommen. Viele Therapeuten fühlen sich durch Gruppentherapien überlastet und ziehen die Einzeltherapie vor. Die Patienten können dann die Wirkfaktoren der Gruppentherapie nicht für sich nutzen.

1.1 Entwicklung der Gruppentherapie

Psychotherapie, wie wir sie heute betreiben, ist im Vergleich zu anderen medizinischen Richtungen eine junge Wissenschaft. Erst durch die verdienstvollen Arbeiten von Sigmund Freud haben wir begonnen, psychische Prozesse, also das Denken, die Emotionen und das Verhalten des Menschen und die zugrunde liegenden Mechanismen in der heutigen Form zu erforschen. Die ersten psychotherapeutischen Interventionen waren dabei auf die Einzeltherapie ausgerichtet. Gruppentherapeutische Konzepte entstanden zunächst in der Übertragung des einzeltherapeutischen Wissens auf eine Gruppe. Überwiegend handelte es sich dabei um psychisch gesunde Menschen, die den Wunsch hatten, innerhalb einer Gruppe mehr über sich zu erfahren. Es ging also vielfach um Selbsterfahrung und nicht um die Psychotherapie psychisch kranker Menschen.

1.1.1 Erste Entwicklungen

Bereits 1905 begann Josef Pratt damit, seine Patienten auf einer Tuberkulosestation in Gruppen über ihre Erkrankung aufzuklären und ihnen Bewältigungsstrategien zu vermitteln (Barlow et al. 2000). Es handelte sich dabei um Gruppen mit bis zu 80 Erkrankten. Pratt leitete die Gruppe gemeinsam mit einem Patienten, der für die anderen Teilnehmer eine Modellfunktion hatte. Von seinem Leitungsstil her war Pratt eher dominant und entsprach einer »Vaterfigur«. Ziel seiner Gruppenarbeit war es, das Denken über die Erkrankung zu verändern. Sein Konzept war sehr erfolgreich und wurde auf unterschiedliche Krankheitsbilder übertragen. Das war vermutlich die Geburtsstunde der störungsspezifischen Gruppentherapie, die durch die Verhaltenstherapie viele Jahre später wieder aufgegriffen wurde.

1.1.2 Entwicklung der Gruppentherapie in der humanistischen und der psychodynamischen Psychotherapie

Ein wichtiger Pionier in den 1930er Jahren war Jacob Levy Moreno, der das Konzept der Gruppentherapie erstmals auch der American Psychiatric Association vorstellte (Hutter und Schwehm 2009). Wichtige Protagonisten der Nachkriegszeit waren Carl Rogers (Rogers 1969) und Irwin Yalom (Yalom und Leszcz 2005). Rogers entwickelte die »Encounter«-Gruppen. In diesen »Begegnungsgruppen« ging es um die Selbsterfahrung von im Sinne des DSM vermutlich weitgehend gesunden Gruppenteilnehmern. Ziele waren psychische Weiterentwicklung und Wachstum. Die Sitzungen begannen mit emotionsaktivierenden Warming-up-Übungen, die bei den Teilnehmern emotionale Themen und Reaktionen auslösten. Die Bearbeitung fand immer bei dem Teilnehmer statt, der die höchste emotionale Reaktion gezeigt hatte. Damit ergab sich die Themenauswahl anhand »emotionaler Betroffenheit« anstelle einer »Mehrheitsentscheidung«. Die humanistische Psychotherapie geht von einem gesunden, positiven und entwicklungsfähigen Menschenbild aus. Vor diesem Hintergrund konnte eine bestimmte Erfahrung mithilfe der Gruppendynamik beim Erleben von intensiven Emotionen bereits als ausreichend angesehen werden, um Veränderung bei einem Individuum zu bewirken. Ausgehend von einem psychisch gesunden Teilnehmer der Gruppentherapie ist diese Hypothese zutreffend. Lerntheoretische Gesetzmäßigkeiten belegen ebenfalls, dass psychisch gesunde Menschen ihr Verhalten auf positive und negative Rückmeldungen aus der Umwelt ausrichten können. Im Besonderen wurde hier auch vorausgesetzt, dass die Teilnehmer der Gruppe in der Lage sind, wenn sie erkannt haben, was das richtige Vorgehen ist, dieses auch in ein konkretes Verhalten umzusetzen und bereits über die dazu notwendigen Fertigkeiten verfügen.

In den folgenden Jahren zeigte es sich jedoch, dass Gruppenteilnehmer, die unter einer erhöhten allgemeinen Symptombelastung standen, anders reagierten. Ein angemessener Transfer von Erfahrungen aus der Gruppendynamik und des eigenen emotionalen Erlebens in der Gruppe in das reale Leben außerhalb fand bei diesen Gruppenteilnehmern nicht statt. Obwohl wichtige Erfahrungen gemacht wurden, konnten einige Gruppenteilnehmer nicht das für ihren Alltag Notwendige lernen. Manche waren sogar so verunsichert, dass sie mit zusätzlichen Problemen aus der Gruppe gingen. Andere suchten immer wieder das »kathartische« Erleben in einer Gruppe und entfernten sich von der Lösung ihrer alltäglichen Probleme. Für diese Teilnehmer wurden andere Gruppenformen notwendig.

Irwin Yalom hat sich intensiv mit den genannten Nebenwirkungen von Encounter Groups auseinandergesetzt (Lieberman et al. 1973). Sein eigenes Modell der interpersonellen Gruppentherapie schöpft sowohl aus der humanistischen als auch aus der psychodynamischen Gruppentherapie. Im Mittelpunkt dieses interaktionellen Gruppenkonzepts stehen korrektive emotionale Erfahrungen. Der Gruppenleiter arbeitet darauf hin, dass Spannungen aus Übertragungsprozessen abgeschwächt und Erfahrungen aus der Vergangenheit ins »Hier und Jetzt« geholt werden. Eine wichtige Leistung von Yalom ist die Identifikation der Wirkfaktoren der Gruppentherapie.

1.1.3 Entwicklung der Gruppentherapie innerhalb der Verhaltenstherapie

Die Entwicklung der Verhaltenstherapie kann in drei »Wellen« eingeteilt werden (Kahl et al. 2011). In der ersten Welle, die in den 1950er Jahren begann, ging es um die direkte Umsetzung der neuen Erkenntnisse der Lerntheorie in psychotherapeutische Techniken. Folgende Techniken sind in dieser ersten Welle verwurzelt: Verhaltensanalyse, Verhaltensaufbau, Exposition, verschiedene Formen von Verhaltenstraining (Soziales Kompetenztraining, Problemlösetraining, Kommunikationstraining), Stimuluskontrolle und Selbstbelohnung.

In der zweiten Welle der Verhaltenstherapie (Kognitive Verhaltenstherapie, KVT), die in den 1960er Jahren begann, steht die Informationsverarbeitung im Vordergrund, mit Veränderungen der kognitiven Inhalte oder Selbstinstruktionen. Die kognitive Verhaltenstherapie wurde in den letzten Jahrzehnten störungsspezifisch ausdifferenziert, sodass für einen großen Anteil der im DSM definierten Störungsgruppen KVT-Manuale zur Verfügung stehen. Weiterhin erfolgte eine Ausdifferenzierung nach Zielgruppen, beispielsweise ältere Patienten, Jugendliche oder Patienten mit malignen Erkrankungen, Diabetes oder koronarer Herzkrankheit.

In der sogenannten dritten Welle der Verhaltenstherapie stehen seit den 1990er Jahren Fertigkeitendefizite im Vordergrund, d. h. die Frage, was muss der Patient lernen, damit er seine Störung überwinden kann. Die Antworten sind dabei durchaus heterogen: Emotionsregulation (Dialektisch-behaviorale Therapie; Linehan 1993), operatorisches Denken (Cognitive Behavioral Analysis System of Psychotherapy; McCullough 2006, McCullough Jr et al. 2012), neue metakognitive Strategien (Metakognitive Therapie; Wells et al. 2011), Achtsamkeit (Achtsamkeitsbasierte Therapien; Segal et al. 2002), eigene Modi erkennen und wechseln (Schematherapie; Arntz et al 2010), psychologische Flexibilität und werteorientiertes Handeln (Acceptance and Commitment Therapy; Hayes 2012).

Die Gruppentherapie war von Beginn der Verhaltenstherapie an ein wesentliches Element der Umsetzung von Therapieprogrammen. Viele verhaltenstherapeutische Techniken erfordern die Interaktion mit anderen Menschen und sind deshalb in der Gruppe besser umsetzbar als in der Einzeltherapie. Ein wesentlicher Teil der Evidenzbasierung der modernen Verhaltenstherapie beruht auf Studien, bei denen die Gruppentherapie, häufig in Verbindung mit einer Einzeltherapie, zum Einsatz kam.

Die Kenntnis der Entwicklung der Gruppentherapie ist wesentlich zum Verständnis der Leitmotive für die jeweilige Therapiemethode:

- Welches Verhalten soll der Patient lernen oder nicht mehr zeigen? (erste Welle)
- Welche Einstellungen oder Bewertungsmuster soll der Patient neu erwerben oder korrigieren? Welche Informationen braucht er? (zweite Welle)
- Welche Verhaltensfertigkeiten oder metakognitive Fertigkeiten braucht der Patient? Worauf soll er sein Handeln ausrichten? Welche Erfahrungen soll er machen? (dritte Welle)

1.2 Wirkfaktoren in der Gruppentherapie

Die Gruppentherapie ist ein entscheidend anderes Setting als die Einzeltherapie. Auch in der Gruppentherapie sind die allgemeinen Wirkfaktoren der Psychotherapie wirksam. Darüber hinaus sind mit ihr aber Wirkfaktoren verbunden, die entweder spezifisch für die Gruppentherapie sind oder sich in ihr besonders gut umsetzen lassen (Yalom und Leszcz 2005). Die beschriebenen Wirkfaktoren sind über verschiedene Methoden und Verfahren hinweg gültig. Die einzelnen Methoden setzen allerdings sehr unterschiedliche Schwerpunkte.

Selbsterkenntnis

Die Teilnahme an einer Gruppentherapie führt zu neuen Erfahrungen und Fertigkeiten, die typischerweise das Selbstbild verändern. Verhaltensbezogene Störungsmodelle können in Gruppentherapien nicht nur intellektuell verstanden werden. Die Anwendung der Modelle auf die eigene Situation und die Situation der anderen Gruppenmitglieder macht die tatsächliche Passung dieser Modelle auch erlebbar. Selbstöffnung, erfolgreiche Problemlösung und die Teilnahme an Rollenspielen verändert die Einstellungen zur eigenen Person, wie »ich bin zu schüchtern«, »ich kann mich nicht durchsetzen« oder »niemand interessiert sich für mich«. Derartige Einstellungen sind häufig weniger das Resultat einer verzerrten Informationsverarbeitung, als ein Epiphänomen fehlender interpersoneller Fertigkeiten. Die systematische Aufarbeitung von Problemen in der Gruppentherapie führt auch zu einer erhöhten Klarheit über die eigenen Werte und Ziele. Dabei ist sowohl die Erarbeitung von Gemeinsamkeiten wie auch Unterschieden bedeutungsvoll. Insgesamt kann die Gruppentherapie zu einem verbesserten Gleichgewicht zwischen Selbstakzeptanz und Selbstkritik und zu günstigeren Modellen in der Betrachtung des eigenen Verhaltens führen (dynamische, lerntheoretisch informierte, auf Fertigkeiten bezogene Modelle versus statischer charakterologischer Zuschreibungen).

Emotionsmanagement

Gruppen bieten die Möglichkeit, in einer geschützten Umgebung bisher vermiedene, schambesetzte Erlebnisse, Gedanken oder Gefühle zu offenbaren (Selbstöffnung). Die Gelegenheit, sich offen zu äußern, anstatt Informationen für sich zu behalten, Emotionen zu unterdrücken oder zu vermeiden, und das Ausbleiben von negativem Feedback können mit einem extremen Gefühl von Erleichterung (Katharsis) verbunden sein. Die Angemessenheit der Emotionen, die Option, mit oder entgegen der Emotion zu handeln, kann mithilfe der anderen Gruppenmitglieder überprüft und, wenn notwendig, korrigiert werden. Die Gruppenteilnehmer erlernen so, Emotionen wirkungsvoll auszudrücken und für ihre Handlungssteuerung zu nutzen.

Interpersonelles Lernen

Gruppen bieten eine Gelegenheit zur Schulung der sozialen Kompetenz. Besonders günstig ist, dass die Risiken, die mit dem Lernen nach Versuch und Irrtum in der häuslichen oder beruflichen Umgebung verbunden sind, in der therapeutischen Gruppe fehlen oder erheblich abgeschwächt sind. Die Gruppe bietet ein Feld für ernsthafte Verhaltensexperimente mit Feedback, das nicht durch Übervorsicht, falsche Rücksichtnahme oder Konkurrenz geprägt ist. Durch gezielte Verhaltensproben interpersonellen Verhaltens kann der Schwierigkeitsgrad individuell variiert werden bzw. günstige Varianten können ausgewählt werden (operantes Lernen). Dadurch ist ein programmierter Erfolg möglich. Verhalten, das anderen

Gruppenteilnehmern dabei hilft, Probleme zu bewältigen, kann imitiert werden (Lernen am Modell)

Beispiel aus einer ambulanten transdiagnostischen Gruppe

Herr Mikelsen, ein 45-jähriger Mann, mit chronischer Depression und einer vermeidenden Persönlichkeitsstörung, möchte gerne seine Woche Bildungsurlaub wahrnehmen, um in London einen Englischsprachkurs zu machen. Er befürchtet, dass sein Chef seinen Wunsch entweder abweist oder ihn lächerlich macht. Er hat von einem Kollegen gehört, dass der Chef in solchen Fällen immer sagt »Ja, ja, diese Sprachkurse in der Südsee, das dient doch nur der Erholung«. Herr Mikelsen befürchtet, dass seine Antwort darauf dann zu aggressiv ausfällt und die Beziehung zum Chef beschädigt. Die Therapeutin schlägt vor, mehrere Skripte mit unterschiedlicher »Aggressivität« zu entwickeln, im Rollenspiel zu überprüfen, Feedback einzuholen und dann die günstigste Variante auszuwählen.

Kommentar: Das geschilderte Anliegen ist typisch für eine Situation, die im Alltagsleben nur beschränkt geübt werden kann, da es sich um eine nicht ständig wiederkehrende Interaktion handelt und ein unangemessenes Verhalten in dieser Situation real negative Konsequenzen hätte. In der Gruppe kann die Situation fiktiv so lange durchgespielt werden, bis sie »passt« und der Protagonist nicht nur einen Plan, sondern auch die notwendigen prozeduralen Fertigkeiten hat, um in der realen Situation zielorientiert zu handeln. Die Gruppenteilnehmer können so ihre interpersonellen Fertigkeiten im Umgang miteinander aber auch mit Außenstehenden verbessern. Vertrauen in andere Menschen entsteht dadurch, dass das Feedback der anderen Gruppenteilnehmer günstige Konsequenzen auf die Lebensumwelt des Patienten hat. Scham wird reduziert, indem die Fehler und Schwierigkeiten anderer Gruppenmitglieder bei schwierigen interpersonellen Situationen und der wohlwollende Umgang der Gruppe damit beobachtet werden können. Günstig ist eine Einschätzung des Schweregrades auf einer Skala von 1 bis 10. Ein gutes Übungsfeld ist der mittlere Bereich. Die Situation kann wiederholt in diesem Bereich geübt werden. In transdiagnostischen Gruppen erfolgt eine gezielte Verhaltensformung durch Rückmeldungen nach festgelegten Regeln. In interaktionsorientierten Gruppen wird auf Entwicklungs- und Wachstumsprozesse innerhalb der Gruppe gesetzt.

Existenzielle Faktoren

Die Gruppentherapie und die damit verbundene Auseinandersetzung mit dem eigenen Schicksal, wie auch dem der Mitpatienten, und die dadurch ausgelösten sozialen Vergleichsprozesse und das Beschäftigen mit Werten und Zielen kann zu einer Besinnung auf existenzielle Faktoren führen: zur Akzeptanz sowohl der ungerechten, tragischen, vergänglichen wie auch lustvollen Seite des Lebens, und zur Konzentration auf das, was wirklich wichtig ist.

Altruismus

Eine kooperative Arbeitshaltung, das Zusammengehörigkeitsgefühl der Gruppe und die gegenseitige Akzeptanz führen dazu, dass andere Mitglieder der Gruppe aktiv unterstützt werden und der Patient Bedeutung für andere gewinnt. Diese Erfahrung, die sich nur aus der Gruppentherapie, nicht aber aus einer Einzeltherapie ergibt, hebt die soziale Isolation auf und führt zum Erleben von Sinnhaftigkeit, während sozialer Ausschluss zu einem Verlust von subjektiver Sinnhaftigkeit führt (Stillman et al. 2009).

Gruppenkohäsion

Die Erfahrung der Zusammenarbeit in einer Gruppe führt zu einem Zusammengehörigkeitsgefühl. Diese Erfahrung hebt die Einsamkeit auf und stellt ein Gegengewicht zur Scham dar.

Universalität des Leidens

Psychisch Kranke haben oft die Wahrnehmung, dass sie mit ihren Problemen alleine sind. In ihrer häuslichen Umgebung oder am Arbeitsplatz und im Zusammenleben mit psychisch Gesunden entspricht dies auch vielfach der Realität. Die Einzeltherapie ist von ihrem Setting her eine Wiederholung dieser Situation: Der Kranke trifft auf einen gesunden Fachmann. In der Gruppe zu erfahren, dass auch andere Menschen ähnliche Probleme, Symptome, innere oder äußere Erfahrungen haben, reduziert Scham und Resignation und wirkt dem Gefühl der Einsamkeit und Isolation entgegen. Leiden als universellen Zustand der Condition humaine zu sehen ist adaptiver, als das Glück als normativen Zustand zu betrachten. Glück direkt anzustreben, kann unglücklich machen (Mauss et al. 2011).

Experte in eigener Sache

Die Gruppentherapie führt bei den Patienten zu einem verbesserten Wissen über ihre Erkrankung, die Behandlungsmöglichkeiten sowie auch zu Allgemeinwissen über psychische Mechanismen und die Möglichkeiten, Probleme zu lösen. Es ist einfacher psychische Mechanismen bei anderen zu studieren, als in der Einzeltherapie nur das eigene Beispiel zu haben. An den Beispielen der Mitpatienten lernen, die aus einer ähnlichen Lebenssituation kommen, ist auch deswegen leichter, weil die emotionale Betroffenheit dann etwas geringer ist. Gezielte Psychoedukation reduziert Ängste und Unsicherheiten und führt zu einem besseren Selbstwertgefühl der Patienten. Sie lernen über ihre Erkrankung zu kommunizieren, wodurch auch ihre Kontaktfähigkeit zu Nichtkranken verbessert wird.

Rekonstruktion familiärer und früherer Gruppensituationen

Familiäre, schulische oder berufliche Situationen führen manchmal zu dysfunktionalen Rollenzuweisungen, die dann außerhalb der ursprünglichen Gruppe fortleben, z. B. die Aufgabe, unter allen Umständen die Verantwortung zu übernehmen oder für Ordnung zu sorgen. Da die Einzeltherapie das hieraus resultierende Problemverhalten nicht aktiviert, sind Gruppen hier deutlich besser geeignet, um korrigierende Erfahrungen zu machen. Spezifische Interventionen wie Rollenspiele oder Imagery Rescripting (Hackmann et al. 2011) können die Neueinordnung früherer Erfahrungen durch die Mitwirkung von Mitpatienten begünstigen.

Handlungsorientierung

Das Vorbild von weiter fortgeschrittenen Mitpatienten führt zu einer verbesserten Handlungsorientierung. Beobachtete erfolgreiche Problemlösungen bei anderen Patienten machen Mut, eigene Verhaltensexperimente zu unternehmen, und geben Hoffnung, Probleme zu bewältigen. Das trifft ganz besonders auf offene Gruppen mit heterogenen Teilnehmern zu.

Realitätsüberprüfung

Das Überprüfen von Fakten ist in der Gruppe einfacher als in der Einzeltherapie. Die in einer Gruppe wahrnehmbare Vielfalt von kognitiven Prozessen führt zu einer Flexibilisierung eigener inhaltlich kognitiver wie auch metakognitiver Prozesse. Die Durchführung von verhaltenstherapeutischen Techniken wie Verhaltensanalyse (SORK), Situationsanalyse (SA) oder Kognitionsanalyse (ABC-Modell) und der zugehörigen Verhaltensexperimente sind in der Gruppe einfacher und anregender als in der Einzeltherapie.

> **Fallbeispiel**
> Frau Yilmaz, eine 45-jährige Verkäuferin, befand sich wegen einer Depression und einer generalisierten Angststörung in ambulanter gruppentherapeutischer Behandlung. Eines ihrer zentralen Symptome waren Schlafstörungen. Die meisten Nächte lag sie wach und machte sich Sorgen um ihre 19-jährige Tochter Aisha. Frau Yilmaz war 20 Jahre alt, als sie mit ihrer Familie aus der Türkei nach Deutschland immigrierte. Während sie selbst fast nur mit anderen Migrantinnen verkehrte, besuchte Aisha, eine kluge und lebhafte junge Frau, das Gymnasium und hatte fast nur deutsche Freundinnen, mit denen sie viel unterwegs war. Frau Yilmaz war der Meinung, dass sich jede Mutter in dieser Situation Sorgen machen würde. In der Gruppe lernte Frau Yilmaz die gleichaltrige Frau Wimmer kennen, die ebenfalls an einer generalisierten Angststörung litt, und freundete sich mit ihr an. Frau Wimmer machte sich ebenfalls Sorgen um ihre Tochter. Franziska war 17 Jahre alt, vermied es aufgrund einer sozialen Phobie, sich in

der Schule zu melden und ging nie abends weg. Auch Frau Wimmer war der Meinung, dass sich jede Mutter in dieser Situation Sorgen machen würde. Frau Yilmaz war zunächst sehr erstaunt darüber, dass jemand sich völlig andere Sorgen machen konnte. Im Rahmen der Gruppentherapie, in der u. a. metakognitive Techniken vermittelt wurden, machten beide Frauen die Erfahrung, dass Sorgen ein ungeeignetes Instrument sind, um das Verhalten ihrer Töchter zu beeinflussen, und lernten auch, die Besonderheiten ihrer Kinder ganz neu wertzuschätzen.

Erwerb von Fertigkeiten

Während die zweite Welle der Verhaltenstherapie einen Schwerpunkt darauf hat, problematische Kognitionen inhaltlich zu verändern, liegt in der dritten Welle der Verhaltenstherapie ein Fokus auf dem Einüben neuer Fertigkeiten. Da für das Üben neuer Fertigkeiten Gruppen einen günstigen Kontext darstellen, sind mehrere Methoden der dritten Welle sicherlich nicht zufällig als Gruppentherapien manualisiert und getestet: Dialektisch-behaviorale Therapie (Lynch et al. 2007; Verheul et al. 2003), Schematherapie (Farrell et al. 2009) und Mindfulness-based Cognitive Therapy (Piet und Hougaard 2011). Lernen am Modell, gegenseitige Hilfestellung und Erfahrungsaustausch unterstützen den konkreten Erwerb von Fertigkeiten. Wichtig dabei sind Rollenspiele, Expositionsübungen, das Einüben von entgegengesetztem Handeln, sozialer Kompetenz, Achtsamkeit oder spannungsreduzierenden Maßnahmen.

1.3 Verfahren, Methoden, Techniken, Setting der Psychotherapie und die Einordnung der Gruppentherapie

Die Psychotherapie kann auf den Ebenen Verfahren, Methoden und Techniken beschrieben werden (WBP 2010). Ein Verfahren beschreibt eine eigenständige Theorie zur Entstehung und Behandlung von psychischen Störungen. Die Verhaltenstherapie, psychodynamische Psychotherapie, systemische Psychotherapie und die Gruppe der humanistischen Psychotherapien zählen zu den wichtigsten Verfahren.

1.3.1 Verfahren

Die *psychodynamische Psychotherapie* betont die Rolle von intrapsychischen und unbewussten Konflikten sowie von Abwehrmechanismen für die Entstehung psychischer Störungen. Sie geht davon aus, dass Psychopathologie vor allem in Erfahrungen der frühen Kindheit gründet und dass diese Erfahrungen die interpersonellen Beziehungen prägen. Ein weiteres Charakteristikum ist die Annahme, dass sich zentrale Lebensthemen in der therapeutischen Beziehung als Übertragung und Gegenübertragung aktualisieren. Die freie Assoziation ist eine wesentliche Technik der Exploration interner Konflikte. Interpretationen von Übertragung, Abwehrmechanismen und Symptomen durch den Therapeuten sowie das Durcharbeiten aktueller Probleme sind wesentliche Behandlungstechniken. Einsicht wird als kritisch für den Erfolg der Therapie angesehen.

Die *systemische Psychotherapie* begreift Psychopathologie nicht primär aus dem Individuum heraus, sondern aus Systemen von dyadischen, familiären und gesellschaftlichen Beziehungen. Der Veränderungsansatz richtet sich dementsprechend an Systeme. Es geht um Veränderungen der Beziehungen und der Interaktion innerhalb von Systemen und Subsystemen. Dabei gibt es familientherapeutische und paartherapeutische Ansätze, aber keine spezifischen gruppentherapeutischen Interventionen. Typische Techniken sind: Genogrammarbeit, Erstellen von Familienskulpturen, Identifikation und Veränderung von expliziten und impliziten Familienregeln, generationsübergreifende Arbeit.

Die *humanistische Psychotherapie* fokussiert das Potenzial jedes einzelnen Individuums und betont die Bedeutung von Wachstum und Selbstverwirklichung. Eine grundlegende Annahme ist, dass Menschen grundsätzlich gut sind. Psychische und soziale Probleme resultieren aus einer Blockade der Tendenz zu Wachstum und Selbstverwirklichung. Die humanistische Psychotherapie benutzt von daher auch andere Begrifflichkeiten und spricht von Klienten und Klientenzentrierung. Die Gruppenleiter in den Encounter Groups verstehen sich als Facilitator, die den Prozess und die Klienten fördern.

Grundlage der *Verhaltenstherapie* ist die Annahme, dass Entstehung und Aufrechterhaltung von Psychopathologie durch Prozesse des Lernens und der Informationsverarbeitung durch das Individuum in seinem spezifischen Kontext erklärt werden. Der Fokus der einzelnen Methoden ist aber durchaus heterogen. Die Schwerpunkte liegen auf Konditionierungsprozessen, Prozessen operanten Lernens, Prozessen der kognitiven oder metakognitiven Informationsverarbeitung oder auf Defiziten bei verschiedenen Verhaltensfertigkeiten.

1.3.2 Methoden

Methoden sind Algorithmen, die Gruppen von Patienten mit einer bestimmten Störung und gegebenenfalls weiteren Merkmalen mit einer bestimmten Auswahl und Intensität von einer oder mehreren Therapietechniken in Verbindung bringen. Die Verhaltenstherapie zeichnet sich durch eine große Vielfalt von Methoden aus. Diese Methoden sind eine wichtige Grundlage der psychoedukativen und störungsspezifischen Gruppenkonzepte. Das bedeutet, dass für eine bestimmte Zielgruppe entsprechend eines Störungsmodells eine spezifische Technikauswahl erfolgt, die dann in der Regel als Paket empirisch überprüft wurde. Die Rollen und Aufgaben des Gruppenleiters sind dabei genau festgelegt. Auch innerhalb der psychodynamischen, systemischen und humanistischen Verfahren sind unterschiedliche Methoden entstanden, welche die Rolle des Therapeuten entsprechend der Ausprägung der Störung bei den Patienten variieren.

1.3.3 Techniken

Techniken sind einzelne abgegrenzte Interventionen, die geeignet sind, psychische Funktionen in hilfreicher Weise zu verändern. Beispiele für Techniken sind das Rollenspiel, Stuhltechniken oder Verhaltensanalysen. Einige Techniken finden sich jeweils nur bei der Verhaltenstherapie, der psychodynamischen Psychotherapie, der systemischen Psychotherapie oder den humanistischen Psychotherapiemethoden, andere Techniken werden bei mehreren Verfahren angewandt. Die Verfahren geben unterschiedliche Rationale für den Einsatz der jeweiligen Technik. Beispielsweise kann die Technik »Familienskulptur« sowohl im systemischen als auch im verhaltenstherapeutischen Kontext angewendet werden.

Bei der systemischen Psychotherapie würde man beim Einsatz der Familienskulptur daran denken, dysfunktionale Systeme zu beeinflussen, innerhalb derer der Protagonist möglicherweise »Symptomträger« ist. Im verhaltenstherapeutischen Kontext steht bei der Technik die Verdeutlichung der individuellen familiären Lerngeschichte im Vordergrund. Der Unterschied leitet sich aus den unterschiedlichen Störungstheorien auf der Ebene des Verfahrens ab. Ein weiteres Beispiel ist der Einsatz einer Technik, die ursprünglich aus der psychodynamischen Psychotherapie stammt, nämlich die Förderung der spontanen Interaktion unter den Gruppenteilnehmern in der verhaltenstherapeutischen Gruppentherapie. Diese Technik wird innerhalb der psychodynamischen Psychotherapie zur Intensivierung der Gruppendynamik angewendet. Die Gruppendynamik spielt in psychodynamischen Gruppen eine zentrale Rolle als Vehikel der Veränderung, da angenommen wird, dass sich in der Gruppendynamik die unbewussten Prozesse der Teilnehmer widerspiegeln. Durch Wechselwirkung, Rückmeldung und korrektive Erfahrungen werden Veränderungen unbewusster Prozesse beim Einzelnen erreicht. Die Anwendung der Technik in der Verhaltenstherapie erfolgt dagegen ausschließlich zielorientiert, um die notwendigen instrumentellen Gruppenbedingungen aufzubauen.

Wichtig ist, dass eine Integration auf der Ebene des Verfahrens (Verhaltenstherapie, Psychodynamische Psychotherapie, Systemische Psychotherapie und Humanistische Psychotherapien) und der Methode in der Psychotherapie nicht möglich ist. Dies ergibt sich sowohl aus praktischen Erfahrungen, die im Weiteren dargestellt werden, wie auch aus wissenschaftstheoretischen Überlegungen. Der Versuch stellt eine Quelle für Therapeutenfehler und schwierige Gruppensituationen dar. Eine Integration auf der Technikebene ist dagegen möglich und empfehlenswert. Dies steht unter der Voraussetzung, dass entsprechende Rationale vorhanden sind, d. h., der Einsatz der Technik muss beispielsweise mit der Störungstheorie der Verhaltenstherapie und der Behandlungstheorie vereinbar sein. In diesem Kontext ist der Einsatz der Techniken »Arbeit mit leeren Stühlen« oder »Imagination« innerhalb der Verhaltenstherapie gut begründbar. Der Einsatz der Technik »Übertragungsdeutung« ist dagegen aus der Störungstheorie der Verhaltenstherapie nicht ableitbar.

Eine wissenschaftliche Überprüfung der Wirksamkeit von Psychotherapie kann entsprechend den Prinzipien der evidenzbasierten Medizin nur auf der Ebene des Einsatzes einer Methode erfolgen. Dabei wird, wie zuvor dargestellt, ein genau beschriebener Behandlungsalgorithmus bei einer genau definierten Zielgruppe mit einer anderen glaubwürdigen Methode, üblicher Standardbehandlung oder Nicht-Behandlung, verglichen. Verfahren entsprechen Theorien, d.h. auch, dass sie nicht bewiesen oder widerlegt werden können. Ihr Gültigkeitsbereich erweitert sich allerdings, wenn bei zugehörigen Methoden Wirksamkeit angenommen werden kann. Techniken können nicht unabhängig von einer Methode überprüft werden. Der Satz »Exposition ist wirksam« kann nicht allgemein gelten, sondern nur im Kontext einer konkreten Methode.

1.3.4 Setting

Eine vom wissenschaftlichen Beirat nur am Rande gestreifte Variable zur Beschreibung eines psychotherapeutischen Vorgehens ist das Setting. Psychotherapie kann als Einzeltherapie, Gruppentherapie, Paartherapie oder Familientherapie erbracht werden. Alle beschriebenen Verfahren nutzen alle diese Settings. Auf der Ebene der Techniken ist es allerdings so, dass sich nicht jede Technik für jedes Setting eignet und das Setting die Technikauswahl beeinflusst bzw. Techniken für den Einsatz in einem bestimmten Setting modifiziert werden müssen. Auf der Ebene der Methoden gibt es Manuale die sich ausschließlich auf ein bestimmtes Setting beziehen oder nur in einem bestimmten Setting evaluiert sind. Die Dialektisch-Behaviorale Therapie ist beispielsweise als Kombination von Einzel- und Gruppentherapie manualisiert und evaluiert, das CBT-E für Essstörungen ist sowohl in der Einzeltherapievariante wie in einer Gruppentherapievariante beschrieben und evaluiert. Für die Einordnung einer spezifischen Form von Gruppentherapie ist es deshalb wichtig zu bestimmen, welchem Verfahren sie sich zuordnet, welche Techniken angewendet werden und ob die Gruppentherapie die Gestalt einer Methode hat, das heißt Störungs- und Behandlungstheorie, Technikauswahl, Zielgruppe und Zeitablauf durch einen Algorithmus festgelegt sind.

1.4 Formen und Modelle der Gruppentherapie

Im Wesentlichen lassen sich drei Modelle der Gruppentherapiekonzepte unterscheiden. Die Unterschiede betreffen

- die angestrebte Binnenstruktur der Gruppe,
- das zugrunde liegende Verfahren und die damit zusammenhängenden Konzepte und Regeln,
- den Grad der Manualisierung.

1.4.1 Modell Nr. 1: »Interaktionsorientierte Gruppenkonzepte«

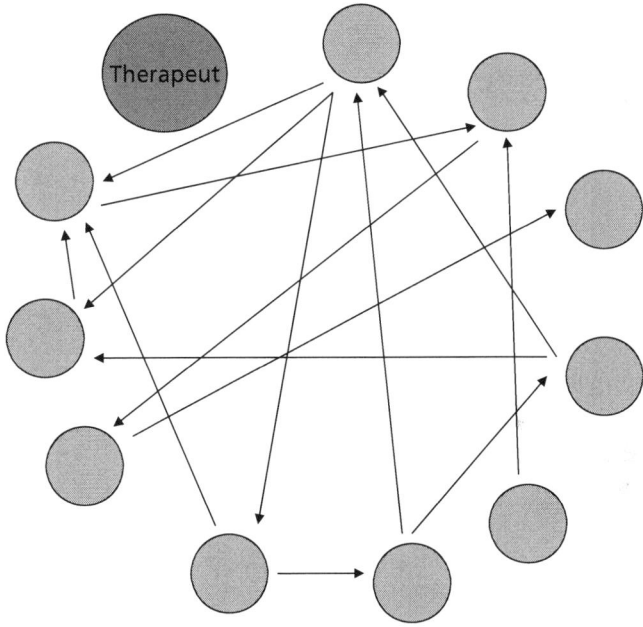

Die Binnenstruktur des Gruppentherapiemodells sieht vor, dass alle Teilnehmer jederzeit mit jedem anderen Teilnehmer der Gruppe in einen Austausch gehen können (symbolisiert hier durch die Richtung der Pfeile). Modellkonform und erwünscht ist die aktive Beteiligung aller Teilnehmer während der gesamten Sitzung. Der Therapeut greift in der Regel nicht in den Gruppenprozess ein. Bei den streng ausgeführten Formen geht die therapeutische Abstinenz so weit, dass der Therapeut im Wesentlichen außerhalb der Gruppe ist. Er beobachtet und deutet am Ende der Sitzung das Verhalten der einzelnen Teilnehmer, ohne aktiv in den Gruppenprozess einzugreifen.

Bei interaktionsorientierten Gruppenkonzepten wird die Interaktion zwischen den Gruppenmitgliedern als das primäre Vehikel des Veränderungsprozesses angesehen (Burlingame et al. 2004). Die zugrunde liegende Idee ist, dass die Teilnehmer der Gruppe innerhalb der Gruppentherapie durch ihr Interaktionsverhalten einen Mikrokosmos schaffen, der den Makrokosmos, also ihr im realen Leben bestehendes Interaktionsverhalten, widerspiegelt. Die Gruppendynamik wird als ein wesentlicher Wirkfaktor für die Veränderung des Interaktionsverhaltens angesehen. Aus diesem Grund befindet sich der Gruppenleiter außerhalb der Gruppendynamik, er ist mehr Beobachter und deutet das Verhalten des Einzelnen innerhalb des Prozesses, greift aber nicht aktiv ein. Durch die entstehende Gruppendynamik, durch Rückmeldungen der anderen Teilnehmer und hilfreiche Deutungen des Therapeuten kann der einzelne Teilnehmer sein problematisches Beziehungsverhalten verändern. Eine Übertragung der Erfahrungen aus der Gruppensitzung auf die reale Lebenssituation des Gruppenteilnehmers ist kein zwingender Bestandteil der Gruppensitzung, sondern wird jedem Einzelnen überlassen. Es geht mehr um die korrigierenden Erfahrungen, die durch die Gruppendynamik gemacht werden, als um den strukturierten Aufbau von neuem Interaktionsverhalten. Es findet keine gelenkte Form der Kommunikation statt. Alle Teilnehmer können zu jeder Zeit miteinander in Interaktion treten. Vorrangig geht es um die Beziehung der Gruppenteilnehmer untereinander.

Das interaktionsorientierte Modell ist verbunden mit den tiefenpsychologischen und psychoanalytischen Therapieschulen. Einer deren erster Vertreter war Paul Ferdinand Schilder 1929 in New York. Aus der humanistischen Psychotherapie war besonders Carl Rogers, der Begründer der Gesprächspsychotherapie, ein bekannter Vertreter dieses Gruppentherapiemodells. Er führte Encounter-Gruppen (Begegnungsgruppen) durch, deren Ziel es war, persönliches Wachstum durch zwischenmenschliche Begegnungen zu fördern. Die Therapiesitzungen waren stets durch starke Emotionalität gekennzeichnet und beinhalteten eine Auseinandersetzung mit intensiven Grenzsituationen. Das Angebot der Gruppentherapie richtete sich nicht spezifisch an Menschen mit psychischen Erkrankungen, sondern vielmehr an psychisch gesunde oder allenfalls leicht kranke Menschen, die in der Lage waren, die Intensität der Gruppendynamik für sich zu nutzen. Bekanntester aktueller Vertreter des interaktionsorientierten Gruppentherapiemodells ist Irwin Yalom, der Begründer der interpersonellen Gruppentherapie.

Wenn spezifische Themen in den Sitzungen behandelt werden, dann sollten diese nach einem Mehrheitsprinzip ausgewählt werden, damit sich möglichst viele Teilnehmer angesprochen und zur Mitwirkung aufgefordert fühlen. Schlägt ein Teilnehmer ein Thema vor, so kann in der Bearbeitung ein anderer Teilnehmer das Thema aus seiner Sicht und nach seinen Wünschen fortführen. Entstehen während der Zusammenarbeit Unstimmigkeiten oder kommt es zu Störungen, die für den Einzelnen von Bedeutung sind, werden diesen Inhalten Vorrang in der Bearbeitung eingeräumt. Da »Störungen« jeglicher Art die Gruppendynamik beeinflussen und die Gruppendynamik als zentraler Wirkfaktor der Gruppentherapie angesehen wird, ist dieses Vorgehen logisch und notwendig. Diese Form der Gruppentherapie ist in den tiefenpsychologischen und psychoanalytischen Therapieschulen, in der Gesprächspsychotherapie und der interpersonellen Gruppentherapie verbreitet (Tschuschke 2001). Zur weiteren Differenzierung siehe Kleinberg (2012).

Das interaktionsorientierte Modell der Gruppentherapie ist am besten geeignet, wenn die Teilnehmer der Gruppe über ein gutes Sozialverhalten und ausreichend seelische Gesundheit verfügen. Wenn jedoch die Gruppenteilnehmer eine deutliche Symptombelastung haben, dann kommt es bei Gruppen, die nach diesem Modell durchgeführt werden, leicht zu Situationen, in denen die Teilnehmer keine optimalen Lösungen mehr finden. Gegenseitige Grenzüberschreitungen und das Eskalieren von schwierigen Gruppensituationen können nicht mehr mit Sicherheit ausgeschlossen werden.

1.4.2 Modell Nr. 2: »Einzelfallorientierte Gruppenkonzepte«

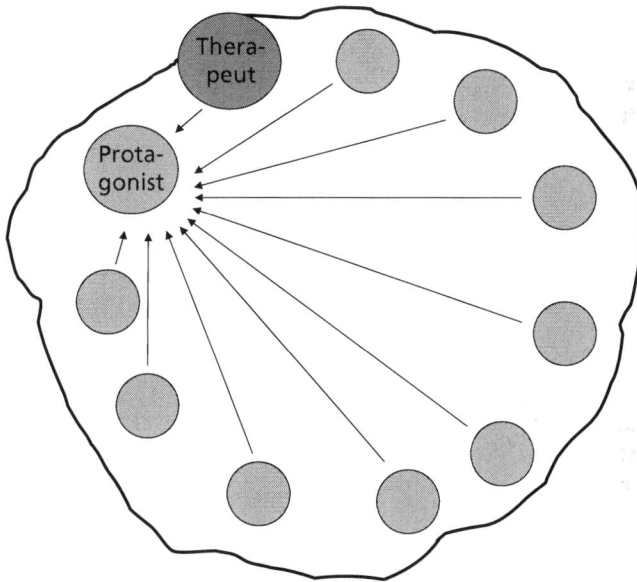

In der einzelfallorientierten Gruppentherapie steht die Bearbeitung der psychischen Probleme eines Teilnehmers für eine bestimmte Zeit im Mittelpunkt. Der im Mittelpunkt stehende Patient übernimmt die Rolle des Protagonisten. Es geht um das von ihm eingebrachte Thema. Gemeinsam mit dem Therapeuten bestimmt er, was er bezüglich des Themas in der Therapiesitzung erreichen möchte und mit welcher Technik die Zielerreichung durchgeführt wird. Die Aufgabe der Mitpatienten besteht darin, den Protagonisten in seiner Zielerreichung zu unterstützen. Die Aufmerksamkeit der Gruppenteilnehmer und des Therapeuten – symbolisiert durch die Pfeile – richtet sich auf die Unterstützung des Protagonisten. Der die

Gruppe umgebende Kreis symbolisiert die zusätzliche Aufgabe des Therapeuten, die notwendigen Rahmenbedingungen für eine funktionsfähige Gruppe herzustellen. Die Kommunikation in der Gruppe erfolgt nach festgelegten Strukturen. Während der Bearbeitungsphase ist es nicht erwünscht, dass der Fokus von dem Protagonisten zu einem anderen Mitpatienten wechselt.

In den einzelfallorientierten Gruppen steht immer die Bearbeitung der psychischen Probleme oder das zuvor festgelegte Thema eines Protagonisten im Vordergrund. Es werden keine Themen nach Mehrheitsinteresse ausgewählt, sondern vor allem persönliche, die Lebensgeschichte des Einzelnen betreffende und außerhalb der Gruppentherapie angesiedelte, individuelle Themen. Natürlich kennen alle anderen Gruppenteilnehmer ähnliche Probleme oder Lebenssituationen, aber in der Bearbeitung geht es immer um die ganz individuelle Situation des Protagonisten. Zu diesen Formen der gruppentherapeutischen Konzepte zählt die Gestalttherapie nach Fritz Perls (2007), das Psychodrama nach Jacob Levy Moreno (2007) und im Bereich der Verhaltenstherapie die transdiagnostische Gruppentherapie, wie sie in diesem Buch ausführlich beschrieben wird. In den 1970er Jahren begann Grawe die ersten einzelfallorientierten, verhaltenstherapeutischen Gruppen zu beschreiben (Grawe 1980). Dabei wurden lerntheoretische Erkenntnisse und das Problemlösemodell nach Marvin Goldfried und Thomas D'Zurilla (1971) auf die Gruppentherapie übertragen. Nachfolgend waren zieloffene Gruppen das gängige Konzept für verhaltenstherapeutische, diagnoseübergreifende Gruppen (Fiedler 1996). Das hier vorgestellte Konzept der transdiagnostischen Gruppe steht in der Tradition der zieloffenen und der Problemlösegruppen. Es wurden wesentliche Prinzipien übernommen, im Rahmen der Praxisrelevanz jedoch auch überarbeitet und konkretisiert.

1.4.3 Prinzipien der interaktionsorientierten vs. einzelfallorientierten Gruppentherapie

Die Gemeinsamkeit dieser beiden Modelle besteht darin, dass es eine freie Themenwahl durch die Teilnehmer der Gruppentherapie gibt. Für beide Modelle gilt auch, dass die behandelten Themen nicht von dem Therapeuten vorgegeben werden und dass es keine diagnostischen Festlegungen gibt. Die Teilnehmer der Gruppe können unterschiedliche Diagnosen haben oder auch ganz ohne konkrete Störungsbilder an der Gruppe teilnehmen.

Die interaktionsorientierten Gruppenkonzepte sind im psychodynamischen Verfahren verankert. Ausgangspunkt ist hierbei die Theorie, dass psychische Störungen eine Folge von nicht bewältigten, in der Regel unbewussten Konflikten sind. Vor diesem Hintergrund ist es verständlich, dass die Aufgabe der Gruppentherapie darin gesehen wird, Bedingungen zu schaffen, durch welche diese Konflikte aktualisiert und in das Bewusstsein der Person integriert werden können. Die Gruppendynamik, Deutungen, Übertragungs- und Gegenübertragungsphänomene und Rückmeldungen sowohl von den Therapeuten als auch den anderen Gruppenmitgliedern sind Techniken, mittels derer bei den Patienten die unbewussten Konflikte aktualisiert werden.

In der einzelfallorientierten Gruppentherapie steht ein Patient für eine bestimmte Zeit im Mittelpunkt der Sitzung. Es geht dabei um seine Lerngeschichte und seine Fertigkeitendefizite. Ausgangspunkt ist hier die Theorie, dass die persönliche Lerngeschichte oder auch die traumatische Lebenssituation des Protagonisten Auslöser und aufrechterhaltender Faktor für die psychische Erkrankung ist. In der einzelfallorientierten Gruppentherapie geht es darum, diesen Patienten darin zu unterstützen, seine Fertigkeitendefizite durch das Erlernen der fehlenden Fertigkeiten auszugleichen. Die Mitpatienten haben die Aufgabe, den Protagonisten dabei zu unterstützen. Die angewandten Techniken sind darauf ausgerichtet, die jeweiligen Ziele, die der Protagonist im Vorfeld formuliert hat, zu erreichen. Dabei können alle Techniken, die zielführend sind, eingesetzt werden. Meistens handelt es sich dabei um Rollenspiele, Verhaltensproben, Verhaltensanalysen, Expositionsübungen, unterschiedliche Stühleübungen, das Erstellen von Skulpturen usw.

Bei der Durchführung unterscheiden sich die beiden Gruppenmodelle deutlich:

In der *einzelfallorientierten Gruppe* steht die Bearbeitung der psychischen Probleme des einzelnen Gruppenmitglieds im Mittelpunkt. Nach der Eröffnungsrunde wird bestimmt, welcher Teilnehmer der Gruppe für die Sitzung die Protagonistenrolle einnehmen wird. Von dieser Zeit an steht er im Mittelpunkt der Aufmerksamkeit der Gruppe, es geht dann um das von ihm eingebrachte Thema. Der Therapeut bestimmt mit dem Protagonisten gemeinsam das Ziel der Therapiesitzung und die Technik, die zur Zielerreichung eingesetzt wird. Der Protagonist steht während der gesamten Bearbeitungsphase im Mittelpunkt, er wird von den übrigen Teilnehmern der Gruppe und dem Therapeuten darin unterstützt, sein vorher festgelegtes Ziel zu erreichen. Die Interaktion in der Gruppe ist der Zielerreichung des Protagonisten untergeordnet und nicht als eigenständiges Element des Gruppenprozesses anzusehen. Während der Bearbeitung darf es nicht zu einem Wechsel der Aufmerksamkeit hin zu einem anderen Gruppenmitglied kommen. Der Patient, der sich in der Eröffnungsrunde exponiert hat, indem er sein Thema zur Bearbeitung angemeldet hat, bleibt die gesamte Zeit im Mittelpunkt der Aufmerksamkeit und soll auch den größten Lerngewinn aus der Sitzung mitnehmen können. Die Mitpatienten haben den Protagonisten durchgängig unterstützt und an dem Beispiel der Problembearbeitung bei dem Protagonisten eigene Lernerfahrungen gemacht (Lernen am Modell). Über die Etablierung instrumenteller Gruppenbedingungen werden die Teilnehmer der Gruppe in die Lage versetzt, dem Protagonisten den notwendigen Raum zur Bearbeitung seines Themas zu ermöglichen.

Das Aufarbeiten von Konflikten in der Gruppe ist eine Technik, die in den interaktionsorientierten Gruppenmodellen verankert ist. Hierbei wird davon ausgegangen, dass Konflikte, die in der Gruppe mit den Mitpatienten entstehen, eine Wiederholung von Konflikten sind, die auch außerhalb der Gruppe eine wesentliche Rolle spielen. Durch die Bearbeitung der Konflikte als einen dynamischen Prozess und durch die Rückmeldungen der Mitpatienten kommt es zu wichtigen Erkenntnissen bei den Gruppenmitgliedern, die dadurch befähigt werden, ihr Verhalten zu korrigieren. Die Korrektur verläuft über die Erkenntnis, dass die Gruppe das gezeigte Verhalten als nicht sozial angemessen ansieht. Auf ein gezieltes Training dessen, wie das neue angemessene Verhalten aussehen soll, wird jedoch in der Gruppe nicht konkret eingegangen. Von dieser Art des Erlernens von sozial angemessenem Verhalten profitieren besonders die Teilnehmer einer Gruppe, die im Großen und Ganzen die erforderlichen Fertigkeiten in sozialen Situationen besitzen, aber nicht angemessen anwenden. Weniger profitieren Patienten, die aufgrund einer hohen Symptombelastung oder fehlenden Fertigkeiten nicht in der Lage sind, sich angemessen zu verhalten. Diese Patienten fühlen sich durch die Rückmeldung der Gruppenmitglieder häufig überfordert. Unerwünschte Verhaltensweisen nehmen dann zu.

In einzelfallorientierten, verhaltenstherapeutischen Gruppen werden Konflikte nicht als gruppendynamische Prozesse geregelt, sondern fokussiert auf den individuellen Patienten bearbeitet. Ausgangspunkt dabei ist die Grundannahme, dass der Patient sein Verhalten aufgrund von Fertigkeitendefiziten zeigt. Hintergrund ist entweder ein externalisierendes oder ein internalisierendes Verhalten; zur Veränderung ist der Aufbau eines angemessenen Verhaltens und von Verhaltensfertigkeiten notwendig. Der Therapeut hat im Rahmen der Gruppentherapie die Aufgabe, die dazu notwendigen optimalen Lernbedingungen herzustellen. Das beinhaltet, dass das unerwünschte Verhalten von dem Therapeuten gestoppt wird und die individuelle Bearbeitung des Konflikts auf die Lernziele des Protagonisten ausgerichtet wird.

In *interaktionsorientierten Gruppen* werden überwiegend Themen bearbeitet, die sich aus der Interaktion der Gruppenmitglieder und aus der Gruppendynamik in der Gruppe ergeben. Themen, an denen möglichst viele Gruppenmitglieder interessiert sind, haben in der Bearbeitung eine höhere Priorität als Themen, die ausschließlich für das einzelne Gruppenmitglied von Bedeutung sind. Erwünscht ist bei der Bearbeitung der Themen, dass sich möglichst jeder Teilnehmer beteiligt. Die Themen werden daher oft auf »breites Interesse« angelegt, Gemeinsamkeiten, bei denen sich möglichst jeder angesprochen fühlt, sind wichtig, damit auch jedes Gruppenmitglied mitreden kann.

In einzelfallorientierten, verhaltenstherapeutischen Gruppen sind individuelle Anliegen erwünscht. Bereits in der Eröffnungsrunde wird darauf Wert gelegt, dass jedes Gruppenmitglied sein individuelles Thema benennt. Anschließend wird ein Protagonist gewählt, der sein Thema intensiv bearbeitet. Es geht darum, seine individuelle Situation zu verstehen, und ihm eine »maßgeschneiderte Unterstützung« anzubieten. Inwieweit dieses Thema auch für die anderen Gruppenteilnehmer von Relevanz ist, ist nicht vorrangig. Besprochen werden vorwiegend Themen, die aus dem Alltag der Gruppenteilnehmer kommen, Themen, die wesentlich dazu beigetragen haben, dass der Patient erkrankt ist und sich jetzt in psychotherapeutischer Behandlung befindet.

Die Auswahl des Protagonisten erfolgt in der Eröffnungsrunde nach festgelegten Regeln. In der verhaltenstherapeutischen, einzelfallorientierten Gruppentherapie beginnt jede Sitzung mit einer Eröffnungsrunde. Ziel dabei ist, einen Überblick darüber zu erhalten, mit welchen Themen sich die Teilnehmer der Gruppe beschäftigen und wer im Anschluss an die Eröffnungsrunde die Rolle des Protagonisten einnehmen wird. Die ständige Wiederholung dieses Ablaufs ist notwendig, da durch den immer gleichen Anfang der Sitzung in der Gruppe mehr Sicherheit etabliert wird. Die Teilnehmer können sich darauf vorbereiten, was sie in der Eröffnungsrunde sagen werden, und sie haben die volle Kontrolle darüber, ob sie das Thema, das sie benennen, auch bearbeiten wollen. Es werden keine »Wartelisten« angelegt. Wenn ein Patient in der vergangenen Sitzung sein Thema nicht bearbeiten konnte, dann kann er in der aktuellen Sitzung das Thema wieder benennen. Die Bearbeitung erfolgt immer im »Hier und Jetzt«. Das bedeutet, dass Themen, die zuvor wichtig waren, in der heutigen Sitzung möglicherweise bereits an Bedeutung verloren haben oder deren Bearbeitung bereits in einer anderen Therapieveranstaltung stattgefunden hat. Es wird von jedem Teilnehmer der Gruppe erwartet, dass er ein Thema benennt, nicht aber, dass er es bearbeitet. Gruppe und Therapeut haben durch die Eröffnungsrunde ausreichend Informationen über jeden Teilnehmer. Auf ein »Blitzlicht«, in dem jeder Teilnehmer beschreibt, wie es ihm geht, wird verzichtet. Funktion der Eröffnungsrunde ist es, mit möglichst wenig Intervention den Protagonisten zu bestimmen. In der verhaltenstherapeutischen Gruppe beginnt die therapeutische Arbeit erst in der Bearbeitungsphase, also bei dem Protagonisten. Interventionen im Vorfeld dienen der Stabilisierung der instrumentellen Gruppenbedingungen.

Die Themenbearbeitung nach Mehrheitsentscheidung ist eine Technik der interaktionsorientierten Gruppentherapie. In diesen Gruppen wird die gleichmäßige Beteiligung aller Gruppenmitglieder erwartet. Von daher ist es nachvollziehbar, dass möglichst Thermen zur Bearbeitung kommen, an denen die Mehrheit der Teilnehmer der Gruppe interessiert ist. In verhaltenstherapeutischen Gruppen geht es dagegen um den Ausgleich von individuellen Fertigkeitendefiziten, die Bearbeitung ist somit immer auf den Protagonisten zugeschnitten. Selbst wenn Themen angesprochen werden, die im Allgemeinen viele oder sogar alle Menschen betreffen, ist für die einzelfallorientierte, verhaltenstherapeutische Gruppe das individuelle Problem des Protagonisten von Interesse. Die Themen werden nicht nach Mehrheitsentscheidung ausgewählt. Die anderen Gruppenteilnehmer können die erarbeiteten Lösungen auf ihre persönlichen Situationen übertragen, aber es wird nicht das Allgemeingültige in den Vordergrund der Bearbeitung gestellt, sondern die individuelle Situation des Einzelnen. Erwünscht ist von daher, dass jeder Teilnehmer individuelle Themen einbringt. Themen, die ausschließlich für einzelne Gruppenmitglieder von Bedeutung sind, sind genau so wichtig und werden in der Protagonistenrolle bearbeitet, wie Themen, an denen die gesamte Gruppe interessiert ist.

Die Patienten bestimmen den Zeitpunkt, wann sie die Protagonistenrolle einnehmen wollen (Entscheidungsfreiheit bezüglich der Selbstöffnung). In einzelfallorientierten, verhaltenstherapeutischen Gruppen dürfen Patienten nicht in die Situation kommen, dass sie unfreiwillig in die Selbstöffnung gehen oder dazu gedrängt werden. Ein solches Vorgehen würde die Angst in der Gruppe steigern und die instrumentellen Gruppenbedingungen beschädigen. Die erzwungene Selbstöffnung aufgrund von äußerem Druck würde zusätzlich die Perspektive der Problembearbeitung verändern. Der Protagonist handelt aus der Angst heraus, nicht mehr zu der Gruppe zu gehören und nicht aus der intrinsischen Motivation heraus, die Unterstützung der Gruppe und des Therapeuten in Anspruch zu nehmen.

Motivationsarbeit durch die Therapeuten ist besonders bei ängstlichen Patienten notwendig. Patienten mit starkem Vermeidungsverhalten brauchen Unterstützung, um sich zu exponieren. Die dazu notwendige Intervention ist, dass der Therapeut hilft, die Angst und Schamgefühle in der Gruppe zu reduzieren. Das kann erfolgen, indem der Patient gefragt wird, was er in der Situation brauchen würde, um sich zu trauen, ein Thema in die Gruppe einzubringen. Mitpatienten möchten gelegentlich Unterstützung leisten und neigen dabei dazu, den Patienten überreden zu wollen. Bei manchen Patienten reduziert dies die Angst, da sie das Interesse der Gruppe an ihren Themen darin erkennen. Bei anderen Patienten dagegen steigert es die Angst und sie stimmen zu, um kein Außenseiter zu werden. Wieder andere Patienten erleben den Druck so stark, dass es ihnen nicht mehr gelingt, an der Gruppentherapie teilzunehmen und sie geraten in Gefahr, die Behandlung abzubrechen. Wenn sich die Gruppenteilnehmer bemühen, einen Patienten in die Protagonistenrolle zu bringen, sollte der Therapeut erst einmal eine positive Hypothese über die Motive der Gruppenteilnehmer formulieren und z. B. sagen: »Herr Müller, die Gruppe möchte Ihnen Mut machen, ihr Thema zu bearbeiten. Entscheiden *Sie*, ob Sie das machen wollen!« Wenn der Patient sich nicht dafür entscheidet, dann sollte der Therapeut die Entscheidung akzeptieren und sagen. »Gut, Herr Müller, vielleicht brauchen Sie noch Zeit, um das Thema in der Gruppe anzusprechen, vielleicht können ich und die Gruppe Sie auch unterstützen, in einer der nächsten Sitzungen Ihr Thema zu besprechen. Überlegen Sie, was es Ihnen leichter machen würde, in die Protagonistenrolle zu gehen und wir können sehen, ob wir Sie dabei unterstützen können.«

Das Einschränken von dysfunktionalem Verhalten und Problemverhalten der Patienten erfolgt durch den Therapeuten. Wenn Patienten in einer verhaltenstherapeutischen Gruppe sich unerwünscht oder antisozial verhalten, dann ist es die Aufgabe des Therapeuten, diese Verhaltensweisen einzugrenzen, zu stoppen, als unangemessen zu definieren und gegebenenfalls auch zu sanktionieren. Dabei wird das Prinzip verfolgt, je unangenehmer oder schwieriger eine Aufgabe ist, umso mehr muss sie vom Therapeuten erledigt werden. Der Aufbau von funktionalem Verhalten ist eine therapeutische Intervention, für deren Planung und Durchführung der Therapeut verantwortlich ist. Würde dieser die Korrektur des Problemverhaltens der Gruppe überlassen, bestünde die Gefahr, dass der Verursacher ein Außenseiter werden könnte. Wenn der Therapeut den Patienten mit seinem Verhalten konfrontiert und eine Korrektur einfordert, dann wird die Gruppe eine höhere Bereitschaft haben, den Patienten weiterhin zu integrieren. Gelegentlich ist es sinnvoll, wenn der Patient für das unerwünschte Verhalten eine Sanktion erhält.

Er wird damit davor geschützt, aus der Gruppe ausgeschlossen zu werden. Die Gruppe wird in stärkerem Maße dazu bereit sein mit dem Patienten Mitgefühl zu entwickeln, wenn der Therapeut sanktioniert, als wenn er das unerwünschte Verhalten durchgehen lässt. Nach dem Modell der interaktionsorientierten Gruppentherapie können solche Aufgaben der Gruppe überlassen werden. Es wird dabei von der Hypothese ausgegangen, dass der Patient durch die Rückmeldung der Gruppe erkennt, dass sein Verhalten nicht akzeptiert wird und er in der Lage ist, ein angemessenes Verhalten zu zeigen.

Patienten, die unter emotionalem Druck stehen, brauchen Regeln und Strategien im Umgang mit ihrer Anspannung. In interaktionsorientierten Gruppen können Patienten, die sich überfordert fühlen, eine »Störung« anmelden. In der Regel werden dann die Störungen vorrangig behandelt. Vor dem Hintergrund, dass in diesen Gruppen die Gruppendynamik als zentraler Wirkfaktor für einen Veränderungsaufbau angesehen wird, ist diese Regel sinnvoll. Auch für verhaltenstherapeutische Gruppen ist es wichtig, dass Patienten dem Ablauf der Gruppentherapie ungestört folgen können. Da in diesen Gruppen aber ein im Vorfeld festgelegtes Thema behandelt wird oder ein Protagonist im Mittelpunkt steht, ist der Wechsel zu einem andern Thema nicht (oder nur in ganz besonderen Ausnahmefällen) möglich. Patienten, die sich gestört fühlen oder tatsächlich die Aufmerksamkeit nicht aufbringen können, brauchen kurze Interventionen durch den Therapeuten zur Unterstützung. Der Therapeut kann die Aufmerksamkeit des Patienten durch eine Frage wieder in die Zusammenarbeit einbinden. Er kann den Patienten bitten, eine kooperative Arbeitshaltung einzunehmen, ihm eine Aufgabe geben (z. B. wichtige Inhalte mitzuschreiben) oder ihn bitten, kurzfristig den Raum zu verlassen und spätestens bis zu Beginn der Abschlussrunde wieder in die Gruppe zurückzukommen. Der Patient, der die Gruppe verlässt, hat die Aufgabe, die erforderliche Aufmerksamkeit durch Spannungsreduktion wiederherzustellen. Die Vorgabe, dass Patienten, die zur Spannungsreduktion die Gruppe verlassen bis zur Abschlussrunde wieder in der Gruppe sein müssen, ist wichtig, da diese Patienten erwartungsgemäß Schwierigkeiten haben werden, wieder in die Gruppe zurückzukommen. Durch die Verpflichtung wird ihnen die Rückkehr leichter fallen. Weitere Vorteile sind, dass der Therapeut vor Beendigung der Sitzung noch einmal überprüfen kann, wie es dem Patienten geht. Und natürlich können sich über diesen Weg auch die Mitpatienten vergewissern, dass der Patient bei Bedarf die notwendige Hilfe durch den Therapeuten erhält.

1.4.4 Modell Nr. 3: »Störungsspezifische und auf Prävention ausgerichtete Gruppenkonzepte«

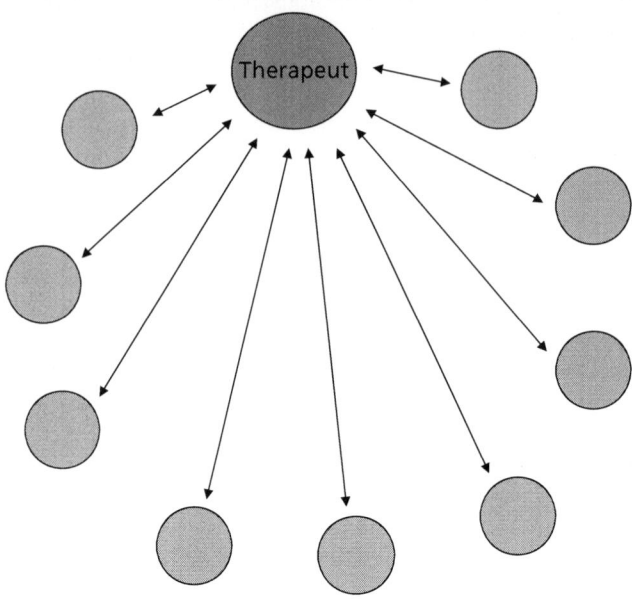

Die Konzepte der störungsspezifischen (psychoedukativen) Gruppen und der Präventivgruppen sind auf das Ziel ausgerichtet, dass die Teilnehmer Experten in eigener Sache werden. In diesen Gruppen geht es daher um Informationsvermittlung und um das Erlernen von Verhaltensfertigkeiten. Die Inhalte der Sitzungen sind durch ein Therapiemanual genau vorgegeben. Die Aufmerksamkeit der Gruppe ist auf den Therapeuten gerichtet (hier durch die Pfeile symbolisiert). Die Binnenstruktur der Sitzungen hat einen seminarähnlichen Charakter. Interaktion unter den Patienten ist wenig erwünscht und kann das Vorankommen in der Bearbeitung des Manuals (Lernstoff) behindern.

Die Entwicklung von störungsspezifischen Verhaltenstherapiemethoden in Gruppen zählt zu den wichtigsten Weiterentwicklungen innerhalb der Verhaltenstherapie in den vergangenen Jahrzehnten. Heute bestehen zu fast allen im DSM-IV bzw. ICD-10 klassifizierten psychischen Störungen spezifische gruppentherapeutische Behandlungskonzepte: Angst- und Zwangsstörungen, depressive Störungen, Schizophrenie, Abhängigkeitserkrankungen, Persönlichkeitsstörungen, Essstörungen, somatoforme Störungen (auch chronischer Schmerz und Tinnitus) und Schlafstörungen. Störungsspezifische Verhaltenstherapie in Gruppen gilt als die Methode der Wahl überall dort, wo genügend Patienten mit dem gleichen Störungsbild zusammenkommen. Typische störungsspezifische Gruppen sind diagnostisch homogen, das heißt, die Teilnehmer sind an derselben Störung erkrankt. Die Gruppen richten sich an Männer und Frauen. Sie können geschlossen sein, was bedeutet, dass alle Teilnehmer die Therapie gemeinsam beginnen und beenden, oder modular angeordnet sein, was einen fortlaufenden Einstieg ermöglicht. Die störungsspezifischen Behandlungskonzepte sind manualisiert, d. h., die Algorithmen zur Auswahl geeigneter Patienten sind ebenso festgelegt wie die spezifische Beziehungsgestaltung, die Gestaltung der zeitlichen Abläufe, die Inhalte der Psychoedukation und die Prinzipien der Auswahl der Therapietechniken. Die verschiedenen Manuale sind heterogen in dem Sinne, dass einige sozusagen »Kochbücher« darstellen mit exakt definierten Inhalten jeder Behandlungssitzung, andere mehr prinzipienbasiert sind und dem Therapeuten Spielraum zur Auswahl unter bestimmten Techniken lassen. Die Behandlungskonzepte sind auf der Grundlage des Störungswissens zur jeweiligen vorhandenen psychischen Störung aufgebaut und verfolgen ein dem Störungsbild entsprechendes Behandlungsziel. Die eingesetzten Behandlungsprinzipien und Psychotherapietechniken sind ebenfalls auf das Störungsbild abgestimmt.

Die Grundkonzeption der verschiedenen manualisierten Gruppentherapiekonzepte ist ähnlich, sie beinhalten folgende Bausteine:

- Generelle Informationsvermittlung über die jeweilige Störung,
- Erstellen einer individuellen Verhaltens- oder Problemanalyse,
- Zieldefinition,
- Vermittlung von Modellen über die Entstehung und Aufrechterhaltung der Störung,
- Verhaltensbeobachtung (z. B. durch Tagebücher),
- Fertigkeitentraining und Verhaltensmodifikation (durch Exposition, Aktivitätenaufbau, soziales Kompetenztraining usw.),
- kognitive oder metakognitive Interventionen und verhaltensbezogene Übungsaufgaben.

Die Gruppensitzungen haben häufig einen Schwerpunkt in der Informationsvermittlung, während Verhaltensbeobachtung und Übungen sowohl innerhalb wie außerhalb der Gruppensitzung stattfinden. Die Mehrzahl der in Deutschland gängigen Manuale zur störungsspezifischen Gruppentherapie sind der zweiten Welle der Verhaltenstherapie zuzuordnen und legen dementsprechend einen Schwerpunkt auf inhaltlich kognitive Interventionen in Form der kognitiven Umstrukturierung. Einige entstammen aber auch der dritten Welle. Diese Manuale stellen inhaltliche kognitive Interventionen überwiegend zurück und betonen das Fertigkeitentraining und achtsamkeitsbasierte Vorgehensweisen. Interessanterweise gibt es mittlerweile auch ein erstes in der Tradition der psychodynamischen Psychotherapie stehendes Manual, das störungsspezifisch ausgelegt ist und den Ausgleich eines Fertigkeitendefizits (Mentalisierungsfähigkeit) betont (Allen et al. 2008).

Bezüglich der instrumentellen Gruppenbedingungen steht die kooperative Arbeitshaltung im Vordergrund. Es wird davon ausgegangen, dass die Teilnehmer der Gruppe die Bereitschaft und Fähigkeit mitbringen, die notwendigen Übungen außerhalb der Gruppe durchzuführen. Aufgrund der ähnlichen zugrunde liegenden

Erkrankungen ergibt sich häufig eine gute Kohäsion. Akzeptanz wird zum Thema, wenn beispielsweise heterogene Krankheitsschwere, Komorbidität oder heterogene soziale Merkmale ins Spiel kommen. Offenheit und Vertrauen unter den Gruppenteilnehmern ist in störungsspezifischen Gruppen weniger bedeutsam für die Funktionsfähigkeit der Gruppe als in einzelfallorientierten Gruppen. Zu viel Offenheit unter den Gruppenmitgliedern kann sogar hinderlich sein, da dann gerne individuelle Probleme in den Vordergrund treten und eine strukturierte Bearbeitung der vorgegebenen Aufgaben verzögert wird. In der Struktur der Gruppe steht klar die bidirektionale Beziehung zwischen dem Gruppenleiter und dem einzelnen Teilnehmer im Vordergrund, die Beziehung zwischen den Teilnehmern ist im Vergleich zur transdiagnostischen Gruppe sehr viel schwächer ausgeprägt.

Störungsspezifische Gruppen haben wesentliche Vorteile: Sie sind wissenschaftlich gut überprüfbar, da eine durch eine DSM-Kategorie definierte Gruppe einem definierten Behandlungsalgorithmus mit einer festgelegten, begrenzten Zahl von therapeutischen Techniken zugeordnet wird. Aus diesem Grund liegen für diese Therapieform umfangreiche wissenschaftliche Evidenzen vor. In störungsspezifischen Gruppen bekommt jeder Patient die erforderliche Psychoedukation. Die Psychoedukation ist auf gute Verständlichkeit optimiert, geeignete schriftliche Arbeitsmaterialien sind verfügbar. Weiterhin stellen störungsspezifische Gruppen sicher, dass geeignete Störungsmodelle transportiert und wichtige Fertigkeiten geübt werden. Die durch die Manualisierung erreichte Standardisierung ermöglicht es auch Psychotherapeuten in den ersten Berufsjahren, bei schwerkranken Patienten gute Therapieergebnisse zu erreichen. Es gibt bisher nur wenige wissenschaftliche Hinweise darauf, dass individualisierte Therapien durch Experten standardisierte Therapien übertreffen können. Evidenzen gehen eher in die umgekehrte Richtung und zeigen eine Überlegenheit von bestimmten manualisierten Vorgehensweisen (Linehan et al. 2006). Diese Vorteile haben zu einem Siegeszug der störungsspezifischen Gruppen in vielen deutschen psychosomatischen Fachkliniken geführt.

Es ist allerdings auch wichtig, die Limitationen zu kennen. Störungsspezifische Gruppen richten sich an den »mittleren« Patienten mit einer bestimmten Störung. Die typische Heterogenität von Krankheitsschwere, Komorbidität, Alter, Geschlecht, Bildungshintergrund und sozialer Situation tritt in den Hintergrund. Dies führt immer wieder dazu, dass bestimmte Patienten nicht oder nur mit Mühe integriert werden können. In den Manualen gibt es meist keine Algorithmen, wie mit schwierigen Situationen (z. B. Verweigerungshaltung der Patienten) umzugehen ist und welche Kriterien für den Ausschluss von unkooperativen Patienten gelten. Die Bearbeitung individueller Lebensprobleme ist meist nicht vorgesehen. Diese Begrenzung wird allerdings durch die Kombination mit Einzeltherapie oder mit der transdiagnostischen Gruppentherapie aufgehoben. Eine Betonung inhaltlich-kognitiver Interventionen kann unangemessen sein, wenn gravierende Lebensereignisse oder ausgeprägte Fertigkeitendefizite im Vordergrund stehen.

Die wissenschaftliche Fundierung hat manchmal eine übergroße Statik zur Folge. Positive wissenschaftliche Ergebnisse führen logischerweise zu der Bestrebung, Manuale genau in der Form anzuwenden, in der sie getestet wurden. Typischerweise bedürfen aber auch Manuale einer kontinuierlichen Pflege und Anpassung an den Fortschritt innerhalb der Psychotherapie und der Erforschung von spezifischer Psychopathologie. Streng genommen führt dies zur Notwendigkeit einer Re-evaluation oder zumindest kontinuierlichen Qualitätssicherung.

2 Praxis der verhaltenstherapeutischen Gruppentherapie

In den folgenden Abschnitten werden allgemeine Bedingungen und Regeln dargestellt, die dabei helfen, funktionsfähige Gruppen in der Verhaltenstherapie aufzubauen. Anschließend werden drei wesentliche Modelle der verhaltenstherapeutischen Gruppentherapie dargestellt und mit praktischen Beispielen unterlegt. Zuerst die transdiagnostische Gruppe: Hierbei handelt es sich um ein generisches Modell verhaltenstherapeutischer Therapie in Gruppen, mit dem auch in diagnostisch heterogenen Gruppen gearbeitet werden kann. Der Fokus liegt dabei auf den Anliegen und Fertigkeitendefiziten des individuellen Patienten. Danach werden die zwei charakteristischen manualisierten Therapiemethoden erläutert: das Problemlösetraining und, als Beispiel für eine typische manualisierte störungsspezifische Gruppentherapiemethode, die »Therapie der Essstörung durch Emotionsregulation«.

2.1 Bedingungen und Regeln der Verhaltenstherapie in Gruppen

Die Methoden der Verhaltenstherapie in Gruppen haben gemeinsame Grundbedingungen, die im Folgenden dargestellt werden.

2.1.1 Instrumentelle Gruppenbedingungen

Unter instrumentellen Gruppenbedingungen verstehen wir notwendige Rahmenbedingungen, die in einer Gruppe vorherrschen müssen, damit Kooperation möglich wird, gemeinsame Ziele erreicht werden können und erwünschte Lernprozesse möglich werden. Die instrumentellen Gruppenbedingungen bestimmen die Funktionsfähigkeit einer Gruppe. Diese Rahmenbedingungen sind in allen Gruppen in unterschiedlichem Ausmaß eine Voraussetzung für die Funktionsfähigkeit, in einer Trekkinggruppe, im Kegelverein, in Schulklassen, im Sportverein, in Wohngemeinschaften, in politisch engagierten Gruppen, in Teams oder Arbeitsgruppen jeglicher Art. Alle Gruppen – hier gibt es keine Ausnahmen – brauchen instrumentelle Gruppenbedingungen, um funktionsfähig zu sein. Ohne diese sind sie nicht in der Lage, sich als Gruppe zu identifizieren und sie können keine gemeinsamen Ziele verfolgen.

Für therapeutische Gruppen sind instrumentelle Gruppenbedingungen von besonderer Bedeutung, da sie wichtige Hilfsmittel sind, um individuelle Verhaltensprobleme zu lösen und Bedingungen herstellen müssen, unter denen der Erwerb fehlender Verhaltensfertigkeiten möglich wird. Vor dem Hintergrund der Verhaltenstherapie gehen wir davon aus, dass Fertigkeitendefizite bei der Entstehung und Aufrechterhaltung von psychischen Erkrankungen die zentrale Rolle spielen. Instrumentelle Gruppenbedingungen in der Gruppentherapie werden von lerntheoretischen Gesetzmäßigkeiten bestimmt. Sie beruhen auf dem Interaktionsverhalten aller Gruppenmitglieder und Therapeuten. Verhaltensweisen, die eine Verstärkung erhalten, werden in der Gruppe häufiger gezeigt, als Verhaltensweisen, die unbeachtet bleiben. Verhaltensweisen, die unerwünscht sind, können durch Sanktion reduziert werden. Verstärkung, Löschung und Sanktion bestimmen in der Gruppentherapie die Art und Weise, in der Interaktion untereinander stattfindet. Der Therapeut ist als Leiter der Gruppe aufgrund seiner Position derjenige, der am wirkungsvollsten Verhalten verstärken oder sanktionieren kann. Aber auch die Teilnehmer der Gruppe wirken als Verstärker aufeinander ein. So kann ein unerwünschtes Verhalten, das durch den Therapeuten nicht sanktioniert wird, durch die Aufmerksamkeit der Gruppenmitglieder wirksam verstärkt werden und damit das Interaktionsverhalten der Gruppe ungünstig beeinflussen. Dies ist ein wichtiger Mechanismus, durch den sich unerwünschtes Verhalten in einer Gruppe durchsetzen kann.

Die Beziehung zwischen instrumentellen Gruppenbedingungen und dem Interaktionsverhalten in der Gruppe ist dadurch gegeben, dass ungünstiges Interaktionsverhalten die instrumentellen Gruppenbedingungen beschädigt und die Funktionsfähigkeit der Gruppe reduziert, während ein günstiges Interaktionsverhalten die Funktionsfähigkeit der Gruppe sichert. Instrumentelle Gruppenbedingungen entstehen grundsätzlich in allen Gruppen über die Zeit des Zusammenwirkens. Für verhaltenstherapeutische Gruppen gilt, dass eine aktive Implementierung der instrumentellen Gruppenbedingungen erfolgt. Deren Entstehen wird nicht dem Zufall überlassen, sondern soll explizit und zielorientiert durch den Therapeuten gesteuert werden. Dies ist erforderlich, um die Voraussetzungen für eine inhaltliche Arbeit zu haben.

Eine wichtige Bedingung zur Entwicklung und Aufrechterhaltung der instrumentellen Gruppenbedingungen ist eine wohlwollende Beziehung des Therapeuten zu jedem Gruppenmitglied. Es ist nicht zwingend erforderlich, ausführliche Vorinformationen zu haben, aber jeder Patient muss so gesehen und angesprochen werden, dass dieser auch registriert, dass ihn der Therapeut wahrnimmt. Ähnlich wie in der Einzeltherapie muss eine feste Kooperation zwischen dem Gruppentherapeuten und jedem Patienten gegeben sein. Wenn der Therapeut gegenüber den einzelnen Gruppenmitgliedern unterschiedliche Spielregeln anwendet, wird der

Aufbau der instrumentellen Gruppenbedingungen nicht gelingen, und die Funktionsfähigkeit der Gruppe wird beschädigt.

In neuen Gruppen entwickeln sich die instrumentellen Gruppenbedingungen entweder über gemeinsame Erfahrungen, oder sie werden explizit implementiert. Das ist sehr gut nachvollziehbar, denn eine »Gruppe« von Menschen in einem Raum, die sich nicht als Gruppe wahrnimmt, wird nicht funktionsfähig sein können. In diesem Fall kommt es noch nicht einmal darauf an, welche Aufgabe die Gruppe bewältigen soll, es ist nicht von Bedeutung, ob sie zusammen bergsteigen werden oder neue Fertigkeiten im Rahmen der Bewältigung von psychischen Problemen erwerben. Notwendig ist, dass sie eine Kooperationsbereitschaft entwickeln, sich gegenseitig unterstützen, akzeptieren, dass jeder von ihnen individuelle Fähigkeiten mitbringt, sie gegenseitiges Vertrauen brauchen und es sich positiv auswirkt, wenn sie bereit sind, eigene Schwächen einzugestehen. Inwieweit diese Rahmenbedingungen geschaffen werden oder nicht, wird wesentlich von der Art des Umgangs miteinander bestimmt. Die Gemeinsamkeit zwischen der Bergsteigergruppe und der Therapiegruppe besteht darin, dass sie unter möglichst optimalen instrumentellen Bedingungen die besten Ergebnisse erzielen werden. Der Unterschied ist, dass die Therapiegruppe ein anderes Thema und ein anderes Ziel zu verfolgen hat.

Wenn instrumentelle Gruppenbedingungen nicht vorhanden sind, zeigen die Gruppenmitglieder folgende Verhaltensweisen: Schweigen, wenn eine Frage an sie gerichtet wird, wenig Blickkontakt, Grüppchenbildung, gereizte Stimmung, Dazwischenreden, Anfeindungen, Augenrollen, Stöhnen, verschlossene Körperhaltung, Verspätung, Fehlen, Rauslaufen, keine Hausaufgaben oder Übungen durchführen, Aussagen des Therapeuten anzweifeln oder abwerten. In Gruppen, die solche Verhaltensweisen haben, ist es nicht ratsam, inhaltlich zu arbeiten. Das Herstellen der notwendigen Rahmenbedingungen hat dann erst einmal höhere Priorität.

Wir unterscheiden fünf Faktoren der instrumentellen Gruppenbedingungen: Vertrauen, Offenheit, Kohäsion (Zusammengehörigkeitsgefühl), Akzeptanz und kooperative Arbeitshaltung.

1. Kooperative Arbeitshaltung

Die kooperative Arbeitshaltung ist der erste Faktor der instrumentellen Gruppenbedingungen und damit derjenige, der am ehesten und als notwendigster von jeder Gruppe eingefordert werden kann und muss. Kooperative Arbeitshaltung zeichnet sich dadurch aus, dass alle Gruppenmitglieder anwesend sind, dass sie pünktlich erscheinen, dass es eine klare Rollenverteilung gibt, wer wann welche Aufgabe übernimmt. Auf Patientengruppen bezogen bedeutet *das*: Termine *werden* eingehalten, *die* Hausaufgaben durchgeführt, die Teilnehmer der Gruppe *lassen sich* gegenseitig ausreden, sie *zeigen* keine antisozialen Verhaltensweisen, *richten* ihre

Aufmerksamkeit auf die Therapie, *sind* zuverlässig, wenn sie eine Aufgabe übernommen haben, *behindern* sich in der Erreichung ihrer Therapieziele *nicht* gegenseitig. Gruppen, in denen die Kooperative Arbeitshaltung fehlt, können nicht miteinander arbeiten und ihre Therapieziele erreichen.

2. Kohäsion (Zusammengehörigkeitsgefühl)

Unter Zusammengehörigkeitsgefühl verstehen wir ein »Wir«-Gefühl in der Gruppe. Es ist, als würden »wir in einem gemeinsamen Boot sitzen« und ein gemeinsames Ziel verfolgen. In der Psychotherapiegruppe zeigt sich die Kohäsion über Verhaltensweisen, an denen es deutlich wird, dass die Mitglieder wissen, wer die *Gruppen*-Teilnehmer sind. Sie haben gemeinsame Ziele und Werte, können auf ihre Gemeinsamkeiten Bezug nehmen, erkennen sich auch außerhalb eines gemeinsamen Treffens und wissen, dass sie zusammengehören. Sie unterstützen sich gegenseitig, wenn einer von ihnen Schwierigkeiten hat. Sie haben gemeinsame Aktivitäten, Ziele, achten darauf, dass möglichst alle dabei sind.

3. Akzeptanz

Kohäsion und Akzeptanz bilden eine dialektische Spannung in der Gruppe. Während die Kohäsion die Zusammengehörigkeit sichert, ist die Akzeptanz in der Gruppe die Garantie dafür, dass der Einzelne in seinen Rechten, Wünschen und in seiner Einzigartigkeit ausreichend gesehen wird. Akzeptanz ist darauf ausgerichtet, dass – obwohl »alle in einem Boot sitzen« – der Einzelne seine Besonderheiten hat. Akzeptanz in der Gruppe zeigt sich in Situationen, in denen ein Teilnehmer nicht die Meinung der Gesamtgruppe vertritt. Die Fähigkeit der Gruppenmitglieder, mit solchen Situationen umzugehen, zeigt, wie viel Akzeptanz in der Gruppe vorhanden ist. Ausreichend Akzeptanz in der psychotherapeutischen Gruppe ist besonders wichtig, um Außenseiter integrieren zu können, zum Beispiel Mitpatienten, die kränker sind als die anderen Gruppenmitglieder, und aus diesem Grund vorgegebene Regeln nicht einhalten könne. Akzeptanz macht es möglich, dass sich neue Mitglieder in die Gruppe integrieren können. Gruppen mit zu wenig Akzeptanz haben eine Tendenz dazu, Mitglieder aus der Gruppe auszuschließen.

4. Offenheit

Vertrauen und Offenheit gehören sehr eng zusammen und bedingen sich auch gegenseitig. Bei der Implementierung der instrumentellen Gruppenbedingungen ist es aber wichtig, sie als getrennte Faktoren zu erkennen. Offenheit bezieht sich dabei auf die Bereitschaft des Einzelnen, über sich in der Gruppe zu berichten. Patienten, die ausreichend Offenheit haben, sind bereit zur Einzelarbeit und teilen mit den anderen Gruppenmitgliedern persönliche Themen. Patienten, bei denen es an Offenheit fehlt, schaffen es in der Regel nicht, persönliche Themen anzusprechen. Diese Patienten profitieren besonders, wenn sie von den Therapeuten in der

Selbstöffnung unterstützt werden. Selbstöffnung wird durch die Emotionen Angst und Scham behindert. Um sich in der Gruppe zu öffnen, müssen Patienten ihre Angst und Schamgefühle überwinden.

5. Vertrauen

Vertrauen bezieht sich auf die anderen Gruppenteilnehmer und zeichnet sich dadurch aus, wie gut sich der Einzelne darauf verlassen kann, dass die anderen Teilnehmer der Gruppe mit ihm wohlwollend umgehen werden. Ganz besonders wichtig ist das in Situationen, in denen jemand etwas Persönliches von sich berichtet hat. Die komplementäre Emotion zu Vertrauen ist Misstrauen. Misstrauen bezieht sich auf die Annahme, »die anderen Gruppenmitglieder werden die von mir erhaltenen Informationen gegen mich verwenden. Sie werden mich verraten, wenn ich mich ihnen anvertraue«.

Das Zusammenwirken der einzelnen Faktoren der instrumentellen Gruppenbedingungen

Eine funktionsfähige Psychotherapiegruppe braucht alle Faktoren der instrumentellen Gruppenbedingungen. Dabei kommt es darauf an, dass ein Gleichgewicht besteht und eine Zielorientierung gegeben ist. Dann haben die Gruppenmitglieder die besten Aussichten auf positive Therapieergebnisse. Ohne Gleichgewicht zwischen den instrumentellen Gruppenbedingungen kommt es zu Störungen in der Zusammenarbeit, dabei können typische Probleme entstehen.

> **Fallbeispiele**
> In einer psychiatrischen Klinik werden 20 Patienten und Patientinnen mit Borderline-Persönlichkeitsstörung auf einer Station behandelt. Sie sind auf zwei Gruppen aufgeteilt und haben jeweils eine Therapeutin, die sie einzel- und gruppentherapeutisch betreut. Die eine Gruppe wird die blaue Gruppe genannt, die andere die rote Gruppe. In den letzten Wochen hatte die blaue Gruppe erfahren, dass ihre Therapeutin ein Baby erwartet und in absehbarer Zeit in Mutterschutz gehen wird. Auf der Therapiestation wird folgende Entwicklung beobachtet. Die blaue Gruppe zeigt deutliche Abgrenzungstendenzen gegenüber der roten Gruppe. Alle Aktivitäten, die beide Gruppen einschließen, sind kaum noch durchführbar. Die Patientinnen und Patienten haben eine starke Konkurrenz gegenüber der roten Gruppe entwickelt. Sie treffen sich jeden Abend in einer eigenen Kleingruppe, machen gemeinsame Unternehmungen, überprüfen sich gegenseitig, dass jeder von ihnen gut vorbereitet in die Therapiesitzungen kommt, und meiden so gut es eben geht die rote Gruppe.

Was war passiert? Vor dem Hintergrund, dass die eigene Therapeutin weggehen wird, hatte die blaue Gruppe ein extrem starkes Zusammengehörigkeitsgefühl entwickelt. Sie wurde dadurch auf den ersten Blick »therapiemotivierter«, gleichzeitig reduzierte sich die Akzeptanz gegenüber der roten Gruppe und gegenüber den Patientinnen und Patienten, die diese Abgrenzung nicht mittragen wollten. Es gab einige Patientinnen, die damit begonnen hatten, den »schwächeren« Mitpatienten aus der eigenen Gruppe »Nachhilfe« zu erteilen und sie zu kontrollieren, ob die Hausaufgaben auch anständig gemacht wurden. Die Gruppe war übermäßig damit beschäftigt, wer dazugehört und wer nicht, und wie sich jemand, der dazugehört, zu verhalten hat.

Orientierung auf das Erreichen der Therapieziele ist erst mal sehr gut. Aus diesem Grund hatten die Therapeutinnen das Problem anfänglich nicht erkannt. Auf der Ebene der stationsübergreifenden Angebote war die Zusammenarbeit mit beiden Gruppen aber nicht mehr möglich.

Fallbeispiele
In einer Gruppe für Patientinnen mit Essstörung sind die meisten Patientinnen wegen Bulimia nervosa in Behandlung. Die Therapeutin achtet sehr darauf, dass die Patientinnen ihre gegensteuernden Symptome (besonders das Erbrechen) unter Kontrolle bekommen. Eine Patientin verhält sich in den letzten Wochen still und zurückgezogen. Irgendwann gesteht sie in der Einzeltherapie, dass sie seit Wochen erbricht. Sie ist etwas übergewichtig und kam wegen Binge Eating in die Behandlung. Das Erbrechen hatte sie als neue Strategie zur Gewichtsreduktion entdeckt. Da die Gruppe stark darauf konzentriert war, gegensteuernde Maßnahmen unter Kontrolle zu bekommen, hatte sie sich lange nicht getraut, über ihre neue Symptomatik zu sprechen. Sie hatte sich zurückgezogen, fühlte sich von den anderen Gruppenteilnehmerinnen isoliert und hatte Therapieabbruchgedanken. Die Therapeutin hatte die Veränderung bei der Patientin registriert, konnte aber die instrumentellen Gruppenbedingungen und die Angst der Patientin, aus der Gruppe ausgeschlossen zu werden, wenn sie offen über ihr Problem spricht, zunächst nicht miteinander in Verbindung bringen.

Für eine erfolgreiche Gruppentherapie ist es wichtig, beim Beobachten von Veränderungen einzelner Teilnehmer nicht ausschließlich die »einzeltherapeutische Sicht« zur Hypothesenbildung heranzuziehen. Für die Gruppentherapie gilt, dass Veränderungen bei Einzelpatienten auch mit bestehenden Systemen in Verbindung gebracht werden müssen. In diesem Fall ging es um ein Vermeidungsverhalten, das dadurch zum Problem wurde, dass die instrumentellen Gruppenbedingungen zu stark in eine Richtung außer Balance geraten waren. Die Angst, ein Außenseiter in der Gruppe zu werden, wenn ein Problemverhalten offensichtlich wird, das der Einstellung vieler Gruppenmitglieder entgegensteht, ist bei einzelnen Gruppenmitgliedern nachvollziehbar groß. In dem obigen Beispiel ist es gut verständlich, dass sich die Patientin zu einem Vermeidungsverhalten entschieden hat. Die Therapeutin war nicht in der Lage, einen Ausgleich herzustellen, und hatte so nicht mehr eine Gruppe, sondern eine Gruppe und eine »Außenseiterin« in der Gruppe.

Eine Verschiebung der instrumentellen Gruppenbedingungen hin zu einem Faktor, zuungunsten eines anderen Faktors, ist ein ernstes Problem, da wirkungsvolle Psychotherapie nicht mehr möglich ist. Dieses Phänomen kennen wir auch aus

Gruppen, die keinen psychotherapeutischen Auftrag haben. Zum Beispiel Fans von Fußballvereinen, politische Gruppen, Religionsgemeinschaften oder Sekten. Bleiben wir bei den Fans einer Fußballmannschaft: Wenn ein Fan sich im Stadion während eines wichtigen Spiels unglücklicherweise auf die falsche Stadionseite setzt und auch gerne sein Fähnchen hochhält, bekommt er heftige Schwierigkeiten. Eine sehr ausgeprägte Kohäsion ist nur auf den ersten Blick therapiefördernd, selbst wenn es in die erwünschte Richtung der Zielerreichung geht.

Gruppen, in denen die Akzeptanz zu stark ausgeprägt ist, sind ebenfalls in ihrer Funktionsfähigkeit beeinträchtigt. Ein Beispiel dafür stammt aus einer Selbsthilfegruppe für Patienten mit Alkoholabhängigkeit, in der die Teilnehmer nach den Sitzungen regelmäßig Alkohol konsumierten und dies in den folgenden Sitzungen berichteten. Das Verhalten wurde nicht nur akzeptiert, sondern auch wegen der »Ehrlichkeit« von den übrigen Teilnehmern belohnt. Ein weiteres Beispiel ist, wenn Borderline-Patientinnen auf einer Station Rasierklingen für Selbstverletzungen deponieren und ein Großteil der Mitpatientinnen das hinnimmt, weil es nur die »Angelegenheit« der jeweils betroffenen Patientin ist. Zu ausgeprägte Akzeptanz zeichnet sich dadurch aus, dass die Teilnehmer der Gruppe bei Verhaltensweisen, die durchaus therapieschädigend sind, nicht gegenlenken, weil sie das, was passiert, für die Sache oder das Recht des Einzelnen halten. In diesen Situationen ist die Stärkung der Kohäsion erforderlich. Mehr Zusammengehörigkeitsgefühl bedeutet für die Gruppe, dass mehr Verantwortung für die gemeinsame Zielerreichung übernommen wird, d. h., dass die Haltung eingenommen wird, wenn jemand seine Therapieziele nicht erreicht, dann beschädigt das den Erfolg der ganzen Gruppe.

> **Fallbeispiel**
> In einer Klinik für Patienten mit Alkoholabhängigkeit gelingt es einem Gruppenmitglied nicht, die Gruppentherapietermine pünktlich wahrzunehmen. Er fällt immer wieder durch Zuspätkommen auf. Die Gruppe bietet ihm als Unterstützung an, ihn zukünftig vor der Gruppe abzuholen. Die Gruppe hat das Problem eines Gruppenmitglieds erkannt, es wurde mit diesem Problem in der Gruppe akzeptiert und hat Unterstützung erhalten. Die Gruppenteilnehmer handeln angemessen, es wird deutlich, dass die instrumentellen Gruppenbedingungen ausgewogen sind.

In Gruppen mit einer ausgewogenen Balance zwischen Zusammengehörigkeitsgefühl und Akzeptanz können Patienten lernen, Teil einer Gruppe zu sein, Gemeinschaft erleben und notwendige Fertigkeiten mit der Unterstützung durch andere Gruppenmitglieder erwerben. Sie lernen gleichzeitig, sich für eigene Werte, Ziele und Rechte einzusetzen.

Ähnlich der Kohäsion und Akzeptanz gehören die Faktoren Vertrauen und Offenheit eng zusammen. Wenn es eine angemessene Ausgewogenheit zwischen den Faktoren gibt, dann funktioniert die therapeutische Arbeit in der Gruppe so gut, dass über die spezifischen Ausrichtungen der einzelnen Faktoren nicht nachgedacht werden muss. Sobald die Ausgewogenheit nicht gegeben ist, fällt dies aber durch die Beeinträchtigung der Zusammenarbeit auf. Patienten trauen sich nicht mehr, eigene Themen in der Einzelarbeit zu bearbeiten oder es sind immer dieselben Patienten, die als Protagonisten arbeiten. In der Gruppe kommt es zu einer Spaltung zwischen denen, die sich zu exponieren wagen, und jenen, die schweigen und sich vermeidend verhalten. Unter solchen Umständen hat der Therapeut nicht mehr eine Gruppe, sondern zwei oder noch mehr »Untergruppen« in seiner Gruppe.

Wenn in einer Gruppe die instrumentellen Gruppenbedingungen bezüglich Vertrauen und Offenheit ausgeglichen sind, dann kann die transdiagnostische Gruppentherapie gut durchgeführt werden. Für die Implementierung von Offenheit und Vertrauen ist es wichtig, die einzelnen Faktoren unterscheiden zu können.

Instrumentelle Gruppenbedingungen und persönliche Fertigkeiten

Offenheit ist verbunden mit der Fertigkeit des einzelnen Teilnehmers, sich in der Gruppe gegenüber den anderen Mitgliedern mit eigenen Themen zu öffnen, d. h., einen Prozess der Selbstöffnung zuzulassen. Dazu ist es erforderlich, dass der Protagonist entgegengesetzt zu den Emotionen von Scham und Angst handelt. Scham und Angst sind die stärksten Behinderungen, eigene Themen anzusprechen. Diese Teilnehmer der Gruppe brauchen Unterstützung durch den Therapeuten. Die dazu notwendigen Strategien bestehen in einer kontinuierlichen Angstreduktion. Der Schweregrad der Exposition für den Einzelnen soll möglichst niedrig sein. Zu empfehlen ist das Vorgehen der graduierten Angstexposition im Rahmen der Gruppentherapie. Der Therapeut baut dem Protagonisten »Brücken«, die ihm helfen, seine Schamgefühle zu überwinden. Er validiert die Angst und die Scham vor der Selbstöffnung, bietet Unterstützung durch Mitpatienten, die als Coach mitwirken, stellt sich selbst als Modell zu Verfügung. Besonders wichtig ist dabei auch, dass der Therapeut alle Verhaltensweisen, die Angst oder Scham erzeugen, unmittelbar unterbricht und als unerwünscht markiert. Der Therapeut bietet damit Schutz und Sicherheit jenen Patienten, die sich exponieren. Er achtet darauf, dass keine Abwertungen oder Verurteilungen in der Gruppe entstehen können. Wenn in der Gruppe eine kooperative Arbeitshaltung vorliegt, ausreichend Kohäsion und Akzeptanz vorhanden sind, dann wird es für die Gruppenmitglieder leichter, sich gegenüber der Gruppe zu öffnen. Sind diese Bedingungen in der Gruppe nicht gegeben, dann ist die Selbstöffnung einzelner Gruppenteilnehmer nicht zu empfehlen.

Vertrauen bezeichnet in der Gruppentherapie die Fertigkeit der Gruppe schwierige Themen mit dem Protagonisten zu bearbeiten, ohne ihn abzulehnen oder auszugrenzen. Es geht dabei um die Belastbarkeit der Gruppe bezüglich der Erfahrungen einzelner Gruppenteilnehmer. Diese Lebenserfahrungen sind in den meisten Fällen schwere Ereignisse, die für die anderen Gruppenmitglieder emotional belastend sein können. Um die Fähigkeit der Gruppe zu fördern, mit solchen Themen umgehen zu können, ist es wichtig, dass die Gruppentherapie nicht dazu missbraucht wird, einzelne Teilnehmer ihre Geschichten »erzählen« zu lassen, um das Leid mit den anderen Gruppenmitgliedern zu teilen. Günstiger ist es, die

Bearbeitung auf Lösungen und den Erwerb von Fertigkeiten im Umgang mit den Lebenserfahrungen auszurichten. Das reine »Anhören« schlimmer Lebensgeschichten wird die Fähigkeit der Gruppe bezüglich Vertrauen überfordern und Angst erzeugen.

In den meisten Gruppen besteht die Gruppenregel »Alle Inhalte, die in der Gruppe besprochen wurden, bleiben auch in der Gruppe«. Diese Inhalte werden nicht mit Menschen geteilt, die nicht zur Gruppe gehören. Diese wichtige Gruppenregel ist darauf ausgerichtet, Vertrauen in der Gruppe zu stärken. Vertrauen bedeutet für den einzelnen Teilnehmer, dass er sich in Sicherheit fühlen kann, dass die Gruppe ihn auch dann gut behandeln wird, wenn er sich traut, schambesetzte Themen zu besprechen. Abhängig von der allgemeinen Symptombelastung ist es für viele Patienten bei diesen Vorbedingungen gut möglich, in einer angemessenen Weise an der Gruppentherapie teilzunehmen und davon zu profitieren. Menschen mit einer ausgeprägten Symptombelastung, mit Persönlichkeitsstörungen oder spezifischen Erkrankungen (wie z. B. Substanzabhängigkeit) können größere Schwierigkeiten haben, Vertrauen aufzubauen.

Auf der emotionalen Ebene ist der Gegenspieler von »Vertrauen« »Misstrauen«. Manche Patienten empfinden starkes Misstrauen ihrem Umfeld gegenüber. Besonders ihnen nahestehende Menschen werden in Gefahr sein, die Emotion Misstrauen auszulösen. Patienten mit einer paranoiden Persönlichkeitsstörung haben größte Schwierigkeiten damit, einer Gruppe zu vertrauen.

Vertrauen beinhaltet zudem die Fähigkeit des einzelnen Teilnehmers, einschätzen zu können, wie viel Offenheit die Gruppe aushalten kann, und dementsprechend die Selbstöffnung zu dosieren. Diese Fähigkeit hilft, Selbstöffnung und Vertrauen optimal in der Gruppentherapie aufeinander abzustimmen.

Es kann auch sein, dass einzelne Patienten zu intime Themen mit hoher emotionaler Intensität in die Gruppe einbringen, ohne zu bemerken, dass andere Teilnehmer überfordert werden. In diesem Fall haben wir es mit einer zu geringen Fertigkeit zu tun, das Vertrauen in der Gruppe (Wie viel Offenheit können die anderen Gruppenmitglieder vertragen?) einzuschätzen. Besonders Patientengruppen, die unter einer ausgeprägten Impulsivität leiden, können in solche Situationen geraten. Da wird berichtet, ohne zu registrieren, dass die übrigen Teilnehmer eine starre Körperhaltung einnehmen, auf ihren Stühlen hin und her rutschen, Tränen in den Augen haben oder sich abwenden. Zu Vertrauen in der Gruppe gehört grundsätzlich auch die Fertigkeit einzuschätzen, was den anderen zugemutet werden kann.

Kohäsion erfordert eine Reihe von sozial-kognitiven Fertigkeiten. Besonders wichtig ist es, die von anderen geäußerten Gedanken, Emotionen, Bedürfnisse und gezeigten Verhaltensweisen genau zu beobachten. Aufmerksamkeit und Augenkontakt sind spezifische Instrumente dazu. Empathie bedeutet, aufgrund dieser Informationen gut angepasste Hypothesen zu den mentalen Zuständen anderer bilden zu können. Kohäsion ist auf soziale Zugehörigkeit ausgerichtet. Menschen, die als Jäger und Sammler leben, können zwar den Verlust ihrer Eltern überleben, nicht aber den Verlust ihrer Gruppe. Entscheidend hierfür ist es, zwischen Personen, die der Gruppe zugehören und fremden Personen unterscheiden zu können. Bereits Kinder im zweiten Lebensjahr sind hierzu gut in der Lage.

Zudem ist es wichtig, sich innerhalb dieser Gruppe freundlich zu verhalten, um als dazugehöriges Mitglied akzeptiert zu werden.

Akzeptanz erfordert die gleichen Wahrnehmungsfertigkeiten wie die Kohäsion und eine genaue Diskrimination zwischen eigenen und fremden Merkmalen und Verhaltensweisen. Zentral für die Akzeptanz ist die Bildung wohlwollender Hypothesen über die Motivation des Verhaltens anderer Mitglieder der Gruppe, der die Person zugehört. Solange die eigenen Interessen nicht tatsächlich ernsthaft bedroht sind, ist es adaptiver, das eigene aggressive Verhalten zurückzustellen.

Auch eine *kooperative Arbeitshaltung* ist verbunden mit sozial-kognitiven Fertigkeiten. Voraussetzung hierfür ist, die Bedürfnisse, Werte und Ziele anderer Gruppenmitglieder wahrzunehmen und die Regeln sowie die Aufgabenverteilung in der Gruppe zu erfassen. Für Menschen, bei denen diese Fertigkeit eingeschränkt ist, genügt die Bereitschaft, vorgegebenen angemessenen Erwartungen zu folgen. Die Falle für den Therapeuten ist, zu erwarten, dass ein bestimmter Patient, doch »wissen müsste«, was von ihm erwartet wird. In Wirklichkeit ist es die Aufgabe des Therapeuten, klar seine Erwartungen zu formulieren und den Patienten dabei anzuleiten, wie er sich verhalten muss, um gut mitzuarbeiten.

Für die Arbeitsfähigkeit von manualisierten, störungsspezifischen Gruppen ist die Implementierung von kooperativer Arbeitshaltung, Akzeptanz und Zusammengehörigkeitsgefühl erforderlich. Für die transdiagnostischen Gruppen, in denen sich Patienten mit eigenen Themen exponieren, ist die Implementierung von Vertrauen und Offenheit darüber hinaus unbedingt erforderlich.

Die instrumentellen Gruppenbedingungen müssen etabliert werden, wenn die Teilnehmer der Gruppe zum ersten Mal zusammenkommen, sich folglich nicht kennen und nicht wissen, wie sie miteinander umgehen sollen, damit sie gemeinsame Ziele erreichen können. Die meisten Therapeuten bemühen sich an dieser Stelle auch darum, die instrumentellen Gruppenbedingungen zu etablieren. Sie planen Zeit ein, um den Teilnehmern der Gruppe Gelegenheit zu geben, sich kennenzulernen und Regeln für die Zusammenarbeit festzulegen.

Wiederherstellen der instrumentellen Gruppenbedingungen

In einer transdiagnostischen Gruppe einer psychosomatischen Fachklinik sind in den letzten Gruppensitzungen deutlich wahrnehmbare Schwierigkeiten aufgetreten, die sich darin zeigten, dass es in der Gruppe nur noch zögerlich die Bereitschaft gab, ein vorher in der Eröffnungsrunde genanntes Thema zu bearbeiten. Die Leiterin, Frau Dr. Kiss, entschied sich, in der nächsten Sitzung die instrumentellen Gruppenbedingungen neu zu etablieren.

Die Gruppenmitglieder nehmen seit mehreren Sitzungen an der Gruppe teil, sie kennen sich untereinander also ausreichend. Zu den Teilnehmern zählen:

Frau Audra Kazlauskas, eine 45-jährige alleine lebende Sekretärin, die an Depression, somatoformer Schmerzstörung, Adipositas und dependenter Persönlichkeitsstörung leidet.

Frau Lena Jansen ist 29 Jahre alt, verheiratet, hatte keine abgeschlossene Ausbildung, leidet an Depression, Anorexia nervosa und vermeidender Persönlichkeitsstörung.

Frau Julia Peters, die 26-jährige, in einer festen Partnerschaft lebende Studentin, leidet an Bulimia nervosa und Borderline-Persönlichkeitsstörung.

Herr Daniel Weiß, ein 32-jähriger getrennt lebender Kfz-Mechaniker, der an Depression, somatoformer Störung und Substanzmissbrauch (Alkohol) leidet.

Herr Alexander Jung, 48 Jahre, verheiratetet, seit Kurzem berentet. Der frühere leitende Angestellte leidet an einer chronischen Depression, Tinnitus und narzisstischer Persönlichkeitsstörung.

Therapiesitzung

Dr. Kiss: Guten Morgen, ich begrüße Sie alle ganz herzlich zu unserer heutigen Therapiesitzung. Ich würde gerne die heutige Sitzung anders beginnen als üblich, das heißt, nicht mit einer Eröffnungsrunde. Ich würde stattdessen gerne meine Beobachtungen aus den letzten Therapiesitzungen mit Ihnen teilen und Sie fragen, ob Sie meinen Beobachtungen zustimmen. Ich habe in den letzten Therapiesitzungen beobachtet, dass es schwieriger geworden ist, in der Protagonistenrolle ein Thema zu bearbeiten. Sie wirkten schweigsam und zurückhaltend. Es war anders als in den Sitzungen vorher. Ich würde gerne zuerst überprüfen, ob Sie meinen Eindruck teilen. *Sieht in die Runde, mehrere Patienten nicken.* Ich sehe einige von Ihnen nicken, teilen Sie meine Beobachtung? *Einige nicken erneut.* Wie ist es mit den anderen? Herr Jung, Frau Kaslauskas, teilen Sie auch meine Beobachtung?

Frau Kaslauskas und Herr Jung nicken, die Therapeutin fragt daraufhin alle Patienten nach ihrer Einschätzung und fasst das Ergebnis zusammen.

Dr. Kiss: Frau Kaslauskas, Herr Jung, Sie teilen meine Beobachtung? Frau Peters, Sie haben das auch so wahrgenommen?

Frau Peters: Ich bin mir nicht ganz sicher, vielleicht haben Sie recht.

Dr. Kiss: Wie ist ihr Eindruck, Herr Weiß?

Herr Weiß: Ich finde, es ist wie immer!

Dr. Kiss: Frau Jansen, Sie haben auch genickt, als ich gefragt habe, ob Sie den Eindruck haben, dass sich etwas in unserer Gruppe verändert hat.

Frau Jansen: Ja, das habe ich!

Dr. Kiss: Frau Peters, Sie waren sich unsicher, ob sie meine Beobachtungen teilen, und sie Herr Weiß, konnten keine Veränderungen merken. Sind Sie damit einverstanden, wenn wir heute über die Situation in der Gruppe sprechen, auch wenn Sie nicht die gleiche Beobachtung gemacht haben?

Frau Peters: Ja, das bin ich!

Herr Weiß: Ich bin das auch.

Dr. Kiss: Danke, dann möchte ich Sie bitten, mir aus Ihrer Sicht zu beschreiben, was die Zusammenarbeit im Moment schwer macht. Ich sammle erst mal die Informationen. *Sieht Frau Kaslauskas an, die rechts von ihr sitzt.*

Frau Kaslauskas: Na ja, irgendwie war die Stimmung in den letzten Sitzungen nicht so richtig gut. Ich hatte Schmerzen und konnte mich auf nichts anderes konzentrieren.

Dr. Kiss: Herr Jung, was sagen Sie?

Herr Jung: Ich glaube, ich bin in dieser Klinik nicht richtig. Die Ärzte hier verstehen nichts von Tinnitus und die ganzen jungen Leute hier, die haben doch nicht das erlebt, was ich erlebt habe. Sie sind doch auch noch zu jung, um wirklich etwas erlebt zu haben.

Dr. Kiss: Herr Weiß, was sagen Sie?

Herr Weiß: Ich habe mich so etwas zurückgezogen, weil mir das alles zu blöd ist. Meine Schmerzen sind bisher auch nicht wirklich besser geworden.

Dr. Kiss: Frau Jansen, was sagen Sie?

Frau Jansen: Bei mir kreist zurzeit wieder alles um das Essen. Auf etwas anderes kann ich mich kaum konzentrieren.

Dr. Kiss: Frau Peters, was sagen Sie?

Frau Peters: Ich glaube, was uns die Stimmung verdirbt, ist das viele Gerede außerhalb der Gruppe.

Herr Jung *unterbricht*: Hier hält sich einfach niemand an irgendwelche Regeln. Frau Jansen isst bei den Mahlzeiten fast nichts, hat aber Essensvorräte auf dem Zimmer und schiebt dann auf dem Zimmer Essanfälle. Frau Peters verletzt sich, meldet das aber nicht. Herr Weiß trinkt heimlich am Wochenende, aber niemand merkt das. Mir raubt das völlig die Hoffnung, dass sich hier bei mir etwas ändern könnte.

Frau Peters: Und Du und Audra, ihr sitzt den ganzen Tag vor der Klinik auf der Bank, raucht und lästert über den Rest der Gruppe, und zwar so laut, dass jeder es hören kann.

Dr. Kiss: Das ist ja wirklich eine riesige Menge von Problemen! Angesichts dessen, dass Sie alle wegen einer psychischen Störung hier sind, ist es logisch, dass Sie Schwierigkeiten haben, die Spielregeln der Klinik einzuhalten, und ich kann jetzt viel besser verstehen, warum es so schwierig geworden ist, die Gruppentherapie zu nutzen. Ich möchte gerne mit Ihnen darüber sprechen, wie wir die Situation wieder verbessern könnten. Was müsste passieren, damit Zusammenarbeit wieder möglich wird? *Sieht Frau Peters an.*

Frau Peters: Ja ich weiß, dass ich Selbstverletzungen melden sollte. Ich verletze mich ja nicht mehr so, dass man das nähen müsste. Mir war gar nicht bewusst, dass sich andere beeinträchtigt fühlen, wenn ich Selbstverletzungen nicht melde.

Dr. Kiss: Das scheint Sie zu überraschen, dass andere aus der Gruppe so viel Wert darauf legen, dass Sie die Vereinbarungen einhalten, um damit Ihre Aussichten auf ein positives Therapieergebnis besser zu nutzen. Wie ist das für Sie, das jetzt zu hören?

Frau Peters: Das erstaunt mich! Ich kenne das nicht so, dass andere auf mich schauen! Ok, ich verpflichte mich dazu, Selbstverletzungen in Zukunft zu melden, aber ihr müsst euch auch mehr bemühen!

Dr. Kiss: Sehr gut, Frau Peters, da sehe ich Ihre Kooperationsbereitschaft. Vielen Dank! *Wendet sich an Frau Jansen.*

Dr. Kiss: Frau Jansen, ist es zutreffend, dass Sie große Vorräte auf dem Zimmer haben?

Frau Jansen: Na ja, ich habe eben eine Essstörung.

Dr. Kiss: Ja, das ist richtig, und ich weiß, dass es schwer ist, damit von einem Tag auf den anderen aufzuhören. Die Klinikregel mit dem Verbot von Vorräten auf dem Zimmer ist dazu da, dass Sie eine Umgebung haben, die regelmäßiges, gesundes Essen begünstigt. Was würden Sie sich von der Gruppe wünschen, um die Regeln besser einhalten zu können?

Frau Jansen: Es ist schwer für mich, ich brauche dazu Unterstützung.

Dr. Kiss: Wir können gerne in der Gruppe über Unterstützungsmöglichkeiten reden. Zuerst aber brauche ich eine Selbstverpflichtung von Ihnen, dass Sie im Rahmen Ihrer Möglichkeiten Ihr Bestes geben, um die Regeln der Klinik einzuhalten.

Frau Jansen: Ok, ich halte mich in Zukunft an die Regeln und deponiere keine Lebensmittel mehr in meinem Zimmer oder auf dem Klinikgelände!

Dr. Kiss: Das ist sehr gut, Frau Jansen! Ich bin mir darüber im Klaren, dass Sie damit eine große Selbstverpflichtung eingegangen sind, und finde es sehr gut, dass Sie sich darin üben werden, die Regeln einzuhalten.

Therapeutin wendet sich an Frau Kaslauskas.

Dr. Kiss: Frau Kaslauskas, ist es zutreffend, dass Sie laut über andere Patienten lästern?

Frau Kaslauskas: Es ist mir jetzt total peinlich, dass andere das gehört haben.

Dr. Kiss: Ich verstehe, dass dieses Thema jetzt Scham auslöst. Erinnern Sie sich noch, was wir in der Gruppe in Bezug auf Gespräche außerhalb der Gruppe vereinbart haben?

Frau Kaslauskas: Wir haben vereinbart, dass Informationen aus der Gruppe nicht hinausgetragen werden, und ich muss zugeben, wir haben auch ausgemacht, dass wir über die anderen nicht lästern. Es tut mir auch sehr leid, ich habe mich mal so geärgert und dann habe ich mir Luft gemacht!

Dr. Kiss: Können Sie sich gegenüber der Gruppe verpflichten, diese Regeln zukünftig einzuhalten?

Frau Kaslauskas: Ich möchte allen sagen, dass es mir leidtut. Es ist mir so peinlich. Ich werde nicht mehr lästern. Ich werde versuchen, in der Gruppe zu sagen, was mir nicht gefällt oder mich ärgert. Ich will mich halt immer so harmonisch verhalten und dann schaffe ich es doch nicht. Ich werde mich anstrengen zu sagen, was los ist, und mich nicht hinterher aufregen. Vielleicht kann ich das hier mit den anderen auch lernen.

Dr. Kiss: Danke, Frau Kaslauskas, ich habe den Eindruck, Sie meinen es sehr ernst, und ich bin sicher, dass Sie in der Gruppe auch unterstützt werden, zu sagen, was Ihnen nicht gefällt.

Therapeutin wendet sich an Herrn Jung.
Dr. Kiss: Herr Jung, an Sie muss ich die gleiche Frage richten. Ist es zutreffend, dass Sie laut über andere Patienten lästern?
Herr Jung: Mir ist das auch peinlich. Bis vor einigen Sitzungen war unsere Zusammenarbeit hier ja viel besser. Ich hatte sogar ein bisschen Hoffnung, dass mir die Gruppe hilft. Aber dann habe ich mich so darüber aufgeregt, dass sich hier niemand an Regeln hält. Da habe ich gedacht, jetzt ist es auch egal. Ich habe keine Lust, als Einziger so blöd zu sein und Regeln einzuhalten.
Dr. Kiss: Das kann ich verstehen, wenn es sich durchsetzt, dass die Regeln der Zusammenarbeit nicht eingehalten werden, dann will es am Ende niemand mehr tun! Aus meiner Sicht ist es wichtig, dass jeder Einzelne darauf achtet, selbst die abgesprochenen Regeln einzuhalten, damit wir ein positives Beispiel haben, das unsere Zusammenarbeit ermöglicht. Sind Sie denn bereit, sich gegenüber der Gruppe zu verpflichten, das in Zukunft zu tun?
Herr Jung: Es fällt mir schwer, da in Vorleistung zu gehen, aber Sie haben schon recht. Ich verpflichte mich, die Regeln einzuhalten.
Dr. Kiss: Ich höre, dass Sie sich bereit erklärt haben, die Gruppenregeln einzuhalten, ich höre auch, dass Sie noch Bedenken haben, die anderen würden das vielleicht nicht tun. Ist das so?
Herr Jung: Da haben Sie recht. Ich bin noch skeptisch.
Dr. Kiss: Herr Jung, es ist gut, wenn Sie das sagen. Es ist wichtig für eine gute Zusammenarbeit, dass Bedenken auch formuliert werden. Natürlich kann niemand für den anderen die Verantwortung übernehmen, sondern nur für das eigene Verhalten, dennoch glaube ich daran, dass wir als Gruppe mit gegenseitiger Unterstützung in der Lage sind, eine gut funktionierende Therapiegruppe zu werden. Das ist eine notwendige Voraussetzung, um in der Behandlung erfolgreich zu sein. Jeder ist aufgefordert, für das eigene Verhalten die Verantwortung zu übernehmen.
Therapeutin wendet sich an Herrn Weiß.
Dr. Kiss: Herr Weiß, ist es zutreffend, dass Sie am Wochenende Alkohol getrunken haben?
Herr Weiß: Zuhause standen noch Flaschen mit Korn herum. Dann lag ein Brief vom Anwalt meiner Exfrau im Briefkasten. Da habe ich gedacht, jetzt ist es sowieso egal. Am Sonntagabend war ich schon praktisch wieder nüchtern. Ich habe gar nicht erwartet, dass meine Mitpatienten das so aufregt.
Dr. Kiss: Danke, dass Sie so ehrlich sind. Sie wissen, dass die Konsequenz ist, dass Sie die nächsten sieben Tage keinen Ausgang haben.
Herr Weiß: Ja, das ist mir klar. Und ich habe mich auch dazu entschieden, diese Konsequenz ernst zu nehmen. Und ich bin ehrlich gesagt sehr froh, dass Sie das Thema mit unserer Gruppe angesprochen haben. Ich habe mich schlecht gefühlt, weil ich gesoffen hatte. Ich will raus aus dieser Heimlichkeit! Ich danke auch Dir Alexander, dass Du mich quasi »verpetzt« hast. Ich habe echt mit mir gerungen, ob ich es in der Gruppe sage oder nicht, oder wenn ja, dann wie.

Therapeutin wendet sich an die Gruppe.
Dr. Kiss: Wenn ich das alles höre, dann ist es logisch, dass wir in den letzten Sitzungen als Gruppe nicht arbeitsfähig waren. Jetzt möchte ich mit Ihnen darüber sprechen, was passieren muss, damit wir als Gruppe wieder arbeitsfähig werden und uns wieder den Anliegen zuwenden können, die jeder von Ihnen hat. Was mich sehr optimistisch stimmt, dass wir es wieder schaffen werden, gut miteinander zu arbeiten, ist die Tatsache, dass Sie in der heutigen Sitzung alle ehrlich waren und sich verpflichtet haben, die notwendigen Absprachen für eine Zusammenarbeit einzuhalten. Sie haben über diesen Weg bereits wieder große Schritte in die erwünschte Richtung getan. Was brauchen Sie noch, dass wir hier gut zusammenarbeiten können? Ich würde mir wünschen, dass jeder von Ihnen dazu etwas sagt.
Therapeutin nimmt Blickkontakt zu allen Gruppenmitgliedern auf.
Frau Peters: Wir sind eine Gruppe mit sehr unterschiedlichen Teilnehmern. Das ist anders als in meiner letzten Behandlung, in der alle wie ich eine Borderline-Störung hatten. Ich vermute gerade bei Herrn Jung und Frau Kaslauskas, dass sie es schwer haben, meine Lebensweise zu akzeptieren. Andererseits hatten wir ja zusammen schon sehr gelungene Gruppensitzungen, und einige Beiträge von Herrn Jung haben mich sehr zum Nachdenken angeregt. Mir ist Ehrlichkeit wichtig. Das heißt besonders, dass man nicht außerhalb der Gruppe anderes redet als in der Gruppe. Ich möchte auch nicht, dass Sachen nach draußen getragen werden.
Dr. Kiss: Danke, Frau Peters, das sind wichtige Punkte, die Sie ansprechen. Besonders gut gefällt mir, dass Sie sagen, dass Sie von den anderen gelernt haben. Das spricht sehr dafür, dass wir als Gruppe erfolgreich sein können. Ich stimme mit Ihnen auch da überein, dass besprochene Inhalte im Raum bleiben müssen. Sehen es die anderen auch so?
Die Gruppe stimmt zu.
Herr Jung: Ich habe ja viele berufliche Erfolge, aber auch große Enttäuschungen erlebt. Mir ist es wichtig, dass jeder mitarbeitet. Nicht weil ich andere bevormunden möchte, sondern weil ich das brauche, um Hoffnung zu haben. Die Situation, dass alle gegen Regeln verstoßen haben, hat mich ganz mutlos gemacht.
Dr. Kiss: Herr Jung, hat sich jetzt daran etwas geändert?
Herr Jung: Ja, ich bin etwas hoffnungsvoller, dass wir es gemeinsam hinbekommen werden.
Frau Jansen: Ich bin ja hier die Einzige mit Anorexia nervosa und habe Angst, dass man mich wegen meines Essverhaltens ablehnt. Ich wäre mir gerne sicher, dass die anderen mich akzeptieren. Was gar nicht geht, ist, dass außerhalb der Gruppe geredet wird.
Dr. Kiss: Frau Jansen, Sie sagten schon vorhin, dass Sie sich von den anderen Unterstützung wünschen. Könnten Sie mehr dazu sagen?
Frau Jansen: Als Essgestörte ist es schwer, zu essen oder mit Nahrungsmitteln zu tun zu haben. Es ist schwer, es den anderen zu erklären, was in einem passiert und wie das ist, nicht essen zu können oder zu dürfen und immer an Essen denken zu müssen, Nahrungsmittel zu horten, sie haben wollen, aber nicht essen können.

Ich würde mir wünschen, es erklären zu können, da würde ich vielleicht über mich auch einiges lernen, aber ich weiß nicht wie, und ich weiß nicht, ob es die anderen interessiert.

Herr Jung: Mich interessiert es sehr.

Frau Kaslauskas: Mich auch.

Dr. Kiss: Frau Jansen, vielleicht kann ich Sie dabei unterstützen, besser zu erklären, was mit Ihnen passiert.

Frau Jansen: Ja, das können Sie bestimmt. Ich weiß, dass ich mich dazu trauen muss, mein Thema in die Gruppe einzubringen und mich und meine Scham überwinden muss. Ich glaube, die heutige Sitzung hat mir schon etwas dabei geholfen. In den letzten Sitzungen wäre das undenkbar gewesen, aber jetzt würde ich es wagen.

Herr Weiß: Mir war das in den letzten Tagen zu hektisch. Ich brauche eine ruhige Atmosphäre in der Gruppe, um gut zuhören zu können und auch selber etwas zu sagen. Ich würde vorschlagen, dass wir außerhalb der Gruppensitzung nicht auch noch weiter über unsere Beschwerden reden.

Dr. Kiss: Das ist ein guter Vorschlag, Herr Weiß! Die Therapie sollte hier sein, mit meiner Unterstützung. Was meinen die anderen dazu?

Frau Peters: Ich möchte schon auch mal mit den anderen Frauen über Themen sprechen, die nur uns Frauen was angehen, aber ich sehe den Punkt, dass wir hier Therapie machen und nicht außerhalb. Ich würde mich dem Wunsch von Detlev anschließen.

Herr Jung: Ich sehe das genau so.

Frau Kaslauskas: Ich weiß, ich habe mich jetzt selber nicht an eine wichtige Regel gehalten. Aber dass alle die vereinbarten Regeln einhalten, ist mir wichtig. Ich fühle mich schnell abgelehnt, und wenn hier Chaos herrscht, dann verunsichert mich das total.

Dr. Kiss: Frau Kaslauskas, gibt es noch was, was sie sich von der Gruppe wünschen, damit die Zusammenarbeit wieder besser wird?

Frau Kaslauskas: Ich finde die Gruppe eigentlich ganz nett. Irgendwie meinen wir es auch gut miteinander. Ich habe hier auch nicht so eine große Sorge abgelehnt zu werden, aber ich wünsche mir, dass wir uns bemühen, immer offen zu sein, auch wenn es Themen sind, die wir nicht gleich nachvollziehen können.

Dr. Kiss: Das würde ich unterstützen. Wir sind tatsächlich eine Gruppe, in der Menschen mit sehr verschiedenen Lebensgeschichten und unterschiedlichen Lebenssituationen und Problemen zusammenkommen. Das kann eine Schwierigkeit sein, aber es kann auch eine große Bereicherung für jeden Einzelnen sein. Gibt es noch weitere Wünsche an die Zusammenarbeit?

Die Therapeutin gibt ausreichend Zeit, damit die Gruppenmitglieder überlegen können, ob sie noch weitere Wünsche haben.

Dr. Kiss: Es scheint so zu sein, dass wir zunächst alles Wichtige besprochen haben. Ich danke Ihnen für die gute Mitarbeit heute. Mein Eindruck ist, dass wir einen wichtigen gemeinsamen Schritt gemacht haben. Es scheint mir, als wäre die Zusammenarbeit schon jetzt besser als in der letzten Sitzung. Ich möchte folgenden Vorschlag machen: Wir haben einige grundsätzliche Veränderungen besprochen, jeder von Ihnen hat sich verpflichtet, die Gruppenregeln einzuhal-

ten. Sie sind sogar einen Schritt weitergegangen und haben Absprachen darüber getroffen, welche Wünsche jeder von Ihnen an die Gruppe hat, um die Zusammenarbeit zu verbessern. Ich möchte jetzt, dass wir das Vereinbarte bewusst umsetzen und in einer Woche überprüfen, wie erfolgreich wir waren. Ich werde Sie dann noch einmal fragen, wie es Ihnen in der Gruppe geht und wie zufrieden Sie mit der Zusammenarbeit sind. Dann entscheiden wir gemeinsam, ob es noch mehr zu verändern gibt oder nicht. Sind Sie damit einverstanden?
Therapeutin sieht jeden Teilnehmer der Gruppe an und überprüft, ob die Zustimmung gegeben wird.
Dr. Kiss: Sie haben dem Vorschlag alle zugestimmt. Dann möchte ich unsere heutige Sitzung beenden. In der kommenden Sitzung arbeiten wir wie gewohnt an einem von Ihnen eingebrachten Thema. Jetzt würde ich wie immer mit einer Abschlussrunde schließen. Was war das Wichtigste für Sie heute?
Frau Kaslauskas: Ich habe gelernt, dass es wichtig ist, über unangenehme Sachen zu sprechen und nach Veränderungen zu suchen.
Frau Jansen: Ich habe heute eine unangenehme Situation nicht vermeiden können und das fühlt sich jetzt erstaunlich gut an.
Frau Peters: Dass ich ehrlich war.
Herr Weiß: Dass ich das Trinken zugegeben habe und jetzt eine Woche Ausgangseinschränkung habe, und dass es so in Ordnung ist.
Herr Jung: Ich habe etwas Hoffnung wiedergefunden und ich werde in die nächste Sitzung kommen!
Dr. Kiss: Ich wünsche Ihnen noch einen angenehmen Tag. Wir sehen uns in zwei Tagen zur nächsten Sitzung wieder.

2.1.2 Gruppenregeln

Explizite Regeln

Um die Funktionsfähigkeit einer Gruppe zu erhalten, sind *explizite Gruppenregeln* erforderlich. Explizite Gruppenregeln sind für alle Teilnehmer der Gruppe deutlich formuliert, bekannt und bindend. Daneben kann es implizite Gruppenregeln geben. Diese sind nicht ausdrücklich als bindende Gruppenregeln formuliert, haben aber häufig einen prägenden Charakter für den Ablauf der Zusammenarbeit in der Gruppe. Grundsätzlich müssen Gruppenregeln darauf ausgerichtet sein, dass sie die instrumentellen Gruppenbedingungen in der Gruppe erhalten. Genau genommen ist jede explizit formulierte Gruppenregel mit dem Erhalt eines konkreten Faktors der instrumentellen Gruppenbedingungen verknüpft. Implizite Gruppenregeln sind dagegen unterschwellig in der Gruppe vorhanden und werden von daher nicht auf den ersten Blick mit einem bestimmten Faktor der instrumentellen Gruppenbedingungen in Verbindung gebracht werden. Sie beeinflussen die instrumentellen Gruppenbedingungen dennoch genau so stark wie die expliziten Regeln. Aus diesem Grund sollten Gruppentherapeuten ihre Aufmerksamkeit auch auf die impliziten Regeln einer Gruppe lenken.

Gruppenregeln müssen grundsätzlich individuell auf die Gruppe zugeschnitten sein. Gruppen, deren Teilnehmer zu externalisierendem Verhalten neigen, brauchen Gruppenregeln, die den Ablauf in der Gruppe verlangsamen, strukturieren und ordnen. Gruppen, deren Teilnehmer zu internalisierendem Verhalten neigen, brauchen Regeln, die Emotionen validieren und »erlauben«, Mut zu Exposition fördern und Angst und Scham reduzieren.

Das Einhalten der Schweigepflicht zu regeln ist für den Ablauf jeder Gruppentherapie erforderlich. Die explizite Regel kann lauten: »Inhalte, die in der Gruppe besprochen wurden, bleiben in der Gruppe.« Es ist die Aufgabe des Therapeuten, sicherzustellen, dass jeder Teilnehmer der Gruppe diese Regel genau verstanden hat und auch genügend Kenntnisse über Situationen, in denen die Regelverletzung leicht entstehen kann. Beispielsweise sind in der stationären Behandlung Patienten häufig in Doppelzimmern untergebracht. Wenn zwei Patienten, die sich ein Zimmer teilen, gleichzeitig in verschiedenen Gruppen behandelt werden, können auch unabsichtlich Regelverletzungen entstehen, wenn abends mit dem Zimmernachbarn Inhalte des Tages ausgetauscht werden, die emotional berührend waren. Da die Gruppentherapie immer mit emotionaler Aktivierung verbunden ist, steigt die Wahrscheinlichkeit, dass die Inhalte der Gruppensitzung ein Thema werden. Da die Mitpatienten bekannt sind, ist es in diesem Fall nicht unbedingt notwendig, die Namen der anderen Gruppenteilnehmer zu nennen, auch über das Wiedererkennen von Merkmalen kann der Zuhörer einzelne Personen identifizieren. Weitere Situationen sind Gespräche mit Freunden oder Angehörigen innerhalb oder außerhalb der Klinik, in denen Inhalte berichtet werden, die der Patient in der Therapie erlebt hat. Neben dem Hinweis auf Situationen, in denen eine Schweigepflichtvereinbarung besonders leicht verletzt werden kann, ist es auch wichtig, Patienten darüber zu informieren, wo sie ihre emotionale Betroffenheit angemessen reduzieren können. Besonders in Gruppen, in denen intensiv gearbeitet wird, entstehen mitfühlende Emotionen gegenüber Mitpatienten. Diese Emotionen können sehr intensiv werden und dazu führen, dass die Teilnehmer der Gruppe unterstützende Gespräche für die Emotionsbewältigung brauchen. Diese Gespräche sollten idealerweise vom Behandlungsteam geleistet werden oder die Themen sollten in der nachfolgenden Gruppensitzung angesprochen werden.

Die Gruppenregel »Einhaltung der Schweigepflicht außerhalb der Gruppe« ist für die Funktionsfähigkeit der Gruppe sehr bedeutend. Gleichzeitig sollten die Therapeuten darauf achten, dass eine Regelverletzung nicht mit dem Ausschluss des Patienten verbunden wird, dem dies aufgrund von Unachtsamkeit passiert ist. Je nachdrücklicher die Regel »Einhalten der Schweigepflicht außerhalb der Gruppe« für die Zusammenarbeit der Gruppe formuliert wird, umso stärker werden die instrumentellen Gruppenbedingungen bei einer Regelverletzung zusammenbrechen. Die Therapeuten sollten Rahmenbedingungen schaffen, in denen es dem Gruppenteilnehmer, der unabsichtlich die Regelverletzung begangen hat, möglich ist, die Situation in der Gruppe persönlich zu berichten. Damit wird die Re-Etablierung der instrumentellen Gruppenbedingungen erleichtert.

Für den Therapeuten gilt gegenüber dem Behandlungsteam die Regel »Einhalten der Schweigepflicht außerhalb der Gruppe« nicht. Gelegentlich fragen Gruppenmitglieder ihre Therapeuten, ob diese Regel auch für sie gilt. Es ist dann wichtig, den Patienten zu erklären, dass für die Sicherstellung der Behandlung der Informationsaustausch im therapeutischen Behandlungsteam notwendig, zum Teil sogar rechtlich zwingend ist. Der Therapeut kann aus verschiedenen Gründen ausfallen, die Behandlung muss aber in gewohnter Weise fortgeführt werden. Außerhalb des Behandlungsteams gilt die Regel selbstverständlich auch für den Therapeuten.

Mit der Regel »Einhalten der Schweigepflicht außerhalb der Gruppe« wird der Faktor »Vertrauen« in der Gruppe gesichert. Natürlich ist es für alle Gruppenteilnehmer wichtig, dass sie persönlich die Entscheidung treffen, wer, wann, welche Information erhalten darf, und sicher sein können, dass außerhalb der Gruppe die von ihnen eingebrachten Themen nicht weitergegeben werden. Die Regel hilft auch Patienten, die misstrauisch sind, ob ihre Mitpatienten Informationen weitergeben oder diese gegen sie nutzen könnten. Wichtig ist zu beachten, dass Patienten, die Angst und Scham empfinden und aus diesem Grund an der Selbstöffnung gegenüber der Gruppe behindert sind, durch die Regel nur eingeschränkt in ihrer Bereitschaft zur Selbstöffnung gefördert werden. Solche Patienten benötigen eine Gruppenregel, die ihnen hilft, Angst und Schamgefühle zu überwinden.

Regeln, die den Faktor Offenheit in der Gruppe fördern, sind darauf ausgerichtet, Angst und Schamgefühle bei den einzelnen Gruppenmitgliedern zu reduzieren. Beispiele für solche Regel sind: »Gefühle sind erlaubt«, »Mitglieder der Gruppe werden nicht ausgelacht oder abgewertet, wenn sie etwas über sich berichten«, »Gruppenmitglieder werden ernst genommen mit dem, was sie berichten«, »Fehler machen und Schwächen zeigen ist in der Gruppe erlaubt«, »Jeder bestimmt selber, wann er eigene Themen in der Gruppe bearbeitet« oder »Wenn jemand eigene Grenzen kommuniziert, dann wird das in der Gruppe akzeptiert, und er wird nicht dazu gezwungen etwas zu tun, was er nicht möchte«, »Rückmeldungen von der Gruppe erfolgen nur, wenn diese vom Teilnehmer erwünscht sind oder eingefordert wurden«.

Die Regel »Jeder bemüht sich im Rahmen seiner Möglichkeiten, das Beste zu geben« ist besonders für Gruppen wichtig, in denen Patienten behandelt werden, die ein sehr unterschiedliches Funktionsniveau haben oder ein breites Spektrum zwischen internalisierendem und externalisierendem Verhalten. Diese Regel ist darauf ausgerichtet, die Faktoren Akzeptanz und kooperative Arbeitshaltung in der Gruppe zu stärken. Die Erwartung, dass jeder Teilnehmer im gleichen Maße das Gleiche in der Gruppe leistet, ist nicht realistisch. Eine funktionsfähige Gruppe muss alle Teilnehmer einschließen können, unabhängig von ihrem Leistungsniveau. Diese Regel gibt auch dem Therapeuten die Möglichkeit, auf die unterschiedlichen Fertigkeiten der Gruppenteilnehmer eingehen zu können und dennoch alle gleich zu behandeln. Ebenfalls hilft diese Regel dabei, dass Patienten, die ängstlicher sind und sich aus diesem Grund weniger beteiligen, nicht als Verweigerer der Therapie abgestempelt werden. Tatsächlich können auch Patienten, die sich weniger aktiv beteiligen, von der Gruppentherapie profitieren, indem sie während der Bearbeitung der Themen durch die Mitpatienten für eigene Probleme Lösungen finden.

2.1 Bedingungen und Regeln der Verhaltenstherapie in Gruppen

Der Faktor der Kohäsion wird von Regeln unterstützt, die gemeinsame Aktivitäten und die allgemeine Zusammengehörigkeit fördern. Dazu gehören alle Aktivitäten, die von allen Teilnehmern der Gruppe ausgeführt werden: »Jedes Gruppenmitglied beteiligt sich an der Eröffnungs- und der Abschlussrunde«, »Symptome, die andere Gruppenmitglieder in eine Notlage bringen könnten, werden nicht öffentlich kommuniziert«. Auf einer Station für Patienten mit Borderline-Persönlichkeitsstörung ist es beispielsweise sinnvoll, die Regel einzuführen, dass über Suizidgedanken oder Selbstverletzungen in der Gruppentherapie nicht allgemein gesprochen wird. Solche Themen werden nur im Rahmen der Einzelarbeit in der Protagonistenrolle bearbeitet. Wichtig sind auch Regeln dazu, wie Mitpatienten in einer Notsituation angemessen unterstützt werden können. Beispiele sind: Ein Gruppenmitglied hat einen Rückfall oder sammelt Instrumente zur Selbstverletzung. Die Regel hierzu kann sein: »Den betroffenen Mitpatienten bitten, sich bei dem Behandlungsteam zu melden, ihn gegebenenfalls zum Team zu begleiten oder ihn zu informieren, dass man das Team um Unterstützung bitten wird.« Regeln dieser Art fördern die Kohäsion. Fehlende Regeln für solche Situationen verunsichern die Gruppe, spalten sie in Kleingruppen oder begünstigen das Entstehen schwieriger Gruppensituationen.

Regeln, die den Umgang der Gruppenmitglieder außerhalb des gruppentherapeutischen Settings regeln, beeinflussen ebenfalls die Kohäsion der Gruppe. Das Zusammengehörigkeitsgefühl innerhalb einer Gruppe führt dazu, dass sich die Teilnehmer auch außerhalb der Gruppe als zu einer Gruppe zugehörig erkennen. Regeln, die den Umgang der Gruppenmitglieder außerhalb des gruppentherapeutischen Settings verbieten, tragen dazu bei, dass Kohäsion reduziert wird. Regeln, die den Kontakt als erwünscht bezeichnen, tragen zum Entstehen von mehr Gruppenzugehörigkeitsgefühl bei. Für Gruppen, in denen mit Hausaufgaben gearbeitet wird, sollte die Regel »Die Teilnehmer der Gruppe führen zwischen den Sitzungen in eigener Regie Übungen durch« als explizite Regel aufgenommen werden. Ein Gruppenmitglied, das vereinbarte Aufgaben nicht durchführt, verstößt dann gegen eine wichtige Regel der Gruppe.

Ganz wesentlich für eine funktionsfähige Gruppe sind Regeln, die darauf ausgerichtet sind, eine kooperative Arbeitshaltung in der Gruppe zu sichern. Beispiele hierfür sind: zu den Terminen pünktlich kommen, Arbeitsmaterialien mitbringen, auf jegliche Störungen (z. B. Handy) verzichten, die Sitzung nicht verlassen, keine Abwertungen, Beleidigungen, Bedrohungen oder Gewalt gegenüber andere ausüben, mit der Aufmerksamkeit bei dem Thema oder bei dem Protagonisten sein, nicht ablenken usw.

Gruppen, deren Teilnehmer zu externalisierendem Verhalten neigen, brauchen Regeln, die eine kooperative Arbeitshaltung sichern, mehr als jene Gruppen, deren Teilnehmer über die Fertigkeit verfügen, angemessene soziale Standards im interpersonellen Bereich einzuhalten. Gruppen, deren Mitglieder diese Standards nicht einhalten können, benötigen hierfür genaue Regelvorgaben, da sie nur auf diesem Weg ein sozial angemessenes Verhalten erlernen können. Für manche Patienten ist das Erlernen eines angemessenen interpersonellen Verhaltens ein zentrales Therapieziel, das ihnen den Weg zu einer weiteren Veränderung erst eröffnet. Therapeuten sollten die Bedeutung dieses Lernprozesses nicht unterschätzen. Gruppen, deren Teilnehmer keine kooperative Arbeitshaltung haben, können auch nicht therapeutisch arbeiten. In ihnen sollten einzelne arbeitswillige Patienten auch nicht dazu motiviert werden, persönliche Themen anzusprechen. Die Wahrscheinlichkeit ist dann zu groß, dass Patienten, die in die Selbstöffnung gehen, von Mitpatienten verletzt oder abgewertet werden.

Implizite Regeln

Neben den expliziten Regeln gibt es auch *implizite Regeln*. Diese sind nicht offen formuliert, steuern dennoch ganz wesentlich die Funktionsfähigkeit der Gruppe. Einige Regeln sind deshalb implizit, weil sie nicht besonders betont werden müssen: Gruppen, deren Teilnehmer sich prosozial und ausreichend kooperativ verhalten, brauchen keine expliziten Regeln, die auf den Erhalt der kooperativen Arbeitshaltung ausgerichtet sind. Das Gleiche gilt für Regeln, die das Zusammengehörigkeitsgefühl und die Akzeptanz in der Gruppe sichern. Regeln, die Offenheit und Vertrauen erhalten, sind dagegen für alle gruppentherapeutischen Settings als explizite Gruppenregeln sinnvoll. Das ergibt sich aus der Tatsache, dass therapeutische Gruppen ein Setting sind, das die meisten Menschen aus anderen Lebenssituationen nicht kennen. Von daher haben sie keine Erfahrungen in Alltagssituationen gemacht, die sie auf die Gruppentherapie übertragen könnten. Vertrauen und Offenheit, wie sie in einer Gruppentherapie unter ursprünglich fremden Menschen entstehen, sind häufig intensiver, als aus Alltagsbegegnungen bekannt. In der Gruppentherapie teilen Patienten mit ihren Mitpatienten persönliche Themen, Erfahrungen und Erlebnisse, die sie noch nie vorher anderen Menschen erzählt haben. Aus diesem Grund brauchen sie Regeln, die diese intensiven Begegnungen im Hinblick auf das Ausmaß von Vertrauen und Offenheit steuern. Die Teilnahme an einer Gruppe oder die Integration von anderen Menschen ist dagegen vielen Patienten aus vorhergehenden Sozialkontakten ausreichend bekannt, sodass sie das angemessene Verhalten auch ohne explizite Regeln zeigen können.

Weitere implizite Regeln können durch Erwartungen oder Lernprozesse im Gruppenprozess entstehen. Es ist wichtig, dass der Therapeut auf derartige Regeln achtet, da sie sich günstig oder ungünstig auf den Verlauf auswirken können. Implizite Regeln können sich auf den Inhalt der Gruppensitzungen beziehen. »Es geht hier um Depression« kann für eine störungsspezifische Depressionsgruppe sinnvoll sein, eine transdiagnostische Gruppe aber unnötig einengen. Implizite Regeln können sich auf den Ablauf der Sitzungen beziehen. Die Regel »Ich gehe erst wieder in die Protagonistenrolle, wenn alle anderen auch eine Gelegenheit dazu erhalten haben« ist für eine transdiagnostische Gruppe mit Teilnehmern mit ähnlichem Funktionsniveau im Ansatz hilfreich. Bei unflexibler Anwendung kann sie jedoch die zeitnahe Bearbeitung emotional dringlicher Themen verhindern. Implizite Regeln können die emotionale Expressivität betreffen. Die implizite Regel »Wenn traurige oder traumatische Ereignisse angesprochen werden, ist es gut, wenn alle ihren Tränen freien Lauf lassen« kann die emotionale Ausdrucksfähigkeit trainieren. Gleichzeitig führt sie aber dazu, dass einzelne Gruppenmitglieder verschreckt werden und die Gruppentherapie eine künstliche, emotional aufgeheizte Atmosphäre bekommt. Implizite Regeln können für ein gemeinsames Vermeidungsverhalten gelten – »wir verpetzen uns nicht gegenseitig«, »wir kritisieren uns nicht« oder »wir loben uns für erfolgreiches Vermeidungsverhalten«, das kann die Gruppenkohäsion stärken, Verhaltensveränderungen aber blockieren.

Ein wichtiger Punkt bezüglich der expliziten und impliziten Regeln besteht darin, dass es keinen Widerspruch zwischen den explizit vorgegebenen Regeln und den tatsächlichen Abläufen, die über implizite Regeln gesteuert werden, geben darf. Wenn es die Regel gibt, dass jeder Teilnehmer der Gruppe »sein Bestes gibt«, dann darf der Therapeut nicht zulassen, dass ein Gruppenmitglied ausgegrenzt wird, weil es ein geringeres Funktionsniveau hat als die anderen Teilnehmer. Er muss auch darauf achten, dass tatsächlich jedes Gruppenmitglied Bemühung zeigt und sich niemand aus der Verantwortung zieht. Ebenso dürfen implizite Regeln, wenn sie die Zusammenarbeit in der Gruppe blockieren, nicht zugelassen werden. Das Erkennen impliziter Regeln in der Gruppe ist eine wichtige Aufgabe des Therapeuten, um die Funktionsfähigkeit der Gruppe zu erhalten.

Das Festlegen von Gruppenregeln ist mit der Etablierung instrumenteller Gruppenbedingungen eng verbunden und dient auch dem Ziel, diese möglichst lange zu erhalten. Die Festlegung erfolgt unterschiedlich, je nach Grad der zu erwartenden Offenheit in der Gruppe. Transdiagnostische Gruppen funktionieren, indem sich die Teilnehmer trauen, ihre eigenen Themen in der Protagonistenrolle zu bearbeiten. Dazu ist ein hohes Maß an Vertrauen und Offenheit in der Gruppe erforderlich. Die instrumentellen Gruppenbedingungen zu etablieren und die Gruppenregeln zu sichern sind wichtige Bausteine für den Erhalt der Funktionsfähigkeit der Gruppen. Aus diesem Grund ist die in diese Aufbauarbeit investierte Zeit gut angelegt. Für das praktische Vorgehen ist es empfehlenswert, eine Therapiesitzung einzuplanen. Der Therapeut fragt jeden Teilnehmer, was er sich von der Gruppe wünscht, um gut mitarbeiten zu können. »Wie soll die Zusammenarbeit miteinander ablaufen, worauf muss geachtet werden, um ausreichend Sicherheit zu haben und alle Themen, die wichtig sind, einbringen zu können?« Der Therapeut validiert die Befürchtungen und verstärkt alle erwünschten Vorschläge der Teilnehmer. Wenn eine Befürchtung formuliert wird, dann unterstützt der Therapeut den Patienten darin, einen Vorschlag zu finden, wie diese Befürchtung ausgeräumt werden kann. »Was wünschen Sie sich von der Gruppe, damit Ihre Befürchtung nicht zutrifft. Wie müssen wir miteinander umgehen, damit das, was Sie befürchten, nicht passiert?« Aus den jeweiligen Antworten werden Regeln für die Gruppe abgeleitet. Alle Teilnehmer werden gefragt, ob sie der Regel zustimmen. Hat jemand Bedenken, dann wird der Vorschlag so lange diskutiert, bis eine einheitliche Formulierung gefunden wurde. Der Therapeut hat dabei die Aufgabe, die Diskussion in eine erwünschte Richtung zu lenken und gegebenenfalls auch notwendige Vorschläge zu geben. Erst wenn alle Teilnehmer ihre Zustimmung gegeben haben, werden die Regeln als Grundlage der Zusammenarbeit festgelegt.

Es ist sinnvoll, diese schriftlich für alle Teilnehmer sichtbar festzuhalten und möglichst im Raum zu platzieren (z. B. an die Wand hängen). Werden neue Teilnehmer in die Gruppe aufgenommen, dann können ihnen die Regeln so leichter deutlich gemacht werden. Bei der Integration von neuen Gruppenmitgliedern bittet der Therapeut die Gruppe, den neuen Teilnehmern zu erklären, wie die Gruppe miteinander arbeitet. Durch das Erklären der Regeln wird das neue Mitglied in die bereits laufende Gruppe integriert. Das erfolgt zum einen über Blickkontakt zwischen den alten Gruppenmitgliedern und den neuen sowie über die damit verbundene Zuwendung zu ihnen. Indem die Teilnehmer der Gruppe die Gruppenregeln wiederholen, üben sie nicht nur immer wieder die vereinbarte Arbeitsweise, sondern erhalten auch die Gelegenheit, sich mit den Regeln zu identifizieren. Durch dieses Vorgehen erübrigt sich die kontinuierliche Erarbeitung von Gruppenregeln, wenn ein neues Gruppenmitglied in die Gruppe kommt.

Bei störungsspezifischen Gruppen ist dieses aufwendige Vorgehen nicht notwendig. Für störungsspezifische, präventive und psychoedukative Gruppen ist es angemessen, wenn der Therapeut die Gruppenregeln den Teilnehmern vorgibt. Das unterschiedliche Vorgehen begründet sich in dem unterschiedliche Maß der erforderlichen Selbstöffnung. Die Gruppenregeln sollen in diesen Gruppen im Wesentlichen die instrumentellen Gruppenbedingungen sichern: kooperative Arbeitshaltung, Kohäsion und Akzeptanz. Bei der Akzeptanz geht es hauptsächlich um die Akzeptanz, dass eine identische Erkrankung sich verschieden präsentieren kann. Eine Depression zum Beispiel ist nicht in allen ihren Merkmalen bei jedem Patienten identisch. Um damit angemessen umgehen zu können, sind Akzeptanz und Kohäsion in der Gruppe erforderlich. Eine Selbstöffnung wird in diesen Gruppen nur eingeschränkt erwartet, da persönliche Inhalte nicht im Mittelpunkt der Therapie stehen. In diesem Zusammenhang ist der Faktor Vertrauen ausreichend gesichert, wenn der Therapeut darauf hinweist, dass die besprochenen Inhalte in der Gruppe bleiben sollen. Er sollte dies allerdings präzisieren. So ist es sehr wohl sinnvoll, die erhaltenen inhaltlichen Informationen auch außerhalb der Gruppe zu diskutieren, allerdings muss die Einschränkung da stattfinden, wo die Information ins Persönliche geht oder ein Mitpatient aufgrund seiner Merkmale erkennbar wird.

2.2 Methoden der verhaltenstherapeutischen Gruppentherapie

2.2.1 Transdiagnostische Gruppentherapie

Für die Durchführung einer transdiagnostischen Gruppe gelten folgende Prinzipien:

- Um den Patienten ein hohes Maß an Sicherheit zu geben, haben die Sitzungen gleichbleibende Abläufe, höchstmögliche Transparenz und ein zielorientiertes, überprüfbares Vorgehen.
- Jede Therapiesitzung gliedert sich in eine Eröffnungsrunde, eine Bearbeitungsphase und eine Abschlussrunde.
- An der Eröffnungs- wie auch an der Abschlussrunde beteiligen sich alle Patienten.
- Die Bearbeitungsphase ist auf den Protagonisten fokussiert.

Eröffnungsrunde

Ziel der Eröffnungsrunde ist es, den Protagonisten zu bestimmen, der in der anschließenden Bearbeitungsphase mit seinem Thema im Mittelpunkt stehen wird. Die Eröffnungsrunde beinhaltet zwei Teile: die Themensammlung und die Themenauswahl. Jeder Patient beteiligt sich an der Eröffnungsrunde. Es ist zeitsparend, wenn es reihum geht. Der Therapeut kann bestimmen, wer beginnt. Er kann zum Beispiel sagen: *Wir beginnen mit der Eröffnungsrunde, in der jede von Ihnen sagen kann, was sie im Moment beschäftigt, und ob sie ihr Thema anschließend vertiefen möchte. Lassen Sie uns rechts starten, Frau Meier fangen Sie bitte an!* Die Dauer der Eröffnungsrunde sollte je nach Gruppengröße fünf bis zehn Minuten nicht überschreiten. Bei längeren Eröffnungsrunden können Patienten, die zuletzt an die Reihe kommen, unruhig werden, ihr Anliegen vergessen oder den Anliegen anderer Gruppenteilnehmer automatisch Priorität einräumen. Die Interventionen der Therapeuten während der Eröffnungsrunde sollten sehr kurz sein und sich ausschließlich darauf richten, ob die Patienten ihr Thema anschließend vertiefen möchten. Zum Beispiel: *Möchten Sie anschließend ihr Thema bearbeiten?; Möchten Sie sich für dieses Thema anschließend mehr Zeit nehmen?; Kann die Gruppe Sie bei diesem Problem heute unterstützen?*

Wenn alle Patienten in der Eröffnungsrunde benannt haben, was sie beschäftigt, welche Themen für sie von Bedeutung sind und ob sie als Protagonist ihr Anliegen bearbeiten möchten, dann wird der Protagonist bestimmt. Realistischerweise können bei einer Sitzungsdauer von 90 Minuten höchstens zwei Themen in einer Therapiesitzung bearbeitet werden. Möchten mehr als zwei Patienten ihr Anliegen in der Sitzung bearbeiten, ist dies als Zeichen einer gut funktionierenden Gruppe zu werten. Themenvielfalt und der Wunsch, die Therapiezeit für sich zu nutzen, sind im Sinne aller Beteiligten. Die Therapeuten sollten solche Situationen nicht fürchten und nicht unter Druck geraten, alle Anliegen bearbeiten zu wollen. Für die Festlegung des Protagonisten wendet sich der Therapeut an die Patienten, die in der Eröffnungsrunde angemeldet haben, dass sie ihr Thema in der Sitzung bearbeiten möchten. Er bittet sie zu entscheiden, in welcher Reihenfolge sie die Themen bearbeiten werden. Betont werden muss an dieser Stelle, dass nur die Patienten an diesem Entscheidungsprozess beteiligt sind, die sich vorher exponiert haben mit dem Wunsch, in der aktuellen Sitzung als Protagonist ihr Anliegen zu bearbeiten. Die weiteren Gruppenmitglieder werden an der Entscheidung nicht beteiligt. Dieses Vorgehen unterscheidet die transdiagnostische Gruppe von der interaktionellen Gruppe, in der alle Gruppenmitglieder an dem Entscheidungsprozess beteiligt werden, völlig unabhängig davon, ob sie ein eigenes Thema bearbeiten wollen oder nicht. Mit der Einschränkung auf die Patienten, die sich gemeldet haben, fördert der Therapeut zum einen die Bereitschaft, in der Protagonistenrolle ein Thema zu bearbeiten. Zum anderen trägt dieses Vorgehen dazu bei, dass die Themenauswahl nicht nach dem Prinzip »Welches Thema ist für die Gruppe von stärkerem Interesse?« ausgewählt wird, sondern nach der stärkeren Dringlichkeit für das einzelne Gruppenmitglied. Beispiel: *Herr Meier, Frau Müller und Herr Jung würden heute gerne ihr Thema mithilfe der Gruppe bearbeiten. Könnten Sie bitte entscheiden, wie wir vorgehen. Wir können höchstens zwei Themen bearbeiten. Bitte sprechen Sie die Reihenfolge ab.* Der Therapeut sieht dabei die genannten Patienten an und übergibt den Handlungsraum an die angesprochenen Personen. Erfahrungsgemäß läuft dieser Entscheidungsprozess ohne Schwierigkeiten ab. Die Gruppenmitglieder achten von sich aus darauf, dass jedes Gruppenmitglied zu seinem Recht kommt. Sie merken sich, wenn jemand in den letzten Sitzungen zurückgetreten ist, um Mitpatienten Raum zu geben. Sie achten darauf, wenn Themen wegen emotionaler Dringlichkeit oder aus zeitlichen Gründen nicht aufgeschoben werden können. Es entsteht ein kurzer Meinungsaustausch unter den beteiligten Patienten, und nach wenigen Minuten kann die Bearbeitung des ersten Anliegens beginnen. Nur in Ausnahmefällen sollte der Therapeut diesen Entscheidungsprozess beeinflussen. In diesem Fall ist es wichtig, die Gründe für die Lenkung des Entscheidungsprozesses in der Gruppe offenzulegen und um Zustimmung zu bitten. Wenn die Reihenfolge der Protagonisten festgelegt ist, werden die übrigen Gruppenmitglieder gefragt, ob sie dieser Reihenfolge zustimmen. Diese Frage wird in erster Linie mit dem Ziel gestellt, die aktive Bereitschaft der Gruppe zur Mitarbeit an dem nun folgenden Thema einzuholen. In der Regel geben alle Gruppenmitglieder ihre Zustimmung. Wenn Unstimmigkeiten entstehen, dann sollten diese erst beseitigt werden, um die Aufmerksamkeit für die spätere therapeutische Arbeit sicherzustellen. Damit wird die Selbstverpflichtung aller Patienten zur aktiven Mitarbeit sichergestellt.

Bearbeitungsphase

Orientierungsphase

Die Bearbeitungsphase beginnt mit einer Orientierungsphase, in der Therapeut und Protagonist einen »Fahrplan« für die Zusammenarbeit erstellen (Lohmann 2004). Der Schwerpunkt dieser Orientierungsphase liegt darin, das Ziel und die zur Zielerreichung eingesetzten Mittel festzulegen. Die Bearbeitungsphase ist damit an das Problemlösemodell adaptiert. Therapeut und Protagonist stimmen sich zuerst bezüglich folgender Punkte ab: Was ist das Anliegen des Patienten? Welches Ziel soll in der Sitzung verfolgt werden? Und mit welchen Techniken kann dieses Ziel erreicht werden? Während der Orientierungsphase arbeiten der Protagonist und der Therapeut ohne die Beteiligung der Gruppe zusammen. Im Sinne des einzelfallorientierten Vorgehens ist es wichtig, dem Protagonisten Raum zu geben, sein Anliegen, sein Ziel und die Technik zur Zielerreichung individuell festzulegen. Um die Zusammenarbeit mit dem Protagonisten zu fördern, sollte sich der Therapeut auf den Platz direkt neben ihn setzen. Dazu bittet er gegebenenfalls einen Mitpatienten, vorübergehend mit ihm den Platz zu tauschen. Dieser Platzwechsel verdeutlicht, dass jetzt Therapeut und Protagonist zusammenarbeiten werden und die anderen Gruppenteilnehmer kurzfristig in der Zuhörerrolle sind. Zu Beginn der Bearbeitung reicht eine Überschrift aus, wie zum Beispiel »Angst vor einem Rückfall«, »Probleme mit dem Arbeitgeber«, »Konflikte mit Familienangehörigen«, »Alpträume«. Es ist sinnvoll, wenn der Therapeut das Anliegen des Protagonisten aus der Eröffnungsrunde noch erinnert und es wiederholen kann. *Herr Meier, Sie sagten in der Eröffnungsrunde, dass Sie das Thema ›Wiedereingliederung in den Arbeitsalltag‹ beschäftigt.*

In diesem Zusammenhang ist eine detaillierte Zielbestimmung enorm wichtig. Die Patienten benötigen die Unterstützung des Therapeuten. Nur selten können sie von vorneherein ein ausgearbeitetes, verhaltensnahes Ziel benennen. Patienten können auch nur selten eine spontane Antwort auf die Frage *Was ist Ihr Ziel für die Sitzung?* geben. Es ist günstiger, sie zum Beispiel zu fragen *Welches Ergebnis wünschen Sie sich, wenn wir Ihr Thema bearbeiten?* oder *Welches Ergebnis wäre für Sie ein guter Ausgang der Sitzung?*, *Was müsste in der Sitzung geschehen, damit Sie das Gefühl haben, erfolgreich Ihr Thema behandelt zu haben?* Ist der Patient mit der Zielbestimmung überfordert, dann hilft der Therapeut, indem er zwei verschiedene Alternativen vorgibt, um dem Patienten die Auswahl des angemessenen Ziels zu ermöglichen. *Wenn wir uns jetzt Ihrem Thema »Angst vor einem Rückfall« zuwenden, was müssten wir am Ende unserer Zusammenarbeit erreicht haben, welches Ergebnis würden Sie sich wünschen?*, *Könnte es ein Ziel für Sie sein, die möglichen Risiken eines Rückfalls besser beurteilen zu können, oder geht es mehr darum, konkrete Verhaltensweisen zu erarbeiten, die Sie in Risikosituationen einsetzen können?* Welches Ziel sie erreichen möchten, können die Patienten besser beurteilen, wenn sie verschiedene Alternativen zur Auswahl haben. Die transparente Zielabsprache erhöht die Effektivität der Gruppentherapie. Diese wird dadurch überschaubarer und strukturierter für alle Gruppenteilnehmer.

Im nächsten Schritt wird der Weg zur Zielerreichung festgelegt. Der Therapeut fragt zum Beispiel: *Haben Sie schon eine Idee, wie wir dieses Ziel erreichen können?*, *Was könnte ein guter Weg sein, um dieses Ziel zu erreichen?*, *Wie können ich und die Gruppe Sie darin unterstützen, dieses Ziel zu erreichen?* Wenn der Patient keine eigenen Vorstellungen hat, ist es die Aufgabe des Therapeuten Vorschläge zu machen. Auch in diesem Fall bewährt es sich, mehrere Alternativen anzubieten, damit der Patient den gewünschten Weg aussuchen kann. Bei der Mittelanalyse können alle dem Therapeuten bekannten Techniken und Strategien eingesetzt werden, unter der Voraussetzung, dass sie tatsächlich zielführend sind. Patienten wünschen sich häufig als Mittel zur Zielerreichung eine Rückmeldung aus der Gruppe. Sie möchten wissen, ob andere in der Gruppe auch ähnliche Erfahrungen gemacht haben. Das Feedback der anderen Gruppenteilnehmer ist von großer Wichtigkeit in der Gruppentherapie. Dennoch ist zu prüfen, ob Rückmeldungen immer das Mittel der Wahl sind. Oft ist es sehr wichtig, Patienten im eigenständigen Problemlösen, dem Einüben von Verhaltensweisen, der Entscheidungsfindung oder beim Ausgleichen anderer Verhaltensdefizite zu unterstützen. Die Vorschläge der Patienten werden in Abhängigkeit zu den ihnen bekannten Techniken stehen. Hat die Gruppe in der bisherigen Zusammenarbeit nur eine Technik kennengelernt, dann werden die Protagonisten auch nur eine Technik benennen. Sie kennen nichts anderes. In diesem Fall ist es Aufgabe des Therapeuten, weitere Techniken und Strategien vorzuschlagen. Je mehr Erfahrungen mit unterschiedlichen Techniken vorliegen, desto aktiver kann der Protagonist die Vorgehensweise eigenständig festlegen. An dieser Stelle hilft der Therapeut den Patienten, indem er sie darin unterrichtet, mit welcher Vorgehensweise welche Problemlösungen erarbeitet werden können. Gruppentherapien gewinnen an Lebendigkeit, wenn die Mittel zur Zielerreichung möglichst viele Mitpatienten in der Bearbeitungsphase aktivieren. Therapiesitzungen, in denen zum überwiegenden Teil Gespräche stattfinden, laufen Gefahr, für Patienten langweilig zu werden oder sie können die Konzentrationsfähigkeit Einzelner überfordern. Rollenspiele, Verhaltensproben, Verhaltensanalysen, Skulpturarbeit, Pro- und Contra-Listen erstellen, Kleingruppenarbeit, die Arbeit mit leeren Stühlen und weitere Techniken binden die gesamte Gruppe in die Bearbeitungsphase ein und halten die Konzentration der Teilnehmer aufrecht. Verhaltenstherapeuten können, bei zielorientiertem Einsatz, gerne auch Techniken aus anderen Therapieschulen benutzen. Zur Verbesserung der Transparenz können Anliegen, Ziel und Mittel zur Zielerreichung auf der Flipchart festgehalten werden.

Start der Bearbeitungsphase

Nachdem das Anliegen, das Ziel der Sitzung und die Mittel zur Zielerreichung festgelegt sind, kann die Bearbeitungsphase beginnen. Während der Bearbeitungsphase steht der Protagonist im Mittelpunkt der Aufmerksamkeit von Gruppe und Therapeut. Die Mitarbeit der ganzen Gruppe ist gefragt. Patienten, die nicht durch aktive Rollen in die Bearbeitungsphase eingebunden sind, können Beobachtungsaufgaben erhalten. Vor dem Hintergrund einer kooperativen Arbeitshaltung ist es angemessen, von den Gruppenteilnehmern, die gerade nicht in der aktiven Rolle sind, zu erwarten, dass sie den Inhalten folgen, die bearbeitet werden. Sie sollten aufmerksam sein und dürfen nicht die Einzelarbeit des Protagonisten stören.

Während der Bearbeitungsphase kommen auf den Therapeuten neben der Unterstützung des Protagonisten zwei weitere Aufgaben zu: Er muss darauf achten, dass das Ziel des Protagonisten kontinuierlich verfolgt wird, und dafür sorgen, dass kein anderes Gruppenmitglied in den Mittelpunkt der Bearbeitung rückt. Die Bearbeitungsphase endet mit dem Erreichen des zuvor festgelegten Ziels. Der Therapeut überprüft, inwieweit dies erreicht wurde, indem er den Protagonisten nach seiner Zielerreichung fragt. Wünscht der Protagonist ein Feedback zum Ablauf, kann die Einbeziehung der Gruppe über diesen Weg erfolgen. In der Rolle des Protagonisten steht der einzelne Patient über eine Zeit in einer exponierten Rolle. Durch die Rückmeldungen der Gruppe und das Sharing der Erfahrungen der Mitpatienten während der Bearbeitungsphase wird der Protagonist wieder in die

Gruppe integriert. Bei Bedarf kann jetzt eine kurze Pause gemacht werden, oft jedoch ist die Gruppe auch in der Lage, unmittelbar die Bearbeitung des zweiten Themas anzugehen. Es ist nicht grundsätzlich notwendig, dass zwei Protagonisten in einer Sitzung arbeiten. Therapeuten und Gruppen, die eine intensive Bearbeitung nur eines Anliegen bevorzugen, können das so beibehalten.

Abschlussrunde

Die Gruppentherapie endet immer mit der Abschlussrunde, an der sich alle Patienten beteiligen. Eine günstige Frage für die Abschlussrunde ist: *Was war für mich heute am wichtigsten?* Damit sind die Patienten aufgefordert, ihre individuellen Erfahrungen noch einmal zusammenfassend zu benennen. Die Beiträge der Patienten in der Abschlussrunde werden durch den Therapeuten nicht mehr kommentiert. Ähnlich wie in der Eröffnungsrunde würden Kurzinterventionen des Therapeuten davon ablenken, dass Anliegen in der Bearbeitungsphase bearbeitet werden müssen.

Struktur der transdiagnostischen Gruppe

- Eröffnungsrunde mit Beteiligung aller Patienten.
- Orientierungsphase, in welcher der Protagonist und der Therapeut das Ziel für die Bearbeitungsphase definieren und das Vorgehen zur Zielerreichung festlegen.
- Bearbeitungsphase mit dem Protagonisten im Mittelpunkt und dessen Unterstützung durch die Gesamtgruppe und den Therapeuten.
- Abschlussrunde mit Beteiligung aller Patienten.

Diese Struktur wird in allen Sitzungen eingehalten. Durch den immer wiederkehrenden Ablauf bekommen die Patienten ausreichend Sicherheit und können sich auf jede Sitzung vorbereiten. Sie können schon vor der Sitzung entscheiden, welches Thema sie ansprechen wollen und ob sie es nach der Eröffnungsrunde in der Protagonistenrolle bearbeiten möchten. Es wird den Patienten überlassen, wann und ob sie ein Thema bearbeiten, so können sie sicher sein, dass sie nicht zu einer unfreiwilligen Selbstöffnung gezwungen werden. Wenn sie unsicher sind, wie sie ein Thema in die Gruppe einbringen können, dann kann die Einzeltherapie zur Vorbereitung genutzt werden. Auch die Therapeuten denken in den Einzeltherapien daran, ihre Patienten auf die Gruppentherapie vorzubereiten. Sie können vorschlagen, dass sich der Patienten überlegt, ob er nicht ein bestimmtes Thema auch noch in der Gruppe besprechen möchte. Durch die zusätzliche Bearbeitung eines Themas in der Gruppe nutzt der Patient die Wirkfaktoren, die sich aus der Einzeltherapie nicht ergeben.

2.2.2 Typische Schwierigkeiten bei der Durchführung einer transdiagnostischen, einzelfallorientierten Gruppe

Blitzlicht

Viele Kollegen beginnen ihre Gruppentherapien mit einem Blitzlicht, bei dem alle Patienten sagen sollen, wie es ihnen geht. Diese Form der Eröffnungsrunde kann bereits das erste Glied einer Kette von nachfolgenden Schwierigkeiten sein. Therapeuten können mit hoher Wahrscheinlichkeit davon ausgehen, dass es ihren Patienten schlecht geht (warum sollten sie sonst eine psychotherapeutische Behandlung in Anspruch nehmen?). Die Eröffnungsrunde sieht dann so aus, dass es dem ersten Patienten schlecht geht, dem zweiten Patienten nicht besser und so weiter, bis die Runde zu Ende ist. Die Aufforderung an die Patienten, zu Beginn der Therapiestunde die eigene Befindlichkeit in den Mittelpunkt zu stellen, trägt dazu bei, dass die Zusammenarbeit mit einer ungünstigen emotionalen Tönung beginnt und der Übergang in die Bearbeitungsphase besonders zögerlich erfolgt. Patienten in der Gruppe, die sich gut fühlen, trauen sich dann nicht, darüber zu berichten. Sie fürchten, ihre Berechtigung auf die Teilnahme an der Gruppentherapie zu verlieren, da es ihnen aktuell nicht schlecht geht, oder gegenüber den anderen Gruppenmitgliedern unangenehm aufzufallen. Dadurch werden eigene Erfolge, Berichte über bewältigte Probleme oder Stimmungsverbesserungen in der Gruppe nicht ausreichend berichtet. Die therapeutische Arbeit und gemeinsame Anstrengungen der Gruppe, die zur Problembewältigung führen, werden nicht ausreichend beachtet. Das Prinzip »Hoffnung vermitteln«, das zu einem der wichtigsten Wirkfaktoren der Psychotherapie zählt und in der Gruppentherapie besonders gut implementiert sein muss, wird nicht ausreichend genutzt. Im Gegenteil, die Zusammenarbeit kann in eine gemeinsame »Klagerunde« abgleiten. Wer in einer transdiagnostischen Gruppe auf das Blitzlicht verzichtet, wird merken, dass ihm dabei nichts wirklich Wertvolles verloren gegangen ist, und er hat auch noch Zeit für die Therapie gewonnen.

Aufwärmübungen

Eine weitere Variante der Eröffnung ist der Einsatz verschiedener spielerischer Übungen, die zu Beginn der Sitzung mit dem Ziel der Angstreduktion eingesetzt werden, zum Beispiel Vertrauensübungen (die Patienten werden in Zweiergruppen eingeteilt. Ein Patient schließt die Augen und wird von dem anderen geführt). Auch solche Eröffnungen können gewisse Schwierigkeiten mit sich bringen. Je nach Art der Übung kann der Anschein entstehen, als sei Gruppentherapie eine Art »Spieltherapie«. Manche Patienten fühlen sich nicht ernst genommen und können den Sinn der Übungen nicht nachvollziehen. Dadurch ist ein Transfer in den Alltag dieser Patienten behindert. Die Übungen verbrauchen kostbare Therapiezeit, denn für Anleitung, Durchführung und Nachbesprechung der Übung benötigt die Gruppe 10 bis 20 Minuten. In dieser Zeit hat der Therapeut noch keine Information erhalten, mit der er anschließend weiterarbeiten kann – und der Gewinn auf der Patientenseite ist auch fraglich. Der Effekt der Angstreduktion ist nicht in jedem Fall zutreffend. Für viele Patienten sind solche Übungen schambesetzt und peinlich. Sie eignen sich eher als Expositionsübung denn zur Angstreduktion. Manche Übungen, die bei psychisch gesunden Menschen mit Freude und Entspannung verbunden sind, sind für Patienten aufgrund ihrer Symptombelastung eine Überforderung und bedürfen einer ausführlichen Erklärung, um den Transfer in das reale Leben zu ermöglichen. Es ist auch zu bedenken, was mit den Patienten geschehen soll, die sich weigern, eine bestimmte Übung mitzumachen. Schnell entstehen so schwierige Situationen, die der Therapeut wieder regeln muss.

Kurzinterventionen während der Eröffnungsrunde

Empathische Kurzinterventionen signalisieren den Patienten die Zugewandtheit des Therapeuten, tragen gleichzeitig aber dazu bei, dass sich die Eröffnungsrunde verlängert. Und noch ein weiteres Problem entsteht aus den Kurzinterventionen: Da die Therapeuten bereits in der Eröffnungsrunde auf die Anliegen der Patienten eingegangen sind, sinkt das Bedürfnis nach einer weiteren Bearbeitung. So stehen diese Kollegen vor dem Problem, dass nach der Eröffnungsrunde niemand als Protagonist in der Bearbeitungsphase die Therapiesitzung nutzen möchte. Kurzinterventionen während der Eröffnungsrunde erhöhen den Zeitaufwand für diesen Abschnitt der Therapiesitzung erheblich, da der Therapeut, nachdem er bei einem Patienten eine Kurzintervention gemacht hat, das bei allen anderen Patienten auch machen muss. Tut er es nicht, werden die Patienten die unterschiedliche Behandlung mit Sympathie oder Antipathie des Therapeuten gegenüber einzelnen Gruppenmitgliedern in Verbindung bringen, was sich zu einem größeren Problem für den Therapeuten anwachsen kann.

Zieländerung während der Bearbeitungsphase

Gelegentlich kann die Situation entstehen, dass der Protagonist von seinem ursprünglich vereinbarten Ziel abrückt, indem er während der Bearbeitung feststellt, dass ihm ein anderes Ziel noch wichtiger ist. In diesem Fall sollte der Therapeut auf diese Veränderung hinweisen, einen Schnitt machen und im Sinne der Transparenz mit dem Protagonisten entscheiden, ob ein neues Ziel angesteuert wird oder die Bearbeitung beendet wird und zu einem späteren Zeitpunkt stattfinden soll.

Starke emotionale Betroffenheit bei Mitpatienten, während der Protagonist sein Thema bearbeitet

Während der Bearbeitung eines Themas kann sich ein anderes Gruppenmitglied stark angesprochen fühlen und emotional sehr intensiv reagieren. In diesem Fall steht der Therapeut vor dem Problem, dass er einerseits den Protagonisten nicht vernachlässigen soll, andererseits aber auch die starke emotionale Betroffenheit des anderen Patienten nicht übersehen darf. Wenn er nun zum Thema des zweiten Patienten überginge, würde er Gefahr laufen, so die Möglichkeit zum Quereinstieg in die Bearbeitung eines Themas (ohne die Themenauswahl in der Eröffnungsrunde) zu ermöglichen. An dieser Stelle sollte der Therapeut deshalb um eine kurze Unterbrechung der Arbeit mit dem Protagonisten bitten und sich an den zweiten Patienten wenden, um zu verdeutlichen, dass er seine Not wahrgenommen hat. Er kann zum Beispiel fragen: *Herr Meier, ich sehe, das Thema von Frau Müller macht Sie sehr betroffen. Was können wir im Augenblick tun, damit Sie der Arbeit von Frau Müller wieder folgen können?* oder *Herr Meier, ich sehe, das Thema von Frau Müller macht Sie sehr betroffen, ist es in Ordnung, wenn wir hier zu Ende machen und ich Sie anschließend frage, was bei Ihnen passiert?* Der Therapeut kann den emotional betroffenen Mitpatienten später bitten, in einer der nächsten Therapiestunden sein Anliegen genauer zu bearbeiten. Nach dieser kurzen Unterbrechung erhält der Protagonist wieder die Aufmerksamkeit der Gruppe und des Therapeuten.

Der Protagonist ist mit dem Ergebnis der Bearbeitung seines Themas nicht zufrieden

Wenn das festgelegte Ziel in der Bearbeitungsphase nicht erreicht wurde oder der Protagonist unzufrieden ist, kann es daran liegen, dass in der Orientierungsphase ein zu großer Schritt geplant oder ein unangemessenes Ziel festgelegt wurde. In diesem Fall ist es nicht ratsam, erneut in eine Bearbeitungsphase zu gehen. Es ist angemessen, den Protagonisten mit in die Verantwortung zu nehmen, zumal vorher das Ziel mit ihm abgestimmt wurde. Der Therapeut kann ihn fragen: *Haben Sie eine Idee, wo wir uns geirrt haben? Könnten Sie sich vorstellen, in einer der nächsten Stunden dieses Thema mit einem neuen Ziel zu bearbeiten? Zum Abschluss der heutigen Bearbeitung möchte ich Sie bitten zusammenzufassen, was Sie aus der Bearbeitung mitnehmen!* Therapeuten sollten an dieser Stelle jedoch darauf achten, dass sie die gemeinsame Arbeit nicht nachträglich abwerten und sich nicht rechtfertigen.

Vom Protagonisten nicht gewünschte Rückmeldung aus der Gruppe nach der Bearbeitungsphase

Der Protagonist kann von seiner Arbeit erschöpft sein und keine weiteren Rückmeldungen mehr aus der Gruppe wünschen. Die Gruppe dagegen ist am Ende der Bearbeitungsphase in der Situation, dass sie längere Zeit zugehört hat und sich nun wünscht, auch die eigene Betroffenheit zu thematisieren. Der Therapeut kann in diesem Fall die Gruppe auffordern, die Rückmeldungen direkt an ihn zu richten. Dazu ist es besonders günstig, wenn der Therapeut neben dem Protagonisten sitzt. Zum Beispiel: *Herr Meier hat intensiv gearbeitet und kann momentan keine weitere Rückmeldungen aufnehmen. Ich möchte Sie bitten, alles, was Sie noch gerne sagen möchten, direkt an mich zu richten. Was war für Sie persönlich von Bedeutung an der vorhergehenden Gruppenarbeit?* Der Therapeut hat die Aufgabe darauf zu achten, dass der Protagonist vor weiteren Rückmeldungen geschützt wird, er kann mit diesem Vorgehen aber auch sicherstellen, dass die anderen Gruppenteilnehmer über ihre persönliche Betroffenheit sprechen können. Wenn jemand aus der Gruppe dennoch zu dem Protagonisten spricht, sollte er vom Therapeuten mit der Bitte unterbrochen werden, direkt mit ihm zu sprechen. Rückmeldungen an den Protagonisten sind nur erlaubt, wenn er diese wünscht.

2.2.3 Beispiel einer transdiagnostischen Gruppentherapie

Die hier geschilderte transdiagnostische Gruppentherapie findet in einer psychosomatischen Fachklinik statt. Die Gruppe wird von Frau Dr. Kiss, einer psychologischen Psychotherapeutin geleitet. Teilnehmer sind:

Frau Schmidt, 23 Jahre, Medizinstudentin, hat eine soziale Phobie. Sie vermeidet es in Seminare zu gehen, da sie dort Panikattacken erlebt hat. Ihr Freund ist vier Jahre älter, er hat vor Kurzem sein Medizinstudium abgeschlossen und gerade seine erste Assistenzarztstelle angetreten. Frau Schmidt wünscht sich sehnlich ein Kind. Sie hatte eine schwierige Kindheit, besonders die Beziehung zur Mutter war problematisch, da diese sehr invalidierend war, der Vater war sehr distanziert. Der ältere Bruder, der sich mit dem Vater gut verstand, hat zu der Patientin keine gute Beziehung. Die jüngere Schwester hat und hatte eine ganz enge Beziehung zur Mutter. Frau Schmidt hatte häufig den Eindruck, der Sündenbock für alles zu sein, was schief ging. Mit 17 Jahren war sie nach einer heftigen Auseinandersetzung mit der Mutter zu Hause ausgezogen und lebte danach in einer Wohngemeinschaft mit vier Frauen, zu denen sie heute noch eine innige Beziehung hat. Sie hat eine Tante (jüngste Schwester der Mutter), die sie seit ihrer Kindheit stark unterstützt. Ihren Freund hatte sie im Studium kennengelernt. Sie haben eine sehr gute Beziehung und planen, in absehbarer Zeit zu heiraten. Die Patientin kommt in die Therapie, da sie nicht mehr in der Lage ist, ihr Studium fortzuführen. Sie kann keine Vorlesungen besuchen. Bei dem Gedanken an Seminare wird ihr übel. Sie musste sich deshalb schon mehrfach morgens übergeben. Sie ist von ihrer Art her sehr freundlich und zugewandt, wirkt auch interpersonell kompetent, interessiert und engagiert in der Therapie.

Frau Schneider, 32 Jahre, Polizistin, lebt alleine. Sie hat seit über zwölf Jahren eine Essstörung. Es gab bereits zwei stationäre Therapien und drei Versuche einer ambulanten Therapie. Die stationären Therapien beschreibt sie als erfolglos, die ambulanten Therapien hat sie alle abgebrochen. Frau Schneider ist groß und muskulös, sie macht Kampfsport und ist auch eine Kämpferin in dem Sinne, dass sie sich in einer Männergesellschaft behauptet. Dienstlich in der Rolle als Polizistin kann sie ihr Leben gut meistern. Im privaten Bereich ist sie interpersonell sehr unsicher, kann eigene Wünsche und Rechte weder formulieren noch wahrnehmen. Sie hat seit mehreren Jahren eine Partnerschaft mit einem älteren verheirateten Kollegen – es ist ihre erste Beziehung. Mit dieser Situation ist sie unglücklich. Sie möchte sich einerseits trennen, andererseits hat sie Angst, dann noch einsamer zu sein und von dem Mann, mit dem sie auch beruflich zusammenarbeitet, schlecht behandelt zu werden. Als besonders unbefriedigend erlebt sie ihre Wohnsituation. Vor etwa zwei Jahren ist sie in ihre gegenwärtige Wohnung eingezogen. Kurz nach dem Einzug hatte sie festgestellt, dass ein Zimmer wegen Schimmel und Feuchtigkeit nicht bewohnbar ist. Daraufhin hatte sie ihre Sachen gar nicht erst ausgepackt, aber auch nicht die Kraft aufgebracht, umzuziehen oder eine Renovierung einzufordern. Zu ihren Eltern hat sie eine »normale« Beziehung. Zweimal pro Woche isst sie gemeinsam mit ihrer Mutter. In dieser Situation versucht sie, ein unauffälliges Essverhalten zu zeigen. Die Mutter geht davon aus, dass die Essstörung bewältigt ist und die aktuelle Therapie aufgrund einer depressiven Symptomatik stattfindet. Die Patientin hat regelmäßige Essanfälle und selbstinduziertes Erbrechen. Aufgrund ihrer langjährigen Erkrankung und dem hohen finanziellen Aufwand für die Essanfälle ist sie inzwischen verschuldet. Diesen Sachverhalt verbirgt sie vor ihrer Familie, auch verheimlicht sie die Beziehung zu ihrem Arbeitskollegen.

Frau Petrovic, 58 Jahre, nicht mehr erwerbstätig. Vor zwei Jahren erlitt sie einen Schlaganfall, von dem aber keine wesentlichen neurologischen Defizite zurückgeblieben sind. Nach dem Schlaganfall trat eine Depression auf. Im Rahmen der Behandlung der Depression wurde es immer deutlicher, dass sie seit der Kindheit an einer posttraumatischen Belastungsstörung leidet. Als die Patientin drei Jahre alt war, trennten sich die Eltern. Der Vater wanderte nach Deutschland aus, sie blieb mit ihrer Mutter in Jugoslawien. Da die Familie sehr arm war, ging die Mutter ganztags arbeiten. Die Patientin wurde von ihrer Großmutter versorgt, die in der Sommerzeit auf den Feldern arbeitete. In dieser Zeit wurde sie einem Nachbarn anvertraut, der sie sexuell missbrauchte. Im Alter von 15 Jahren kam sie zu ihrem Vater und ihrer Stiefmutter nach Deutschland. Vom Vater wurde sie häufig geschlagen. Sie machte eine Lehre als Köchin. Mit 18 Jahren heiratete sie einen Arbeitskollegen und bekamen zwei Kinder. Gemeinsam leiteten sie ein eigenes Spezialitätenrestaurant. Ihre Ehe beschreibt sie als konfliktreich, da ihr Ehemann ständig sehr eifersüchtig war. Über die sexuellen Grenzüberschreitungen aus ihrer Kindheit konnte sie bisher mit ihrem Ehemann nicht sprechen. Die Beziehung zu ihren Kindern ist sehr gut. Ihre kleine Enkeltochter versucht sie zu beschützen, damit sie nicht das gleiche Schicksal erleidet, wie sie selbst.

Frau Fischer, 40 Jahre, Diplomingenieurin. Aufgrund ihrer psychischen Störung wurde ihr gekündigt, auf Honorarbasis arbeitet sie aber noch für ihren früheren Arbeitgeber. Sie hat die Zusage, wieder eingestellt zu werden, wenn es ihr besser geht. Frau Fischer leidet seit der Adoleszenz unter impulsiven Durchbrüchen, die als Folge starker innerer Anspannung auftreten. Die Anspannung steigt insbesondere in Situationen, in denen sie sich überfordert fühlt, sich nicht abgrenzen kann, sich aus der Gemeinschaft ausgeschlossen fühlt oder ihre Arbeit nicht bewältigt. Sie erfüllt die Kriterien einer Borderline-Persönlichkeitsstörung und einer zwanghaften Persönlichkeitsstörung. Frau Fischer ist als Einzelkind aufgewachsen. Bis zu ihrem neunten Lebensjahr verlief ihr Leben unauffällig. In der vierten Klasse kam es zu einem Schulwechsel. Frau Fischer gelang es damals nicht, in die Klassengemeinschaft aufgenommen zu werden. Sie fühlte sich ausgegrenzt, wurde gehänselt und auch verprügelt. Ihre Eltern beschützten sie bewusst nicht, da sie wollten, dass sie lernt, sich selbst durchzusetzen. Die Schulzeit war von Angst, Einsamkeit, Wut und Rachegefühlen geprägt. Um die emotionale Belastung auszuhalten und um sich vor Impulsdurchbrüchen zu schützen, spannte sie ständig ihre gesamte Muskulatur an. Dies war an ihrer Körperhaltung und an ihrer lauten, unmodulierten Stimme erkennbar.

Herr Weber, 50 Jahre, war Inhaber eines Handwerksbetriebs, der vor sechs Jahren in Insolvenz ging. Seit fünf Jahren arbeitet er wegen Schmerzen infolge eines Bandscheibenvorfalles nicht mehr. Die Aufnahme in eine psychotherapeutische Behandlung geht auf die Diagnose einer schweren Depression und einer somatoformen Störung zurück. Herr Weber ist seit drei Jahren geschieden, hat massive wirtschaftliche Probleme und lebt inzwischen von Hartz IV. Sein Hobby war einst die Gartenarbeit. Aufgrund der Schmerzen kann er dies nicht mehr ausüben. Er verbringt den ganzen Tag vor dem Fernsehgerät. Die 74-jährige Mutter kocht für ihn. Er telefoniert gelegentlich mit seinen beiden Töchtern und seinen Geschwistern, ansonsten hat er sich sozial völlig zurückgezogen. Herr Weber ist in einer Kleinstadt aufgewachsen. Er hat vier Halbgeschwister von der Seite des Vaters. Der Vater ist inzwischen verstorben. Zu ihm hatte er als Kind eine gute Beziehung. Den Handwerksbetrieb hat ihm der Vater vererbt.

Herr Meier, 40 Jahre, leitender Angestellter einer Brauerei. Er ist verheiratet und hat zwei Söhne. Bei ihm besteht eine Alkoholabhängigkeit, seit drei Jahren lebt er aber abstinent. Dies hat allerdings dazu geführt, dass er jetzt seine ausgeprägten sozialen Ängste schlechter bewältigen kann. Besonders schwierig ist die Situation, mit Gästen der Firma zum Essen zu gehen. Er schwitzt und zittert dann aus seiner Sicht sehr stark. Früher konnte er dies durch Alkohol subjektiv unter Kontrolle halten, jetzt versucht er, diese Situationen zu vermeiden. Er verheimlicht in der Firma, dass er keinen Alkohol mehr trinkt, und wurde deswegen schon vom Inhaber des Unternehmens angesprochen. Der Chef ist der Meinung, dass die Mitarbeiter aus Werbegründen auch das eigene Bier in der Öffentlichkeit trinken sollten. Herr Meier ist Einzelkind und stammt aus einfachen Verhältnissen. Sein Vater, der Arbeiter bei der Stadtreinigung war, starb an einem Herzinfarkt im 16. Lebensjahr des Patienten. Die Mutter arbeitete als Reinigungskraft, sie ist jetzt in Rente. Auf ihren Sohn ist sie stolz, der als Erster in der Familie studiert hat, sie ist aber auch sehr besorgt um ihn und ruft ihn mehrfach täglich an. Herr Meier hat sehr jung geheiratet. Die Ehe war durch die Alkoholabhängigkeit belastet. Die Frau kritisierte ihn deswegen häufig. Allerdings wurde die Beziehung, seitdem Herr Meier abstinent lebt eher schlechter. Jetzt kritisiert ihn die Ehefrau wegen seines fehlenden Muts und seiner Abhängigkeit von der Mutter. Die Beziehung zu beiden Söhnen ist dagegen harmonisch. Beide studieren Betriebswirtschaft. Es gibt regelmäßige Unternehmungen der drei Männer, z. B. gemeinsame Fahrradtouren. Soziale Ängste treten dann nicht auf.

Herr Wagner, 28 Jahre, studiert Informatik und Finnougristik. Nach der Trennung von seiner Freundin vor zwei Jahren begann eine schwere Depression, die sich bisher als behandlungsresistent erwiesen hat. Er sagt, er könne gar nicht verstehen, warum seine Freundin, eine Studienkollegin, Schluss gemacht habe. Alles sei bestens gewesen, sie hätten ideal zusammengepasst. Grundsätzlich sei er an Beziehungen aufgrund der schlechten Erfahrungen in seiner Familie nicht besonders interessiert. Diagnostisch wurde zusätzlich zur Depression eine selbstunsichere Persönlichkeitsstörung erwogen. Der Vater von Herrn Wagner ist Psychologe, die Mutter Biologin. Er hat eine jüngere Schwester. Bei den Eltern bestand ein chronischer, sehr lautstark ausgetragener Paarkonflikt. In seinem 14. Lebensjahr trennten sich die Eltern. Herr Wagner sagt, er habe sich geschworen, niemals selbst derartige Konflikte zu haben. Die Initiative zu der Partnerschaft, die er in seinem 22. Lebensjahr begann, sei von seiner Freundin ausgegangen. Ihr habe gefallen, dass er ihr im Studium so gut habe helfen können. Er habe versucht, die Beziehung konfliktfrei zu halten. Man habe sehr ruhig und mit wenig Kontakten nach außen gelebt, sich in der Freizeit sehr viel mit dem Computer beschäftigt.

Die im Folgenden transkribierten Sitzungen sind ein Ausschnitt aus einem fortlaufenden Therapieangebot. Es handelt sich um eine halboffene Gruppe. In der dargestellten Sequenz scheiden keine Gruppenmitglieder aus und es kommen keine neuen hinzu. Als Beginn wurde zufällig der 7. Mai gewählt.

Sitzung vom 7. Mai

Dr. Kiss: Guten Morgen. Ich begrüße alle zu unserer heutigen Therapiesitzung. Ich würde gerne mit einer Eröffnungsrunde starten, in der Sie alle sagen, was Sie im Moment beschäftigt. *Sie blickt nach rechts und fragt:* Frau Schmidt, möchten Sie beginnen?
Frau Schmidt: Ich habe mit meinem Freund ein angenehmes Wochenende gehabt. Wir haben über Familienplanung miteinander gesprochen. Dieses Thema beschäftigt mich sehr.
Dr. Kiss: Frau Schmidt, möchten Sie anschließend die Therapiezeit nutzen, um dieses Thema mit der Gruppe zu besprechen?
Frau Schmidt: Ich glaube, ich möchte heute noch nicht darüber sprechen. Ich bin noch ganz nachdenklich und würde gerne erst in der Einzeltherapie mit Ihnen darüber sprechen und anschließend in der Gruppe.
Dr. Kiss: Gut, Frau Schmidt, dann machen wir das so. Frau Schneider, wollen Sie weitermachen?
Frau Schneider: Mich beschäftigt noch das Problem mit dem Vermieter.
Dr. Kiss: Ja, sie hatten das bereits in der letzten Sitzung angesprochen. Möchten Sie es heute bearbeiten?
Frau Schneider: Ja, das würde ich gerne, das belastet mich sehr.
Dr. Kiss wendet sich zu Frau Petrovic: Frau Petrovic, was beschäftigt Sie heute?

Frau Petrovic: Ich habe mich am Wochenende mit meinem Mann gestritten. Besser gesagt, er hat mir Vorwürfe gemacht. Ich habe eher geschwiegen. Er ist so eifersüchtig. *Frau Petrovic wird traurig und hat Tränen in den Augen.*

Dr. Kiss: Frau Petrovic, Sie wirken ganz traurig, wenn Sie das sagen. Möchten Sie anschließend die Therapiezeit nutzen, um die Situation ausführlicher zu besprechen?

Frau Petrovic: Nein, das möchte ich nicht. Ich bin noch total durcheinander. Ich brauche erst mal Ihre Hilfe, um mich zu sortieren. Ich möchte das lieber nächste Woche in der Gruppe besprechen.

Dr. Kiss: Ja, das ist in Ordnung. *Sie wendet sich an Frau Fischer:* Frau Fischer, was beschäftigt Sie heute?

Frau Fischer: Ah, wenn ich das höre, wie schlecht es den anderen geht. Ich habe wie immer Kummer mit meinem Chef. Er hat mir am Wochenende wieder einen Haufen Arbeit mitgebracht, und ich konnte nicht Nein sagen.

Dr. Kiss: Mmh, Frau Fischer, das ist das altbekannte Problem. Es ist nicht im Sinne der Therapie, wenn Sie während der stationären Therapie am Computer Arbeiten für Ihre Firma erledigen. Möchten Sie mithilfe der Gruppe eine Alternative zu Ihrem Verhalten erarbeiten?

Frau Fischer: Ja, das würde ich gerne. Ich bin ja auch so ärgerlich auf mich.

Dr. Kiss: Herr Weber, was beschäftigt Sie?

Herr Weber: Ach, ich hatte schon wieder so Schmerzen. Die Hausaufgaben, die Sie mir aufgegeben haben, fielen mir total schwer. Meine Exfrau glaubt gar nicht daran, dass es jemals anders wird. Sie hat mich am Wochenende angerufen und mir gesagt, dass ich ein hoffnungsloser Fall bin.

Dr. Kiss: Das sind verschiedene Themen, die Sie jetzt ansprechen. Möchten Sie eines davon heute ausführlicher bearbeiten?

Herr Weber: Ich würde gerne darüber berichten, wie das mit den Hausaufgaben nicht geklappt hat.

Dr. Kiss: Prima, das machen wir so. *Sie wendet sich an Herrn Meier:* Herr Meier, was beschäftigt Sie?

Herr Meier: Sie werden sehr zufrieden mit mir sein. Ich habe am Wochenende meine Mutter ausgeladen. Sie wollte uns das ganze Wochenende besuchen, und ich habe ihr gesagt, dass es uns diesmal nicht passt. Sie war gar nicht so verärgert, wie ich das erwartet habe, und meine Frau war ganz überrascht. Dann hatten wir auch ein schönes Wochenende.

Dr. Kiss: Sie haben recht. Es freut mich sehr, dass Ihnen dieser Schritt gelungen ist. Dass Ihre Mutter das so gut aufgenommen hat, ist auch toll. Möchten Sie anschließend mehr darüber berichten?

Herr Meier: Ich habe ja jetzt schon alles gesagt und in der letzten Sitzung habe ich mein Thema schon ausführlich besprochen.

Frau Fischer: Ich bin ja richtig stolz auf Dich. Finde ich super, dass Du das hingekriegt hast.

Dr. Kiss: Herr Wagner, was beschäftigt Sie?

Herr Wagner: Ich habe das ganze Wochenende darüber nachgegrübelt, ob es sinnvoll ist, meine Freundin noch einmal anzurufen. Ich kann einfach nicht verstehen, dass sie sich getrennt hat.

Dr. Kiss: Herr Wagner, möchten Sie, dass wir uns hierfür anschließend ausführlich Zeit nehmen?

Herr Wagner: Ich möchte heute nicht darüber sprechen. Vielleicht in einer der nächsten Sitzungen.

Dr. Kiss *sieht jeden Patienten in der Gruppe an:* Frau Schneider, Frau Fischer und Herr Weber wollten heute ihr Thema bearbeiten. Ich möchte Sie – die Drei, die ihr Thema bearbeiten wollen – bitten, zu entscheiden, wer heute als Protagonist sein Thema bearbeitet.

Herr Weber: Ich würde kurz sagen wollen, was an meinen Hausaufgaben nicht geklappt hat. Weiter muss ich nicht in das Thema einsteigen.

Frau Schneider: Ich habe schon ganz schön Stress mit dem Vermieter. Ich würde das gerne bearbeiten.

Frau Fischer: Ich werde die Arbeit einfach liegen lassen, und die Situation mit meinem Chef kann ich auch nächstes Mal besprechen.

Dr. Kiss: Ja, das ist gut, wir werden dafür Zeit haben, dass Herr Weber kurz über die Hausaufgaben berichtet und Frau Schneider anschließend das Thema mit dem Vermieter ausführlich bearbeitet. *Sie wendet sich an die Gesamtgruppe.* Sind die anderen damit einverstanden? *Die Mitpatienten nicken, einige sagen »Ja«.* Herr Weber, möchten Sie dann starten?

Herr Weber: Ja, ich würde gerne starten. Meine Hausaufgabe war Folgendes: Nachdem ich in der letzten Sitzung über meine Situation gesprochen habe, haben Sie und die Gruppe mir vorgeschlagen, dass ich eine spezielle Sportgruppe aufsuche. Ich bin tatsächlich hingegangen. Es hat nicht ganz geklappt. Der Sportverein stellt gerade das Programm um. Aber ich kann in zwei Tagen hingehen und dann kann ich auch wirklich starten. Vielleicht ist das auch wirklich gut für mich.

Dr. Kiss: Herr Weber, ich finde das super! Auch wenn es nicht ganz geklappt hat, Sie haben gezeigt, dass Sie die Vorschläge der Gruppe ernst nehmen und Sie haben die Bereitschaft, an der Sportgruppe teilzunehmen. Es ist sehr gut, dass Sie das hier noch einmal berichtet haben. Könnten Sie uns auf dem Laufenden halten, wie es weitergeht?

Herr Weber *wirkt erfreut über das Lob der Therapeutin:* Ja, das mache ich gerne, ich werde berichten, wie es weitergeht.

Die Therapeutin sieht Frau Schmidt an und bittet sie, mit ihr den Platz zu tauschen, sodass die Therapeutin während der Bearbeitungsphase unmittelbar neben Frau Schneider sitzen kann.

Dr. Kiss: Frau Schneider, Sie sagten bereits in der Eröffnungsrunde, es geht um die Situation mit dem Vermieter. Wenn wir uns jetzt diesem Thema zuwenden, was wäre am Ende der Sitzung ein gutes Ergebnis für Sie? Was würden Sie sich wünschen?

Frau Schneider: Es wäre für mich ein gutes Ergebnis, wenn der Vermieter die Wohnung renovieren würde oder ich von dem Mietvertrag zurücktreten könnte oder weniger Miete zahlen würde.

Dr. Kiss: Sie benennen drei mögliche Ziele. Welches davon wäre am wichtigsten für Sie? Dass der Vermieter die Wohnung renoviert, oder würden Sie von dem

Mietvertrag zurücktreten, oder möchten Sie auf eine Mietminderung hinarbeiten?
Frau Schneider: Wenn Sie mir das so sagen, dann sollte ich mir erst einmal überlegen, was ich genau möchte.
Dr. Kiss: Wäre es für Sie sinnvoll, sich die Vor- und Nachteile der einzelnen Möglichkeiten anzusehen?
Frau Schneider: Ja, ich glaube das wäre gut, dazu habe ich mir noch nicht genug Gedanken gemacht.
Dr. Kiss: Haben Sie eine Idee dazu, wie wir dieses Ziel in der Gruppe gemeinsam erreichen können.
Frau Schneider: Ja, wir könnten eine Liste mit Pro und Contra schreiben, das haben wir in der Gruppe schon einmal gemacht. Das fand ich ganz hilfreich, um nachher eine Entscheidung zu treffen.
Dr. Kiss: Das kann ich mir gut vorstellen, wir können Sie auf diesem Weg unterstützen, eine Entscheidung für die günstigste Alternative zu treffen.
Frau Schneider: Dann können mir die anderen auch sagen, wie sie sich entscheiden würden.
Dr. Kiss: Ich fasse es noch einmal für alle zusammen: Frau Schneider sieht drei mögliche Alternativen im Umgang mit der Wohnungssituation. Sie möchte eine Pro- und Contra-Liste mithilfe der Gruppe zu den einzelnen Möglichkeiten erstellen. Sie erinnern sich wahrscheinlich noch, wie wir das beim letzten Mal gemacht haben. Es werden alle drei Alternativen jeweils auf eine Flipchart-Seite geschrieben und wir tragen erst einmal gemeinsam alle Ideen, die für oder gegen die Alternative sprechen, zusammen. Dabei sind alle Ideen gefragt und stehen erst einmal gleichwertig nebeneinander. Damit nehmen wir auch eine ganz objektive Haltung ein. Im zweiten Schritt wird Frau Schneider die einzelnen Argumente für sich bewerten. Vielleicht gelingt es Ihnen, auch darüber eine Entscheidung zu treffen, welches Vorgehen Sie im Umgang mit der Situation bevorzugen. *Wendet sich an die Gruppe.* Wer von Ihnen möchte die Ideen auf die Flipchart schreiben?
Frau Schmidt: Ich schreibe.
Dr. Kiss: Prima, dann holen wir die Flipchart und alle beteiligen sich an der Ideensammlung. *Frau Schmidt schreibt die drei Alternativen auf: Renovierung, Kündigung, Mietminderung.*
Frau Fischer: Gegen Renovierung spricht, dass Du dann den ganzen Dreck in der Bude hast. Für Kündigung spricht, dass Du sowieso noch nicht ausgepackt hast. Das ist die schnellste und sauberste Lösung.
Frau Petrovic: Für Renovierung spricht, dass Du dann keine neue Wohnung suchen musst.
Herr Wagner: Du hast ein Recht auf Mietminderung, das entschädigt Dich auch für den Ärger.
Herr Weber: Für Kündigung spricht, dass der Schimmel ganz schön gesundheitsschädigend ist und Dich krank machen kann. Ich würde mir viele Sorgen machen, wenn ich in so einer Wohnung leben müsste.

Herr Meier: Wenn Du kündigst, solltest du erst eine neue Wohnung haben, und preiswerte Wohnungen sind im Moment hier schwer zu finden. Das spricht für Einfordern der Renovierung.
Frau Schneider: Was für Mietminderung spricht, ist, dass ich nur wenig Geld habe.
Frau Schmidt: Was für Renovierung spricht, ist, dass es sehr schwierig ist, eine neue Wohnung zu finden. Wenn Du renovieren lässt, hast Du danach ein schönes gemütliches Zuhause.
Herr Wagner: Du könntest Dich auch an den Mieterbund wenden, die klären Dich genau über Deine Rechte auf.
Dr. Kiss: Frau Schneider, ich frage Sie und die Gruppe. Sind aus Ihrer Sicht alle wesentlichen Argumente aufgeschrieben?
Frau Schneider: Ich glaube, das Wesentliche steht da.
Dr. Kiss: Wenn Sie sich jetzt jede Flipchart-Seite genau ansehen. Was ist aus Ihrer Sicht das wichtigste Pro-Argument für jede Alternative?
Frau Schneider: Für Renovierung spricht, auf diese Weise hätte ich wieder ein schönes Zuhause und würde kein Geld ausgeben. Für Kündigung spricht, dass ich alles schnell hinter mir lassen könnte, aber auch nur, wenn ich schon eine andere Wohnung hätte. Mietminderung finde ich die schlechteste Lösung. Da würde ich zwar weniger Geld zahlen, müsste aber die Gesundheitsschädigung aushalten. Das will ich nicht. Das Ergebnis ist für mich jetzt: Es läuft auf das Einfordern von Renovierung hinaus. Die Kündigung kann ich ja zurückstellen, falls das nicht klappt. Mietminderung alleine will ich nicht. So viel Geld, wie ich jetzt für Miete ausgebe, ist in Ordnung.
Dr. Kiss: Es klingt, als hätten Sie jetzt eine klare Priorität. Würden Sie noch Unterstützung brauchen, um mit dem Vermieter in Verhandlung zu treten?
Frau Schneider: Es wäre gut, wenn ich erst zum Mieterbund gehen würde, um mich zu informieren, ob ich überhaupt das Recht habe, eine Renovierung zu fordern, dann hätte ich auch bessere Argumente. *Zu Herrn Wagner*: Achim, Du scheinst Dich so gut auszukennen, vielleicht kannst Du mich zum Mieterbund begleiten?
Herr Wagner: Ja, da kann ich gerne mitkommen.
Dr. Kiss: Frau Schneider, brauchen Sie noch weitere Unterstützung von der Gruppe?
Frau Schneider: Das ist jetzt ganz toll für mich. Ich weiß jetzt, was ich will. Die Gruppe hat mir sehr geholten und Achim begleitet mich zum Mieterbund. Dann kann ich berichten und vielleicht das Gespräch mit dem Vermieter vorher üben.
Dr. Kiss: Frau Schneider, haben Sie Ihr erwünschtes Ergebnis für die heutige Sitzung erreicht?
Frau Schneider: Ja, das habe ich.
Dr. Kiss: Möchten Sie von der Gruppe noch eine Rückmeldung haben, wie es den anderen bei der Bearbeitung Ihres Themas ergangen ist?
Frau Schneider: Ja, das interessiert mich.
Dr. Kiss: *Wendet sich an die Gruppe.* Vielleicht möchte jemand von Ihnen noch etwas sagen, wie es Ihnen bei der Bearbeitung ergangen ist?

Frau Schmidt: Ich fand das richtig gut mit dem Aufschreiben der Argumente, so ganz objektiv. Ich denke auch ständig über meine Situation nach, wünsche mir ein Kind und dann ist das alles so schwierig, weil ich nicht weiß, ob ich das mit dem Studium kombinieren kann. Ich glaube, ich mach das auch einmal so mit dem Aufschreiben.

Frau Fischer: Für mich war das auch gut. Ich bin oft so emotional und dann kann ich gar nicht mehr objektiv Argumente zusammentragen. Dann fallen mir Entscheidungen auch sehr schwer, und ich kann auch nicht immer nur darauf warten, dass ich mich wieder beruhige. Mit so einer Liste werde ich auch mal versuchen, mir erst einen Überblick über alle Argumente zu verschaffen und mich dann zu entscheiden.

Da keine weiteren Wortmeldungen aus der Gruppe kommen, geht die Therapeutin zur Abschlussrunde über. Sie wechselt auf ihren ursprünglichen Platz zurück.

Dr. Kiss: Wir machen jetzt eine Abschlussrunde. Ich möchte Sie bitten, dass jeder sagt, was für ihn heute am wichtigsten war.

Frau Schmidt: Ich habe schon gesagt, für mich war es ganz wichtig, Pro und Contra zu einer Überlegung zu sammeln.

Frau Schneider: Das war für mich eine gute Sitzung. Ich habe Fortschritte gemacht und weiß, was das Nächste ist, was ich tun muss.

Frau Petrovic: Ich habe die ganze Zeit richtig intensiv mitgedacht und finde, dass Frau Schneider jetzt eine gute Lösung für sich gefunden hat.

Frau Fischer: Ja, für mich war wichtig, dass die erste Idee nicht immer die Richtige ist. Ich hätte sofort gekündigt. Jetzt finde ich aber besser, was Frau Schneider machen wird.

Herr Weber: Für mich war am wichtigsten, dass ich mich voll auf das Thema konzentrieren konnte.

Herr Meier: Ich habe mich heute gut beteiligen können.

Herr Wagner: Für mich ist es am wichtigsten, dass ich Frau Schneider begleiten werde. Es tut mir gut, dass sie meine Unterstützung gewünscht hat.

Dr. Kiss: Dann beenden wir unsere Sitzung für heute. Wir sehen uns in zwei Tagen wieder.

Kommentar: Die Therapeutin strukturiert die Sitzung im Sinne der transdiagnostischen Gruppentherapie in Eröffnungsphase, Bearbeitungsphase und Abschlussphase. Ziel der Eröffnungsphase ist es, möglichst zügig festzulegen, wer der Protagonist der Sitzung sein wird. Diese Phase soll kurz und inhaltlich überschaubar sein. Die Therapeutin ist mit ihren Interventionen sparsam und zielorientiert. Sie fragt alle Patienten nacheinander nach ihren Themen und will wissen, wer sein Thema ausführlich bearbeiten möchte. Der Wunsch, das Thema zu vertiefen, wird ebenso akzeptiert, wie der Wunsch, darauf zu verzichten. Es erfolgt keine besondere Motivation der einzelnen Patienten und es findet keine weitere Intervention in dieser Phase statt.

Nachdem alle Patienten ihr Thema benannt und sich entschieden haben, ob sie dieses vertiefen wollen oder nicht, konzentriert sich die Therapeutin auf diejenigen, die ihr Thema bearbeiten möchte. Diese Patienten haben sich im Gegensatz zu jenen, die sich dazu entschieden haben, ihr Thema nicht zu bearbeiten, in der

Eröffnungsrunde exponiert. Sie werden nun bestimmen, wer die Protagonistenrolle bekommt. Der Entscheidungsprozess verläuft erwartungsgemäß, die Patienten tauschen sich über ihre Bedürfnisse aus und treffen die Entscheidung. Sobald entschieden wurde, wer der Protagonist der Sitzung ist, tauscht die Therapeutin ihren Sitzplatz und setzt sich zur Protagonistin. Aufgrund der räumlichen Nähe kann sie diese besser unterstützen und der Gruppe deutlich machen, dass die Protagonistin jetzt eine besondere Rolle in der Gruppe hat. Sollte es unerwartet notwendig werden, kann sie die Protagonistin auch vor überfordernden Situationen schützen.

In der Bearbeitungsphase konzentriert sich die Therapeutin zunächst auf das Festlegen eines expliziten Ziels für die Therapiesitzung. Dabei wird deutlich, dass die Patientin nicht auf Anhieb ein Ziel benennen kann. Sie braucht die Unterstützung der Therapeutin. Bei der Erarbeitung der Mittelanalyse (Festlegen des Weges, wie das Ziel erreicht werden soll) ist die Patientin spontaner und kann genauer sagen, was für sie sinnvoll erscheint. Ziel und Technik, die zur Zielerreichung festgelegt wurden, werden für alle verständlich noch einmal von der Therapeutin wiederholt. Der Übergang in die Bearbeitungsphase erfolgt zügig. Verständnisfragen durch die Gruppe, welche die Protagonistin in die Situation bringen würden, mehr Information zu liefern, sich aber nicht in die Richtung des von ihr genannten Ziels zu bewegen, wären nicht erwünscht und würden durch die Therapeutin begrenzt werden. Ein Beispiel wären Fragen an Frau Schneider: »Ich habe noch nicht verstanden, warum du überhaupt diese Wohnung gemietet hast?« oder »Ist es das erste mal, dass du alleine wohnst?« Diese Fragen bringen die Protagonisten dazu, weitere Informationen zu liefern, die Gruppe arbeitet dabei aber nicht an den formulierten Zielen der Patientin.

Sitzung vom 9. Mai

Dr. Kiss: Guten Morgen. Ich begrüße alle zu unserer heutigen Therapiesitzung. Ich würde gerne mit einer Eröffnungsrunde starten, in der Sie alle sagen, was Sie im Moment beschäftigt. *Sie blickt nach links und fragt:* Herr Wagner, möchten Sie beginnen?

Herr Wagner: In der letzten Sitzung war ich auch schon nahe daran, über die Trennung von meiner Exfreundin zu sprechen. Jetzt hat meine Schwester meine Exfreundin getroffen und ich mache mir noch mehr Gedanken, warum sie sich getrennt hat. Sie ist so eine tolle Frau.

Dr. Kiss: Möchten Sie heute das Thema bearbeiten?

Herr Wagner: Ja, das möchte ich heute machen.

Dr. Kiss: Ja, gut! *Wendet sich an Herrn Meier:* Herr Meier was beschäftigt Sie?

Herr Meier: Die Beziehung zwischen mir und meiner Frau beschäftigt mich auch. Aber ich möchte es heute nicht bearbeiten.

Dr. Kiss: Gut, Herr Meier. *Wendet sich an Herrn Weber:* Herr Weber, was beschäftigt Sie?

Herr Weber: Ich habe einen ehemaligen Mitarbeiter meines Vaters aus unserem Handwerksbetrieb getroffen. Ich mache mir solche Vorwürfe, dass das Geschäft den Bach hinuntergegangen ist. Ständig muss ich darüber nachdenken, was ich falsch gemacht habe. Ich würde auch gerne heute oder in einer der nächsten Sitzungen in der Gruppe darüber sprechen.

Dr. Kiss: Danke, Herr Weber. *Wendet sich an Frau Fischer:* Frau Fischer, was beschäftigt Sie?

Frau Fischer: Ich war mit meinem Ruderclub gestern abends unterwegs. Das war mal wieder richtig gut, so etwas Abstand zur Klinik zu haben. Von meinem Chef gibt es nichts Neues. Die Arbeit, die er mir mitgebracht hat, liegt noch da. Ich habe ein schlechtes Gewissen, dass ich das nicht erledige, aber noch halte ich das so aus. *Patientin schmunzelt.*

Dr. Kiss: Frau Fischer, Sie hatten bereits in der letzten Sitzung die Situation mit Ihrem Arbeitgeber angesprochen. Möchten Sie das heute bearbeiten?

Frau Fischer: Nein, das will ich nicht. Ich hatte einen schönen Abend gestern. Es geht mir gut. Ich greife das zu einem anderen Zeitpunkt auf.

Dr. Kiss: Gut, Frau Fischer. *Wendet sich an Frau Petrovic:* Frau Petrovic, was beschäftigt Sie?

Frau Petrovic: Ich denke ganz oft an meine Enkeltochter und daran, dass ich durch den Aufenthalt in der Klinik nicht auf sie aufpassen kann. Gestern habe ich mit ihr telefoniert. Sie sagt auch, dass sie mich vermisst. Ich sehe mich in meiner Enkeltochter wieder und habe Angst, dass ihr ähnlich Schlimmes passieren könnte wie mir. Aber ich möchte das heute nicht vertiefen.

Dr. Kiss: Das ist in Ordnung, Frau Petrovic. *Wendet sich an Frau Schneider:* Frau Schneider, was beschäftigt Sie?

Frau Schneider: Ich fühle mich seit der letzten Sitzung wirklich geordnet. Wir waren inzwischen beim Mieterbund. Ich überlege, wie ich das Gespräch mit dem Vermieter führen kann. Würde auch dazu gerne die Gruppe um Unterstützung bitten. Aber es muss nicht heute sein.

Dr. Kiss: Gut, Frau Schneider. *Wendet sich an Frau Schmidt:* Frau Schmidt, was beschäftigt Sie?

Frau Schmidt: Ich habe meinem Partner vorgeschlagen, dass wir auch so eine Pro- und Contra-Liste machen. Er fand die Idee gut, und wir werden das bei seinem nächsten Besuch hier einmal ausprobieren.

Dr. Kiss: Möchten Sie das in der Gruppe vorbereiten?

Frau Schmidt: Nein, das möchte ich nicht. Ich möchte dann später in der Gruppe berichten, was das Ergebnis ist.

Dr. Kiss *sieht jeden Patienten in der Gruppe an:* Herr Wagner und Herr Weber wollten heute ihr Thema bearbeiten. Ich möchte Sie (die beiden, die ihr Thema bearbeiten wollen) bitten, zu entscheiden, wer heute als Protagonist sein Thema bearbeitet.

Herr Weber: Ich würde heute mein Thema bearbeiten, aber ich kann das auch in den nächsten Sitzungen. Ich habe den Eindruck, Herr Wagner ist mehr unter Druck und schlage vor, dass er drankommt. Wenn wir dann noch Zeit haben, kann ich auch etwas zu meinem Thema sagen.

Dr. Kiss *sieht Herrn Wagner an:* Herr Wagner, ist das für Sie in Ordnung? Herr Weber würde Ihnen den Vortritt lassen.

Herr Wagner: Ich würde wirklich gerne heute mein Thema vorbringen.

Dr. Kiss: Herr Weber, dann verstehe ich das so, dass wir mit Herrn Wagner starten. Je nachdem, wie viel Zeit wir haben, bearbeiten wir heute zwei Themen, oder Sie bringen Ihr Thema in der nächsten Sitzung wieder ein.
Herr Weber nickt.
Dr. Kiss *zur Gruppe:* Ist das für die anderen auch in Ordnung?
Die Gruppe nickt.

Dr. Kiss *zu Herrn Wagner:* Lassen Sie uns starten. *Die Therapeutin sitzt bereits neben Herrn Wagner, ein Platzwechsel erübrigt sich.* Sie haben gesagt, es geht um die Beendigung der Beziehung durch Ihre Exfreundin. Wenn wir uns diesem Thema zuwenden, was wäre ein gutes Ergebnis am Ende der Sitzung für Sie?
Herr Wagner: Ich kann nicht verstehen, warum meine Freundin die Beziehung zu mir beendet hat. Ich finde, wir haben uns gut verstanden und sie ist so eine tolle Frau. Ich habe mich immer bemüht, alle Streitigkeiten und Konflikte zu vermeiden.
Dr. Kiss: Sie sagen, dass Sie nicht verstehen, warum die Freundin die Beziehung beendet hat, und sie sagen, dass Sie sich stets bemüht haben, alle Konflikte zu vermeiden. Haben Sie Ihre Exfreundin gefragt, warum sie die Beziehung beendet hat?
Herr Wagner: Ja, sie hat gesagt, dass sie mit mir nicht zurechtkommt, weil ich nicht über meine Gefühle sprechen kann.
Dr. Kiss: Und würden Sie sagen, das stimmt? Es fällt Ihnen schwer, über Ihre Gefühle zu sprechen?
Herr Wagner: Ja, das stimmt schon. Ich habe ja gesehen, wohin das bei meinen Eltern geführt hat. Es gab ständig Streit. Ich habe über meine Gefühle nicht gesprochen, um Konflikte zu vermeiden.
Dr. Kiss: Sie haben es vermieden, über Ihre Gefühle zu sprechen, weil Sie befürchtet haben, damit Konflikte zu erzeugen. Haben Sie befürchtet, damit die Beziehung zu gefährden?
Herr Wagner: Ja, genau so ist es.
Dr. Kiss: Und jetzt fragen Sie sich, warum wurde die Beziehung trotzdem beendet. Wäre es ein gutes Ziel, sich heute anzusehen, wie sich die Konfliktvermeidung auf die Beziehung ausgewirkt hat?
Herr Wagner: Ja, das stimmt.
Dr. Kiss: Wir können in der Gruppe natürlich nicht herausfinden, warum Ihre Exfreundin so gehandelt hat, aber wir können uns damit beschäftigen, wie sich die Konfliktvermeidung aus ihrer Perspektive auf die Beziehung ausgewirkt hat. Könnte das ein gutes Ziel für die Sitzung sein?
Herr Wagner: Ja, das wäre gut für mich.
Dr. Kiss: Haben Sie eine Idee, wie wir dieses Ziel hier in der Gruppe gemeinsam erreichen können?
Herr Wagner: Es gibt zahlreiche Beispiele dafür, wie ich Konflikten aus dem Weg gegangen bin. Ich würde das gerne mal berichten.
Dr. Kiss: Ich schlage vor, dass wir eine Situation genau analysieren. Daran könnten sich Ähnlichkeiten zu anderen Situationen verdeutlichen.
Herr Wagner: Das finde ich gut.

Dr. Kiss: Es ist sinnvoll, die Situation auf die Flipchart zu notieren, sodass sie für alle sichtbar ist. Sie und die Gruppe können anschließend Hypothesen darüber bilden, wie sich die Konfliktvermeidung auf die Beziehung ausgewirkt hat. Ist das für Sie und die Gruppe in Ordnung? *Alle stimmen zu.* Wir holen jetzt die Flipchart. Wer möchte schreiben?
Frau Schneider: Das kann ich heute übernehmen.
Dr. Kiss: Ich möchte Sie jetzt erst einmal bitten, eine konkrete Situation auszuwählen und sie aus der Beobachterperspektive zu berichten. Das heißt, alles zu berichten, was man hören und sehen konnte, Bewertungen, Kommentare und Vermutungen an dieser Stelle aber wegzulassen.
Herr Wagner: Eine der letzten Situationen war: Meine Freundin wollte am Wochenende ihre Eltern besuchen. Sie wollte, dass ich mitfahre, da ihr Vater seinen 62. Geburtstag hatte. Ich war mit meinem Freund, den ich seit meiner Schulzeit kenne, verabredet. Wir haben uns länger nicht mehr gesehen und ich hätte ihn sehr gerne getroffen. Um meine Freundin und ihre Eltern nicht zu kränken, habe ich meinem Freund abgesagt und bin mit meiner Freundin mitgefahren.
Dr. Kiss: War das eine typische Situation?
Herr Wagner: Ja.
Dr. Kiss: Haben Sie mit Ihrer Exfreundin darüber gesprochen, dass Sie mit Ihrem Freund verabredet waren?
Herr Wagner: Ja, das habe ich ihr schon gesagt. Aber nachdem sie mich gebeten hat, dennoch mitzufahren und meinen Freund zu einer anderen Zeit zu treffen, habe ich meinem Freund abgesagt.
Dr. Kiss: Welche Konsequenzen hatte Ihr Verhalten, dass Sie abgesagt haben, auf das Wochenende?
Herr Wagner: Ich habe ein anstrengendes Wochenende mit wenig Freiraum für mich gehabt und bin viel Zeit im Auto gesessen.
Dr. Kiss: Was ist Ihre Hypothese? Welchen überdauernden Regeln sind Sie bei Ihrem Verhalten gefolgt?
Herr Wagner: Ich muss den Wünschen meiner Freundin entsprechen, um Konflikte zu vermeiden. Obwohl ich eigentlich Familienfeiern nicht mag. Ich wäre lieber mit meiner Freundin alleine zusammen gewesen oder hätte meinen Freund getroffen.
Dr. Kiss: Lassen Sie uns überprüfen, ob alle wichtigen Punkte auf der Flipchart stehen, damit wir in der Gruppe diskutieren können, wie sich Ihre Konfliktvermeidung auf Ihre Beziehung auswirkt.
Herr Wagner: Frau Schneider hat das genau aufgeschrieben.
Dr. Kiss: Wenn Sie sich das ansehen, was denken Sie, wie wirkt sich Konfliktvermeidung auf die Beziehung aus?
Herr Wagner: Ich tue Sachen, die ich eigentlich nicht tun will.
Frau Fischer: Und Du bekommst auch nicht, was Du Dir wünschst, Du wolltest doch lieber mit Deinem Freund weggehen.
Frau Petrovic: Mir fällt auf, dass Du immer versucht hast, ihre Wünsche zu erfüllen, das hat aber nicht geholfen, sie hat Dich trotzdem verlassen. Das macht mich so nachdenklich. Ich versuche ja auch immer, mich anzupassen.

Herr Meier: Ich verstehe gut, dass Deine Freundin zum Geburtstag ihres Vaters wollte. Andererseits weiß ich aus meiner Ehe, dass zu viel Familie auch ziemlich belastend sein kann.
Frau Schmidt: Vielleicht hat es Deine Freundin auch gemerkt, dass Du unzufrieden warst. Es ist ja auch schwer, sich zu verstellen. Ich merke immer, wenn mein Freund unzufrieden ist, auch wenn er nichts sagt.
Dr. Kiss: Herr Wagner, Sie haben einige Rückmeldungen aus der Gruppe bekommen. Können Sie zusammenfassen, wie sich die Konfliktvermeidung aus Ihrer Sicht auf Ihre Beziehung ausgewirkt hat?
Herr Wagner: Ich habe mich nicht dafür eingesetzt, was ich mir wirklich gewünscht habe. Dadurch hatte ich zwar keine Konflikte, aber ich konnte auch die Beziehung nicht aufrechterhalten. Weder ich noch meine Exfreundin haben das bekommen, was wir uns gewünscht haben. Ich glaube, ich sollte mich mehr dafür einsetzen, was ich mir wünsche.
Dr. Kiss: Das scheint mir eine sehr wichtige Erkenntnis zu sein. Was würden Sie denn dafür brauchen, um sich mehr für Ihre Bedürfnisse einzusetzen?
Herr Wagner: Ich müsste mehr Risiko eingehen, dass es auch schlechte Stimmung gibt.
Dr. Kiss: Wären Sie bereit dieses Risiko einzugehen, auch wenn das Ihrem bisherigen Verhalten nicht entspricht?
Herr Wagner: Es würde mir sehr schwerfallen, aber es erscheint mir auch, als hätte ich keine andere Wahl.
Dr. Kiss: Gibt es in Ihrer aktuellen Lebenssituation Konflikte, die Sie vermeiden?
Herr Wagner: Ja, ich vermeide immer noch, meine Exfreundin um ein klärendes Gespräch zu bitten.
Dr. Kiss: Könnte das eine Situation sein, in der Sie neues Verhalten üben könnten?
Herr Wagner: Ja, da müsste ich mich ganz schön überwinden. Aber ich merke schon, worauf das hinausläuft. Sie möchten bestimmt vorschlagen, dass ich das hier in der Gruppe ausprobiere.
Dr. Kiss: Ja, Sie wissen schon recht gut, wie wir hier in der Gruppe arbeiten. Genau das wollte ich vorschlagen.
Herr Wagner: Also gut, dann gebe ich mir jetzt einen Ruck.
Dr. Kiss: Super! Möchten Sie, dass wir das Rollenspiel ausführlich vorbereiten? Oder möchten Sie es mit jemandem spontan ausprobieren?
Herr Wagner: Ich habe schon einige Formulierungen im Kopf, wie ich so ein Gespräch machen würde. Ich könnte das spontan ausprobieren und mir von der Gruppe eine Rückmeldung holen, wie das wirkt.
Dr. Kiss: Mit wem würden Sie das am liebsten ausprobieren?
Herr Wagner: Mit Frau Schmidt, wenn sie mitmacht.
Frau Schmidt: Ja, ich möchte gerne mitmachen. Ich glaube, ich habe auch eine Idee, wie Deine Freundin funktioniert. Wie soll die Situation sein?
Herr Wagner: Ich würde meine Exfreundin anrufen und sie bitten, sich mit mir noch einmal zu treffen. Ich würde ihr am Telefon sagen, dass ich sie um weitere Klärungen bitten möchte, warum sie sich getrennt hat. Vielleicht kannst Du so reagieren, wie Du das in der richtigen Situation machen würdest.

Rollenspiel: Frau Schmidt und Herr Wagner sitzen auf zwei Stühlen, drehen sich den Rücken zu und simulieren ein Telefongespräch.

Herr Wagner *ruft an*: Hallo Anna, hier ist Achim. Ich freue mich, dass ich Dich erreiche. Hast Du ein paar Minuten Zeit für mich?

Frau Schmidt: Hallo Achim. Ich bin ganz überrascht, dass Du mich anrufst. Ja, ich habe ein paar Minuten Zeit.

Herr Wagner: Ich würde gerne mit Dir sprechen. Aber nicht am Telefon. Ich würde mich sehr gerne mit Dir treffen.

Frau Schmidt: Worüber möchtest Du mit mir sprechen?

Herr Wagner: Du weißt, es fällt mir schwer zu reden und am Telefon kann ich es ganz schlecht. Ich mache jetzt eine Psychotherapie und ich denke viel über unsere Beziehung nach. Ich habe noch nicht genau verstanden, warum Du Dich von mir getrennt hast. Ich würde Dich gerne fragen, was ich zu der Trennung beigetragen habe. Du weißt, in meiner Therapie geht es viel darum, mein bisheriges Verhalten zu verändern, und Du könntest mir dabei helfen.

Frau Schmidt: Ich bin ganz überrascht, wie Du plötzlich mit mir sprichst. So kenne ich Dich gar nicht. Ich bin damit einverstanden, dass wir uns treffen.

Herr Wagner: Das freut mich, können wir uns morgen gegen Abend in dem kleinen Café um die Ecke treffen?

Frau Schmidt: Ja, ich kann ab 17:00 Uhr.

Herr Wagner: Gut, da kann ich auch, dann treffen wir uns. Bis dann!

Die Gruppe klatscht. Herr Wagner wirkt ganz begeistert über seinen Erfolg.

Dr. Kiss: Herr Wagner, das haben Sie toll gemacht. Was würden Sie sagen, was ist Ihnen gut gelungen?

Herr Wagner: Ich habe mein Ziel erreicht. Sie wird sich mit mir treffen.

Dr. Kiss: Frau Schmidt, was haben Sie beobachtet, was hat Herr Wagner gut gemacht?

Frau Schmidt: Irgendwie alles. Er hat mich freundlich gefragt, er hat seinen Wunsch klar formuliert und offen gesagt, was los ist. Er hat mir auch Raum gelassen zu entscheiden, ob ich komme oder nicht. Wenn ich die Exfreundin wäre, hätte ich genauso gehandelt und ihm zugesagt.

Dr. Kiss *zur Gruppe:* Was haben Sie beobachtet, was ist Herrn Wagner gut gelungen?

Frau Fischer: Du warst ja richtig gut, das hätte ich Dir gar nicht zugetraut!

Dr. Kiss: Frau Fischer, was haben Sie genau beobachtet? Können Sie das Herrn Wagner rückmelden?

Frau Fischer: Also Du hast sehr selbstsicher gewirkt, warst dabei freundlich, hast deiner Exfreundin genau gesagt, was Du Dir wünschst und hast auch einen Termin und Ort vorgeschlagen.

Herr Meier: Also so wie Du gewirkt hast, wird Sie vielleicht zu Dir zurückkommen wollen.

Dr. Kiss: Herr Meier, was haben Sie genau beobachtet? Können Sie das auch Herrn Wagner rückmelden?

Herr Meier: Mir ist aufgefallen, dass Du mit klarer Stimme gesprochen hast und ich fand auch gut, dass Du gesagt hast, dass Du jetzt Psychotherapie machst. Das würde ich mich auch mal gerne trauen wollen.
Dr. Kiss: Herr Wagner, Sie haben viele positive Rückmeldungen bekommen. Gibt es etwas, was Sie an Ihrem Verhalten noch verändern möchten?
Herr Wagner: Ich bin ganz zufrieden, dass mir das so gelungen ist. Ich wünschte, ich könnte das auch in der Wirklichkeit meiner Exfreundin gegenüber so machen.
Dr. Kiss: Möchten Sie das ausprobieren?
Herr Wagner: Mmh. Meinen Sie, das würde ich hinkriegen?
Dr. Kiss: Nachdem, was Sie uns hier gezeigt haben, bin ich ganz sicher. Ich weiß nicht, wie Ihre Exfreundin reagieren wird, aber von Ihrem Verhalten her sind Sie gut vorbereitet.
Herr Wagner: Ich schlafe mal eine Nacht darüber und entscheide morgen, ob ich sie anrufe.
Dr. Kiss: Entspricht das, was Sie heute erarbeitet haben, Ihren Zielen?
Herr Wagner: Ja, ich habe jetzt ein besseres Verständnis, was passiert sein könnte.
Dr. Kiss – *da die Therapiezeit abgelaufen ist, bleibt kein Raum für die Bearbeitung des zweiten Themas von Herrn Weber:* Unsere Zeit für heute ist beendet. Herr Weber, werden Sie in der kommenden Sitzung Ihr Thema wieder ansprechen?
Herr Weber: Ja, das mache ich, es war auch nicht so dringend, ich habe gleich gesagt, dass ich es auch in der nächsten Stunde ansprechen kann.

Dr. Kiss: Können wir an dieser Stelle eine Abschlussrunde machen?
Gruppe nickt.
Frau Schmidt: Für mich war am wichtigsten heute, zu sehen, dass Konflikte vermeiden nicht immer zum erwünschten Ergebnis führt. Ich glaube, auf meine Situation bezogen, ich muss auch genauer mit meinem Partner über meine Wünsche sprechen.
Frau Petrovic: Mir geht es genauso wie Frau Schmidt. Das war eine sehr wichtige Sitzung für mich heute. Ich habe die ganze Zeit darüber nachgedacht, wo ich überall meine Bedürfnisse den anderen unterordne. Ich merke, ich werde auch mutiger, über meine Probleme in der Gruppe zu sprechen.
Frau Schneider: Für mich war es am wichtigsten zu sehen, wie andere Konflikte vermeiden und dann ihre Ziele nicht erreichen. Das kann ich gut auch auf meine Situation übertragen.
Frau Fischer: Ich war sehr aufmerksam. Ich kann ja gut meine Bedürfnisse vertreten, wenn ich sicher bin, dass der andere auch einverstanden ist. Aber Konflikte machen mir auch ganz schön Angst. Dann werde ich auch ganz klein.
Herr Weber: Für mich war wichtig zu sehen, dass andere auch ganz schön Konflikte mit Beziehungen haben. Ich denke manchmal, ich bin der Einzige.
Herr Meier: Mich hat sehr beeindruckt, dass man sagen kann, dass man in Therapie ist. Das kann sich so ganz selbstverständlich anhören.
Herr Wagner: Ich finde, ich habe mich heute ganz schön was getraut.
Dr. Kiss *zu allen:* Das war heute eine sehr erfolgreiche Zusammenarbeit. Wir beenden unsere Sitzung für heute und sehen uns in zwei Tagen wieder.

Kommentar: Die Therapeutin achtet in der Sitzung darauf, dass der Protagonist mit einem tatsächlichen »Lerngewinn« aus der Sitzung geht. Die Zusammenarbeit mit der Gruppe beschränkt sich deshalb nicht nur auf den Austausch mit der Gruppe und Rückmeldungen, sondern beinhaltet den Aufbau einer Verhaltensalternative, die eine neue Verhaltensfertigkeit darstellt. Herr Wagner wird im Anschluss an diese Sitzung in der Lage sein, mit seiner Exfreundin ein offenes und angemessenes Gespräch zu führen. Er wird dadurch bessere Bedingungen herstellen können, um seinen Wunsch nach Auskunft über die Hintergründe der Trennung und der Auswirkungen von Vermeidungsverhalten auf das Beziehungsende zu erreichen.

Sitzung vom 11. Mai

Dr. Kiss: Ich wünsche Ihnen einen guten Morgen. Wir starten wie immer mit einer Eröffnungsrunde. Wer möchte beginnen?

Herr Weber: Ja, ich möchte beginnen. Ich war inzwischen beim Sport. Habe meine Hausaufgaben damit erledigt. Es war eine richtig gute Erfahrung für mich. Ich hatte viel weniger Schmerzen, als ich erwartet habe. Sonst habe ich für heute kein spezielles Anliegen. Das Thema vom letzten Mal würde ich später bearbeiten wollen.

Dr. Kiss: Super, dass Sie es geschafft haben zum Sport zu gehen! Es freut mich auch sehr, dass Sie dabei eine positive Erfahrung gemacht haben. Vielleicht gelingt es Ihnen, häufiger oder sogar regelmäßig Sport zu machen. Das war ein sehr guter Anfang!

Frau Fischer: Bei mir naht ja wieder das Wochenende. Ich muss mich entscheiden, was mit der Arbeit passiert, die mein Chef vorbeigebracht hat. Das würde ich gerne heute mit der Gruppe besprechen.

Herr Wagner: Ich habe mich entschieden, ich werde heute meine Exfreundin anrufen. Ich werde nach dem Wochenende berichten, wie es lief. Für heute habe ich kein weiteres Anliegen.

Dr. Kiss: Gut, machen Sie weiter Frau Petrovic.

Frau Petrovic: Mich beschäftigt die letzte Therapiesitzung. Es gibt einige Konflikte zwischen mir und meinem Mann. Wir werden uns am Wochenende sehen und ich werde versuchen, mit ihm über ein Thema zu sprechen, das mir ganz wichtig ist. Ich würde auch am liebsten in der nächsten Woche in der Gruppe darüber berichten.

Dr. Kiss: Ja, Frau Petrovic, das ist in Ordnung.

Frau Schneider: Ich habe ein Schreiben an den Vermieter aufgesetzt. Herr Wagner hat mir dabei geholfen. In dem Brief fordere ich eine Renovierung ein. Mal sehen, wie er darauf reagiert.

Frau Schmidt: Ich fürchte mich ein bisschen vor dem Wochenende. Ich habe so eine Pro- und Contra-Liste erstellt und will das mit meinem Freund durchsprechen. Außerdem muss ich mich entscheiden, ob ich mich für Klausuren anmelde.

Dr. Kiss: Frau Schmidt, wollen Sie die Gruppe nutzen, um dieses Thema zu bearbeiten?

Frau Schmidt: Ich würde heute den Vorrang Frau Fischer geben. Sie hat ihr Thema schon einmal zurückgestellt. Ich spreche mein Thema nächste Woche wieder an.
Dr. Kiss: Frau Fischer, Sie haben gesagt, dass Sie heute gerne Ihr Thema bearbeiten würden. Da es keine anderen Anmeldungen für heute gibt, ist es in Ordnung, wenn wir uns Ihrem Thema zuwenden? *Die Gruppe stimmt zu. Therapeutin setzt sich neben Frau Fischer:* Frau Fischer, Sie sagten in der Eröffnungsrunde, es geht um die Arbeit, die Ihr Chef mitgebracht hat. Ganz abgesehen davon, dass Ihre Therapie nicht als Arbeitszeit genutzt werden sollte, was wäre ein gutes Ziel für die heutige Sitzung?

Frau Fischer: Ich möchte auch nicht während meiner Therapie arbeiten. Ich habe mich auch schon dazu entschieden, die Arbeit meinem Chef zurückzugeben und ihn darauf hinzuweisen, dass ich hier gar nicht arbeiten darf. Es ist nur so, dass ich so ein schlechtes Gewissen habe. Ich habe mir immer durch Leistung die Zugehörigkeit zu einer Gemeinschaft erkauft. Ich möchte das gerne ändern.
Dr. Kiss: Was genau sollte anders werden?
Frau Fischer: Ich möchte kein schlechtes Gewissen haben, wenn ich meinem Chef die Arbeit zurückgebe. Und ich möchte nicht immer nur wegen meiner Leistung gemocht werden.
Dr. Kiss: Wenn ich Sie richtig verstanden habe, sind das zwei Ziele. Das eine betrifft Ihr »schlechtes Gewissen«, das andere betrifft Ihre Zugehörigkeit zu einer Gruppe, die Sie gerne unabhängig von Ihrer Leistung hätten. Welches dieser Ziele ist für Sie im Moment wichtiger?
Frau Fischer: Schwer zu sagen. Irgendwie beides.
Dr. Kiss: Lassen Sie uns mal mit dem schlechten Gewissen starten. Sie würden sich wünschen, die Arbeit Ihrem Chef zurückzugeben, ohne ein schlechtes Gewissen zu haben. Wenn ich jetzt laut denke, muss ich sagen, ich glaube das geht nicht. Ein schlechtes Gewissen nicht zu haben, wenn Sie ein völlig neues Verhalten zeigen, das allen Ihren bisherigen Prinzipien und Regeln widerspricht, ist wahrscheinlich nicht machbar. Was Sie jedoch verändern könnten, das ist Ihre Einstellung zu dem schlechten Gewissen. Könnte das ein gutes Ziel für Sie sein?
Frau Fischer: Ja, das klingt auch gut.
Dr. Kiss: Das andere Thema, das Sie angesprochen haben, ist die Zugehörigkeit zu einer Gruppe, die über Leistung passiert. Wenn Sie jetzt diese beiden Themen vergleichen. Welches von beiden hilft Ihnen im Moment mehr, die Arbeit dem Chef zurückzugeben?
Frau Fischer: Das schlechte Gewissen bremst mich mehr.
Dr. Kiss: Gut, geht es dann vorrangig um Ihre Einstellung zu Ihrem schlechten Gewissen? *Patientin nickt.* Was würden Sie sich jetzt genau wünschen?
Frau Fischer: Das passiert so automatisch. Ich weiß gar nicht, wie man da seine Einstellung verändern kann.
Dr. Kiss: Wäre es gut für Sie, wenn wir uns in der Gruppe gemeinsam ansehen, wie das schlechte Gewissen entsteht?
Frau Fischer: Ja, das klingt gut.
Dr. Kiss: Haben Sie eine Idee, wie wir das miteinander machen können?

Frau Fischer: Ich könnte Situationen nennen, in denen ich schlechtes Gewissen erlebe.

Dr. Kiss: Das finde ich gut. Was halten Sie davon, wenn wir in der Gruppe die Ideen zusammentragen, welche möglichen Handlungsregeln diese Situationen gemeinsam haben.

Frau Fischer: Wozu ist das gut?

Dr. Kiss: Ich vermute, dass den unterschiedlichen Situationen ähnliche Regeln zugrunde liegen.

Frau Fischer: Das könnte natürlich sein. Dann lassen Sie uns das machen.

Dr. Kiss: Dann fasse ich jetzt für die Gruppe zusammen und Sie überprüfen, ob das so richtig ist: Frau Fischer hatte sich für das Thema »Einstellung zum schlechten Gewissen« entschieden. Ihr Ziel dabei ist, eine Einstellungsveränderung zu erreichen. Sie hat gesagt, Sie wird uns einige Situationen benennen, in denen sie schlechtes Gewissen erlebt. Unsere Aufgabe wird darin bestehen, Ideen zu entwickeln, welche gemeinsamen handlungsleitenden Regeln den Situationen zugrunde liegen.

Herr Weber: Ich schreibe auf die Flipchart. Ich habe auch immer so viel mit schlechtem Gewissen zu tun.

Dr. Kiss: Vielen Dank, Herr Weber.

Frau Fischer: Also dann zähle ich jetzt mal ganz typische Situationen auf: Zuerst die mit dem Chef. Wenn ich die Arbeit zurückgeben würde, dann hätte ich ein superschlechtes Gewissen. Wenn mich meine Mutter bittet, für sie Einkaufen zu gehen, ich aber keine Zeit habe; wenn ich zu spät komme und andere auf mich warten; wenn ich keine Zeit hatte, meiner Nichte zu schreiben; wenn ich am Sonntagabend in die Klinik zurückfahren muss, weil ich immer noch krank bin; wenn ich beim Einkaufen nicht genug Kleingeld habe; wenn ich durch meine Anspannung wieder zu laut gesprochen habe; wenn unser Boot im Ruderclub nicht auf die ersten drei Plätze kommt – dann denke ich, ich habe mich nicht genug angestrengt. So könnte ich bis heute Abend weitermachen.

Dr. Kiss: Danke, Frau Fischer. Sie haben wirklich eine große Zahl von Situationen benennen können. Jetzt wollen wir die Gruppe bitten, Hypothesen über die zugrunde liegenden Regeln zu bilden. Herr Weber kann die Regeln dann aufschreiben.

Frau Schmidt: Eine Regel könnte sein: Tu immer, was andere von Dir erwarten.

Frau Petrovic: Verhalte Dich möglichst unauffällig. Vielleicht denkst Du: »Wenn Du nicht tust was die anderen wollen, dann werden sie Dich nicht mehr mögen.«

Herr Meier: Sei in jeder Situation perfekt leistungsfähig. Streng Dich maximal an, auch wenn es an Deine Grenze geht.

Herr Wagner: Vermeide Schwäche zu zeigen. Wenn Du schwach wirst, dann werden die anderen über Dich herfallen!

Dr. Kiss *zu Frau Fischer:* Die Gruppe hat jetzt einige Vorschläge gemacht. Erkennen Sie das? Sind das die gesuchten Regeln oder handlungsleitenden Pläne?

Frau Fischer: Oh ja, die kenne ich alle gut.

Dr. Kiss: Können Sie einen Zusammenhang zwischen den Regeln und dem schlechten Gewissen erkennen?

Frau Fischer: Ja, wenn ich die Regeln nicht befolge, dann habe ich ein schlechtes Gewissen.
Dr. Kiss: Ja, das ist eine ganz wichtige Erkenntnis. Sie haben ein schlechtes Gewissen, wenn Sie eine dieser Regeln nicht befolgen. Ich würde jetzt einen Schritt weitergehen und Sie fragen: Wollen Sie diese Regeln immer befolgen?
Frau Fischer: Nein, ganz oft will ich das nicht, aber ich tue es, um ein schlechtes Gewissen zu vermeiden. Ich tue dann eigentlich etwas, was ich nicht tun will.
Dr. Kiss: Das scheint mir auch ganz wichtig zu sein. Wenn Sie in einer dieser Situationen tun würden, was Sie tun wollen, was würde dann mit den Regeln passieren?
Frau Fischer: Ja, dann würde ich die Regeln nicht befolgen und hätte ein schlechtes Gewissen.
Dr. Kiss: Könnte man dann sagen, dass ein schlechtes Gewissen ein Zeichen dafür ist, dass sie eine dieser Regeln nicht befolgen?
Frau Fischer sagt: Ja, das könnte man sagen.
Dr. Kiss: Und jetzt haben Sie gerade gesagt, dass sie die Regeln auch nicht immer befolgen wollen. Könnte man an dieser Stelle die Schlussfolgerung ziehen, dass ein schlechtes Gewissen ein Zeichen dafür sein kann, dass Sie neue Regeln befolgen und vielleicht auf einem neuen Weg sind?
Frau Fischer: Ja, wenn Sie das so wollen, könnte es das bedeuten. Wenn ich ein schlechtes Gewissen habe, dann mache ich etwas Neues und das ist ungewohnt für mich. Das schlechte Gewissen könnte dann auch ein gutes Zeichen sein.
Dr. Kiss: Frau Fischer, ich bin ganz begeistert! Wenn Sie das schlechte Gewissen als ein Zeichen dafür sehen, dass Sie etwas Neues machen, würde das Ihre Einstellung zu dem schlechten Gewissen verändern?
Frau Fischer: Das glaube ich schon.
Herr Weber: Das glaube ich auch!
Dr. Kiss: Ich fasse noch einmal zusammen und Sie überprüfen bitte, ob das richtig ist: Wir haben verschiedene Situationen gesammelt, in denen Sie ein schlechtes Gewissen hatten. Wir haben uns mithilfe der Gruppe angesehen, welche Regeln die Grundlage für das schlechte Gewissen waren. Wenn Sie diese Regeln nicht befolgt haben, entstand das schlechte Gewissen. Oft wollten Sie aber die Regeln gar nicht befolgen und taten es nur, um das schlechte Gewissen zu vermeiden. Dann haben sie gesagt: Das schlechte Gewissen kann ja auch ein Zeichen dafür sein, dass Sie etwas Neues machen, indem Sie die alten Regeln nicht befolgen. Stimmt das so?
Frau Fischer: Ja, das stimmt.
Dr. Kiss: Könnte es ein sinnvolles Experiment für Sie sein, in der kommenden Woche in verschiedenen Situationen ganz bewusst zu entscheiden, ob Sie eine bisher handlungsleitende Regel befolgen wollen oder nicht? Können Sie dabei Ihr schlechtes Gewissen als Rückmeldung dafür nehmen, dass Sie jetzt etwas Neues machen?
Frau Fischer: Das klingt nach einem interessanten Experiment.
Dr. Kiss: Wenn wir jetzt zu der Situation mit Ihrem Chef zurückkommen, was müssten Sie tun, wenn Sie hier ein erstes Experiment machen würden?

Frau Fischer *lacht:* Das ist jetzt aber trickreich. Da müsste ich natürlich die Arbeit zurückgeben und mich über mein schlechtes Gewissen freuen.
Dr. Kiss: Wollen Sie das ausprobieren und in der Gruppe berichten, wie es Ihnen damit ergangen ist?
Frau Fischer: Ich überleg mir das wirklich.
Dr. Kiss: Um eine Realitätsüberprüfung zu machen: Was vermuten Sie, wie würde sich das auf die Beziehung zu Ihrem Chef auswirken, wenn Sie ihn bitten würden, die Arbeit wieder mitzunehmen und jemand anderen mit der Bearbeitung zu beauftragen oder zu warten, bis Sie aus der Therapie zurück sind?
Frau Fischer: Er wäre überrascht, weil er das von mir nicht kennt. Aber andere Kollegen arbeiten auch nicht, wenn sie krankgeschrieben sind. Das akzeptiert er auch.
Herr Wagner: Das ist auch ganz normal. Dazu gibt es auch gesetzliche Vorschriften. Wenn man krank ist, arbeitet man nicht. Das muss Dein Chef auch von Dir akzeptieren.
Dr. Kiss: Frau Fischer, was halten Sie davon, was Herr Wagner jetzt sagt?
Frau Fischer: Es gibt Sachen, die nur ich kann. Aber die Arbeit, die er mir jetzt mitgebracht hat, kann auch meine Kollegin. Nur die kann sich besser abgrenzen und deswegen bekomme ich die Arbeit.
Dr. Kiss: Frau Fischer, Ihr Ziel für die heutige Sitzung war eine Einstellungsveränderung gegenüber Ihrem schlechten Gewissen. Haben Sie Ihr Ziel erreicht?
Frau Fischer: Ja, da hat sich wirklich etwas getan. Das sind ganz neue Aspekte jetzt. Ich will mich auch bei der Gruppe für die Unterstützung bedanken.
Dr. Kiss: Möchten Sie noch hören, was den anderen bei der Bearbeitung durch den Kopf gegangen ist?
Frau Fischer: Ja, gerne.
Herr Weber: Ich habe dich sehr bewundert, wie entschlossen Du das Thema angehst.
Frau Petrovic: Ich habe mir gedacht, ich sollte auch nicht alle meine Regeln befolgen. Zumindest die, die ich als schlecht für mich und gut für die anderen erkannt habe. Ich habe mit schlechtem Gewissen sehr viel zu tun!
Frau Schneider: Ich als Polizistin bin auch sehr regelorientiert und versuche immer zu tun, was von mir erwartet wird. Eine Einstellungsveränderung zu meinem schlechten Gewissen wäre auch für mich gut.

Dr. Kiss *nachdem keine weiteren Wortmeldungen kommen:* Die Zeit für unsere heutige Sitzung geht dem Ende zu. Ich würde wie immer gerne mit einer Abschlussrunde schließen, in der jeder sagt, was für ihn am wichtigsten war.
Frau Schmidt: Ich hatte so ein Aha-Erlebnis.
Frau Schneider: Ich hatte immer gedacht, schlechtes Gewissen wäre etwas Schlechtes. Aber das heißt nur so.
Frau Petrovic: Für mich war es am wichtigsten zu erkennen, dass ich nicht immer tun muss, was andere von mir wollen und ich könnte mich trotzdem damit gut fühlen.

Frau Fischer: Für mich war das eine wirklich wichtige Sitzung. Ich werde nächste Woche experimentieren.
Herr Weber: Ich glaube, für mich ist es wichtig zu überprüfen: Wann gibt es einen Grund, ein schlechtes Gewissen zu haben – wenn ich zum Beispiel objektiv was verschuldet habe, aber nicht, wenn ich andere Bedürfnisse habe, dann ist das eher ein Zeichen für eine positive Veränderung, und ich sollte genau prüfen, ob das dann nicht richtiger ist zu tun, was ich mir wünsche.
Herr Meier: Für mich war es wichtig zu erkennen, dass ich so viel heimlich halte, das hat mit meiner Angst vor einem schlechten Gewissen zu tun.
Herr Wagner: Ich fand den Zusammenhang zwischen Regeln und schlechtem Gewissen am wichtigsten für mich. Wenn ich neue Regeln mache, dann kann sich mein schlechtes Gewissen verändern!
Dr. Kiss: Wir haben in der heutigen Sitzung wieder ein sehr wichtiges Thema bearbeitet. Ich freue mich darüber, dass Sie als Gruppe so gut miteinander kooperieren. Das macht unsere Zusammenarbeit erfolgreich. Ich wünsche Ihnen ein schönes Wochenende. Wir sehen uns nächste Woche.

Kommentar: Die Therapeutin ist in der heutigen Sitzung mit dem häufigen Thema »schlechtes Gewissen« konfrontiert worden. Für viele Patienten ist ein schlechtes Gewissen automatisch ein Zeichen dafür, etwas falsch zu machen oder ein schlechter Mensch zu sein. Sie verhalten sich dann entsprechend den Regeln und Plänen, die ihnen helfen, kein schlechtes Gewissen zu haben und vermeiden es, die handlungsleitenden Pläne und Regeln zu überprüfen. Die Therapeutin konnte in dieser Sitzung am Beispiel von Frau Fischer eine Neubewertung des »schlechten Gewissens« erzielen. Es handelt sich dabei um die Technik des »Reframing«. Schlechtes Gewissen ist ein Zeichen für eine neue Verhaltensweise oder für eine Handlung nach neuen Regeln und Plänen. Das »schlechte Gewissen« wird dadurch zum Maßstab für Veränderung. Das ist für viele Patienten in der Gruppe eine wertvolle Strategie. Sie haben als Teilnehmer und Beobachter der Arbeit der Protagonistin sehr viel profitiert.

Sitzung vom 14. Mai

Dr. Kiss: Ich wünsche Ihnen einen guten Morgen. Wir starten wie immer mit einer Eröffnungsrunde. Frau Schmidt, möchten Sie beginnen?
Frau Schmidt: Ich habe mich am Wochenende mit meinem Freund getroffen und ihm die Pro- und Contra-Liste gezeigt. Außerdem habe ich mich für die Prüfung angemeldet. Das Thema Kind oder Studium beschäftigt mich sehr, und ich würde gerne die Gruppentherapie in Anspruch nehmen, um das Thema zu bearbeiten.
Dr. Kiss: Toll, dass Sie sich zur Prüfung angemeldet haben. Ich höre, Sie würden Ihr Thema heute gerne bearbeiten. Frau Schneider, wollen Sie weitermachen?
Frau Schneider: Ich habe einen Brief von meinem Vermieter bekommen. Er wird sich nächste Woche die Schäden in der Wohnung ansehen. Ich bin noch ganz unsicher, wie ich mich in der Situation verhalten soll, und würde hierzu gerne noch einmal die Gruppe befragen, das muss aber nicht heute sein.

Dr. Kiss: Frau Schneider, gut, dann schauen wir, was wir noch an Themen haben. Frau Petrovic, wollen Sie weitermachen?

Frau Petrovic: Ich hatte ein ganz schlechtes Wochenende. Mein Mann ist ja so eifersüchtig. Ich weiß gar nicht, was ich machen soll. Ich habe sehr viel Angst, und es fällt mir sehr schwer, mein Thema zu bearbeiten, aber ich habe Vertrauen zu der Gruppe und glaube, ich kann das hier schaffen. Ich möchte es probieren.

Dr. Kiss: Ich finde es sehr gut, dass Sie sich vorstellen können, Ihr Thema zu bearbeiten. Wenn Sie sich dazu entscheiden, es zu tun, dann werden wir Sie dabei unterstützen, dass Sie es trotz Ihrer Angst vorbringen können. Frau Fischer, wollen Sie weitermachen?

Frau Fischer: Mein Wochenende war ein voller Erfolg. Mein Chef hat die Arbeit wieder mitgenommen. So ganz kurz habe ich auch ein schlechtes Gewissen gehabt. Dann ist mir eingefallen, was wir in der Gruppe besprochen haben, und ich war ganz stolz auf mein schlechtes Gewissen. Für heute habe ich kein neues Thema.

Dr. Kiss: Super, Frau Fischer, ich bin ganz stolz auf Sie.

Herr Weber: Ich habe noch ganz viel über das Thema »schlechtes Gewissen« nachgedacht und ich möchte mich noch einmal bei Dora bedanken, dass sie das Thema aufgebracht hat. Ansonsten habe ich den Eindruck, dass ich mich noch wenig in die Gruppe eingebracht habe und sehe, dass es für die anderen eine gute Erfahrung ist, hier über sich zu sprechen. Das möchte ich auch gerne machen. Aber ich bin mir noch so ganz unklar über meine Situation und würde das gerne erst einmal in der Einzeltherapie mit Ihnen vorbereiten und vielleicht nächste Woche mein Thema vorbringen.

Dr. Kiss: Das ist eine gute Idee, Herr Weber, das können wir so machen. Machen Sie weiter, Herr Meier?

Herr Meier: Was mich beschäftigt, ist meine Vergangenheit. Ich würde in der Gruppe gerne über meine Alkoholgeschichte sprechen und den ganzen Mist, den ich angerichtet habe. Aber nicht heute. Heute würde ich gerne Frau Petrovic den Vortritt lassen. Sie wirkt ganz traurig. Ich spreche in einer der nächsten Stunden mein Thema an.

Dr. Kiss: Ja, Herr Meier, das finde ich gut, dass sie die Entscheidung getroffen haben, in einer der nächsten Sitzungen Ihr Thema vorzubringen.

Herr Wagner: Ich habe am Wochenende, wie schon alle wissen, meine Exfreundin getroffen. Es ist auch ganz gut gelaufen. Sie war ganz überrascht über die Veränderungen, die bei mir stattgefunden haben. Sie will zwar im Moment keine Beziehung mit mir, aber sie kann sich vorstellen, mich zu treffen, und wir haben uns auch wieder verabredet. Ich glaube, sie kann mir helfen, mich weiter zu verändern. Ich habe auch kein neues Thema für heute.

Dr. Kiss *spricht Frau Schmidt, Frau Schneider und Frau Petrovic an:* Sie haben gesagt, Sie würden gerne die Therapiezeit zur Bearbeitung Ihres Themas nutzen. Können Sie bitte entscheiden, wer heute sein Thema bearbeitet.

Frau Schmidt: Ich habe den Eindruck, Frau Petrovic sollte heute drankommen.

Frau Schneider: Das finde ich auch, ich kann mein Thema zurückstellen. Ich freue mich, wenn Du heute Deine Angst überwindest und die Sitzung für Dich nutzt. *Sieht Frau Petrovic an.*

Dr. Kiss *zu Frau Petrovic:* Frau Schmidt und Frau Schneider würden Ihnen den Vorrang für die heutige Sitzung einräumen. Möchten Sie Ihr Thema bearbeiten?
Frau Petrovic: Ja, ich versuche es, aber ich habe sehr viel Angst, es ist so ein intimes Thema.
Dr. Kiss setzt sich zu Frau Petrovic.

Dr. Kiss: Frau Petrovic, gibt es etwas, das Sie sich von der Gruppe wünschen, damit es Ihnen leichter fällt, Ihr Thema vorzubringen?
Frau Petrovic: Ich würde mir wünschen, dass mir die anderen nicht die Schuld daran geben, was ich berichten muss. Aber es ist mir noch wichtiger, dass sie zu mir ehrlich sind, wenn sie denken, dass alles meine Schuld ist. Ich frage mich das immer wieder: Hätte ich mich anders verhalten sollen?
Dr. Kiss: Woran würden Sie das erkennen, dass die Gruppe Sie nicht beschuldigt?
Frau Petrovic: Daran, dass sie mir zuhören und mich nicht auslachen oder mir Vorwürfe machen.
Dr. Kiss: Damit erinnern Sie uns noch einmal an die Gruppenregeln und das ist gut. *An die Gruppe:* Können Sie Frau Petrovic zusichern, dass Sie ihr zuhören, sie nicht auslachen und sie ernst nehmen.
Die Gruppe nickt, einige sagen: selbstverständlich.
Dr. Kiss: Frau Petrovic, ist das für Sie in Ordnung? Können wir starten?
Frau Petrovic: Ja.
Dr. Kiss: In der Eröffnungsrunde haben Sie gesagt, das Thema ist die Eifersucht Ihres Ehemanns. Habe ich das richtig verstanden?
Frau Petrovic: Ja, das stimmt irgendwie, aber das hat eine schlimme Vorgeschichte.
Dr. Kiss: Wenn wir heute daran arbeiten, was wäre für Sie ein gutes Ergebnis am Ende der Sitzung?
Frau Petrovic: Ich möchte mich gerne etwas leichter fühlen, indem ich ein Geheimnis mit der Gruppe teile.
Dr. Kiss: Sie möchten uns etwas aus Ihrer Lebensgeschichte berichten.
Frau Petrovic: Ja, wenn ich es schaffen würde, darüber einfach mal zu sprechen, das wäre für mich ein gutes Ergebnis.
Dr. Kiss: Das können wir machen. Wünschen Sie sich noch etwas Spezielles von der Gruppe?
Frau Petrovic: Nein, erst einmal nicht.
Dr. Kiss: Es scheint etwas zu sein, was Sie sehr belastet. *Zur Gruppe:* Ist das für die Gruppe in Ordnung, wenn Frau Petrovic erst einmal berichtet?
Gruppe nickt.
Frau Petrovic *beginnt zu weinen:* Mein Mann ist immer so eifersüchtig. Er denkt, dass ich ihn betrüge. Das liegt daran, dass ich an Sexualität kein Interesse habe und er denkt dann, ich habe einen Liebhaber. Aber die Wahrheit ist, dass ich als kleines Mädchen von einem älteren Nachbarn, der auf mich aufpassen sollte, sexuell belästigt und missbraucht wurde. Es waren so schreckliche Jahre. Ich war nie mehr in der Lage, Körperkontakt zu genießen, und ich bin so geplagt von Albträumen und Erinnerungen. Mein Mann weiß nichts davon. Ich würde niemals auf die Idee kommen, ihn zu betrügen.

Dr. Kiss: Das ist eine schreckliche Geschichte. Es tut mir so leid, dass Sie als kleines Mädchen so Schlimmes erlebt haben. Es scheint niemand da gewesen zu sein, der Sie beschützt hätte. Wenn Sie das jetzt in der Gruppe berichten, was würden Sie brauchen, damit Sie mit dem, was Sie erlebt haben, besser umgehen können und Ihre aktuelle Situation leichter wird?

Frau Petrovic: Was in der Vergangenheit passiert ist, kann nicht rückgängig gemacht werden, aber ich schäme mich heute so dafür. Ich hätte besser auf mich aufpassen müssen, vielleicht mich mehr wehren, aber ich konnte das nicht.

Dr. Kiss: Wenn Sie weniger unter Schamgefühlen leiden würden, wäre dadurch Ihre aktuelle Situation leichter?

Frau Petrovic: Ich könnte dann vielleicht mit meinem Mann darüber sprechen und er würde mich mit seiner Eifersucht nicht mehr quälen. Vielleicht könnte er auch dann verstehen, warum ich so wenig Interesse an Sexualität habe.

Dr. Kiss: Wenn Sie jetzt im Moment in der Gruppe darüber sprechen, was Sie erlebt haben, wie wirkt sich das auf Ihre Schamgefühle aus?

Frau Petrovic: Die sind ganz stark.

Dr. Kiss: Was genau geht Ihnen durch den Kopf?

Frau Petrovic: Ich denke, die anderen könnten mich ablehnen, die könnten mich für beschmutzt und schuldig halten. Vielleicht ekeln sie sich vor mir. Genau das befürchte ich auch bei meinem Mann. Deswegen habe ich mich auch nie getraut, mit ihm oder jemand anderem über das Erlebte zu sprechen.

Dr. Kiss: Wenn Sie sich in der Gruppe umsehen, was können Sie bei den anderen sehen?

Frau Petrovic *schaut sich langsam und zögerlich um:* Die sehen traurig und erschrocken aus.

Dr. Kiss: Wenn Sie genau hinsehen, können Sie bei jemandem Ablehnung oder Ekel Ihnen gegenüber wahrnehmen?

Frau Petrovic *sieht die anderen Gruppenteilnehmer an, lässt sich Zeit, bis sie antwortet:* Nein.

Dr. Kiss: Was bedeutet das im Hinblick auf Ihre Befürchtungen?

Frau Petrovic: Vielleicht sind das nur meine Ängste und die anderen lehnen mich nicht dafür ab, was mir passiert ist.

Dr. Kiss: Möchten Sie die anderen vielleicht fragen, wie es Ihnen geht und ob Sie jetzt abgelehnt werden?

Frau Petrovic: Ich traue mich nicht so richtig. Das kostet so viel Überwindung.

Dr. Kiss: Das ist verständlich. Sie haben Angst, dass sich Ihre Befürchtungen bestätigen. Andererseits haben Sie sich vorhin in der Gruppe umgesehen und konnten keine Signale der Ablehnung wahrnehmen. Bei wem in der Gruppe hätten Sie am wenigsten Angst davor, abgelehnt oder verurteilt zu werden. Vielleicht könnten Sie diese Person zuerst fragen?

Frau Petrovic: Vielleicht Frau Schmidt.

Dr. Kiss: Möchten Sie Frau Schmidt fragen, wie es ihr im Moment mit dem geht, was sie gehört hat?

Frau Petrovic *sieht zu Frau Schmidt:* Wie geht es Dir damit, was denkst Du über mich?

Frau Schmidt *hat Tränen in den Augen:* Ich bin ganz traurig. Ich habe nicht gewusst, dass Du so etwas Schlimmes durchgemacht hast. Du musst sehr einsam gewesen sein. Ich würde Dich deshalb niemals ablehnen und Du bist auch ganz sicher nicht schuld daran. Niemand ist schuld daran, als Kind Opfer geworden zu sein.

Frau Petrovic: Ich danke dir!

Dr. Kiss: Möchten Sie noch jemanden fragen?

Frau Petrovic: Vielleicht jemand von den Männern. Aber ich kann mir niemanden aussuchen. Vielleicht möchte jemand von den Männern von sich aus etwas sagen.

Herr Wagner: Ich finde, Frau Schmidt hat ganz recht und ich bin auch sehr traurig. Ich schäme mich auch dafür, was so Männer Frauen antun können. Ich fühle auch sehr mit Dir mit.

Frau Petrovic: Das tut mir gut, das zu hören. Ich habe ganz besonders vor den Männern hier in der Gruppe Angst gehabt, dass sie mich ablehnen könnten.

Dr. Kiss: Sie haben sich getraut, das schwerwiegende Ereignis zu berichten und Ihre Befürchtungen, beschuldigt oder abgelehnt zu werden, haben sich nicht bewahrheitet. Was würden Sie sich als Nächstes in der heutigen Sitzung wünschen?

Frau Petrovic: Ich habe einen riesigen Schritt gemacht, indem ich das hier in der Gruppe gesagt habe, und es ist von allen gut aufgenommen worden. Das ist eine wichtige Erfahrung für mich. Ich würde gerne die anderen fragen, was sie dazu denken: Soll ich mit meinem Mann auch darüber sprechen?

Dr. Kiss: Möchten Sie einzelne Personen fragen oder möchten Sie die Frage an die gesamte Gruppe richten?

Frau Petrovic: An die ganze Gruppe.

Dr. Kiss *an die Gruppe:* Das ist eine schwerwiegende Geschichte, die Frau Petrovic erlebt hat. Wenn Sie sich in ihre Situation hineindenken, was glauben Sie, wie würden Sie sich gegenüber Ihrem Partner verhalten?

Frau Fischer: Ich hätte die gleiche Angst und Scham wie Du, darüber zu sprechen. Andererseits ist das jetzt hier für die Gruppe auch gut, dass Du darüber gesprochen hast. Wir können Dich jetzt viel besser verstehen. Vielleicht wäre das in der Partnerschaft auch so.

Herr Meier: Mir hat das damals gut getan, dass ich mit meiner Frau darüber gesprochen habe, dass ich Alkoholprobleme habe, obwohl ich mich sehr geschämt habe.

Frau Schneider: Du könntest auch mit Deinem Mann im Beisein unserer Therapeutin über Deine Vergangenheit sprechen. Ich glaube auch, das könnte die Beziehung verbessern, weil er dann Dein Verhalten besser verstehen könnte. Er wäre dann vielleicht nicht so eifersüchtig, sondern rücksichtsvoll im Umgang mit Dir.

Herr Weber: Ich habe diese Situation schon aus der Rolle des Ehemanns erlebt. Obwohl die Situation bei meiner Exfrau nicht so schlimm war, bedauere ich das sehr, dass sie viele Jahre darüber nicht gesprochen hat. Ich konnte oft ihr Verhalten nicht verstehen und habe mich dann selbst falsch verhalten.

Dr. Kiss: Die Gruppe scheint Ihnen Mut machen zu wollen, mit Ihrem Mann über das Erlebte zu sprechen. Was ist Ihre Hypothese? Wie würde das die Beziehung beeinflussen, wenn Sie Ihrem Mann das Geheimnis mitteilen?

Frau Petrovic: Ich habe mir vor lauter Scham und Angst diese Frage nie wirklich gestellt. Erst die Erfahrungen hier in der Gruppe haben mir Mut gemacht, mich mit meiner Vergangenheit zu beschäftigen. Ich werde darüber nachdenken müssen, wie er reagieren würde.

Dr. Kiss: Zu Beginn der Sitzung haben Sie sich gewünscht, sich zu erleichtern, indem Sie Ihr Geheimnis mit der Gruppe teilen. Könnten Sie jetzt überprüfen, wie es Ihnen im Moment geht? Haben Sie Ihr gewünschtes Ziel erreicht?

Frau Petrovic: Ja, das war eine positive Erfahrung, das habe ich gar nicht erwartet. Ich hatte nur schreckliche negative Erwartungen.

Dr. Kiss: Sie haben gerade auch gesagt, dass Sie darüber nachdenken müssen, wie Ihr Mann reagieren würde, wenn Sie auch mit ihm über Ihre schlimmen Erfahrungen aus der Kindheit sprechen. Möchten Sie das tun und in einer der nächsten Sitzungen uns sagen, was Sie glauben?

Frau Petrovic: Die guten Erfahrungen von heute machen mich mutiger, darüber nachzudenken. Vielleicht können wir das auch in der Einzeltherapie noch weiter besprechen. Ich möchte auch die Gruppe darüber informieren, wie ich mich weiter verhalten werde.

Dr. Kiss: Ist das für Sie in Ordnung, wenn wir das Thema für heute an dieser Stelle beenden?

Frau Petrovic: Ja.

Dr. Kiss: Ich würde gerne der Gruppe noch Raum geben, damit jeder auch etwas dazu sagt, wie es ihm im Moment geht. Sind Sie damit einverstanden, wenn wir jetzt zu der Abschlussrunde übergehen?

Frau Petrovic: Ja, das möchte ich auch wissen, wie es den anderen geht.

Frau Schmidt: Ich bin noch sehr traurig, aber ich freue mich auch, dass es Frau Petrovic gelungen ist, sich in der Gruppe zu öffnen und etwas über ihre Vergangenheit zu sagen.

Frau Schneider: Mir als Polizistin geht immer wieder auch durch den Kopf, wie wenig wir Kinder und junge Frauen schützen können. Ich fühle sehr mit Dir mit! *Sieht Frau Petrovic an.*

Frau Fischer: Es gäbe noch ganz viel zu diesem Thema zu sagen. Am wichtigsten finde ich, dass Du sicher keinen Grund hast, Dich schuldig zu fühlen. Du warst Opfer, Dein Umfeld hat versagt.

Herr Weber: Ich bin in Gedanken viel bei meiner Exfrau. Sie muss auch schrecklich gelitten haben. Ich beginne das erst jetzt zu verstehen, wenn Du über Deine Geschichte berichtest.

Herr Meier: Ich ärgere mich über Menschen, die so etwas Schlimmes tun.

Herr Wagner: Ich bin ganz durcheinander und ärgere mich, was der Täter gemacht hat. Ich fühle mit Dir mit und würde Dir gerne helfen und hoffe, dass Du mit Deinem Mann sprichst, damit er sein Verhalten dir gegenüber verändern kann.

Dr. Kiss: Frau Petrovic, möchten Sie zum Abschluss der Sitzung noch etwas sagen?

Frau Petrovic: Ich bin froh, dass ich das angesprochen habe. Ich fühle mich in der Gruppe gut aufgehoben. Jetzt werde ich in der Einzeltherapie noch einmal genau darüber sprechen, wie ich mich gegenüber meinem Mann verhalten soll.
Dr. Kiss: Dann beenden wir die heutige Sitzung. Noch einmal meine Anerkennung an Sie Frau Petrovic, dass Sie Ihre Angst überwinden konnten und auch an die Gruppe, dass Sie mit diesem schwierigen Thema und den belastenden Erlebnissen so gut umgegangen sind. Wir sehen uns in zwei Tagen wieder.

Kommentar: In der heutigen Sitzung bearbeitet die Therapeutin ein schwieriges Thema aus der Vergangenheit einer Teilnehmerin. Themen, in denen es um Gewalt und sexuelle Übergriffe geht, sind eine große Herausforderung für alle Beteiligten. Für die Protagonistin, da sie durch die Erinnerungen leicht in eine emotionale Überforderung geraten kann, für die Gruppe, da sich diese mit einem Thema auseinandersetzen muss, das starke primäre und sekundäre Emotionen (Angst, Schuld, Scham, Ekel) triggert. Nicht zuletzt ist es auch für die Therapeutin eine Herausforderung, denn sie muss die Sitzung so gestalten, dass sich einerseits die Protagonistin öffnen kann und andererseits die Gruppe nicht überfordert wird. Die Therapeutin entscheidet sich in dieser Situation, mit den sekundären Emotionen zu arbeiten. Das ist die geringere Belastung für die Gruppe und für die Protagonistin der wichtige erste Schritt der Selbstöffnung. Die Protagonistin spricht zunächst über ihre Angst, vor der Gruppe das Thema auszusprechen, und die Therapeutin hilft ihr bei der Reduzierung der Angst, indem sie fragt, was die Protagonistin von der Gruppe braucht. Durch den Hinweis auf die Gruppenregeln und aufgrund der guten instrumentellen Gruppenbedingungen weiß die Therapeutin, dass die Gruppe in der Lage ist, auf die Wünsche der Protagonistin einzugehen. Als Thema der Sitzung ist die Bearbeitung der sekundären Emotion der Protagonistin für die Gruppentherapie gut geeignet. Sie kann hier korrigierende Erfahrungen machen, ohne die Gruppe zu überfordern. Die Therapeutin stellt immer wieder den Kontakt zwischen der Protagonistin und der Gruppe her. Über Rückmeldungen wird eine emotionale Entlastung der Protagonistin erreicht und eine Bereitschaft aufgebaut, neue Handlungsstrategien einzusetzen. Die Mitwirkung der Gruppe ist sehr hilfreich dabei. Die Therapeutin achtet gleichzeitig darauf, dass die Gruppe nicht überfordert wird. Eine zentrale Technik dabei ist, auf ausführliche Schilderungen der erlebten Situation zu verzichten.

Sitzung vom 16. Mai

Dr. Kiss: Ich wünsche Ihnen einen guten Morgen. Wir starten wie immer mit einer Eröffnungsrunde. Herr Wagner, möchten Sie beginnen?
Herr Wagner: Ich habe, nachdem ich mich mit meiner Exfreundin ausgesprochen habe, mehr Mut bekommen, mich auch an andere Themen heranzutrauen. Was mich jetzt beschäftigt, ist meine berufliche Zukunftsplanung. Ich könnte dieses Jahr mein Studium beenden. Es ist an der Zeit, mich um die Anmeldung zur Prüfung zu kümmern. Dann wird die Stellensuche ein neues Aufgabenfeld für mich. Insgesamt ist dieses Thema sehr ungeordnet. Ich würde gerne mir diese

Woche Gedanken machen und später die Unterstützung der Gruppe in Anspruch nehmen.
Dr. Kiss: Das hört sich gut an! Herr Meier, möchten Sie weitermachen?
Herr Meier: Bei mir steht immer noch das Thema Alkoholabhängigkeit an.
Dr. Kiss: Möchten Sie, dass wir uns heute dafür Zeit nehmen?
Herr Meier: Ja, das würde ich gerne.
Dr. Kiss: Gut, das halten wir fest! *Zu Herrn Weber*: Herr Weber, was beschäftigt Sie?
Herr Weber: Ich war jetzt schon dreimal beim Sport. Abgesehen davon bin ich nicht besonders zufrieden mit mir, wenn ich mir die Fortschritte der anderen ansehe. Ich würde auch gerne die Unterstützung der Gruppe in Anspruch nehmen. Mit der Fragestellung, was müsste ich verändern, damit ich aktiver werden kann. Irgendwie klappt das noch nicht so richtig.
Dr. Kiss: Herr Weber, würden Sie heute die Unterstützung der Gruppe in Anspruch nehmen wollen?
Herr Weber: Ja, Herr Meier hat schon gesagt, dass er sein Thema bearbeiten möchte. Er ist auch schon einmal zurückgetreten. Ich würde es gerne machen, kann aber auch in einer der nächsten Sitzungen drankommen und das ist jetzt kein Vermeidungsverhalten, ich mache es wirklich.
Dr. Kiss: In Ordnung, Herr Weber, ich verstehe Sie so, dass Sie in einer der nächsten Sitzungen ihr Thema bearbeiten werden. *Herr Weber nickt.*
Frau Schmidt: Mir geht es wie Herrn Weber, ich merke auch, das Thema Entscheidung Studium oder Kind steht an. Ich bin durch die Gespräche mit meinem Partner gut vorangekommen, aber ich möchte es auch in einer der nächsten Sitzungen in der Gruppe vorbringen.
Dr. Kiss: Gut Frau Schmidt.
Frau Schneider: Ich habe Erfolge zu vermerken. Der Vermieter hat sich zur Renovierung meiner Wohnung entschieden. Er ist mir sogar so weit entgegengekommen, dass ein größerer Teil der Arbeit bereits jetzt während meines Aufenthalts in der Therapie erledigt wird. Ich werde, wenn ich wieder zu Hause bin, in einer neu renovierten Wohnung meine Sachen auspacken können.
Frau Fischer: Oh super, Du warst ja voll erfolgreich.
Frau Schmidt: Ich freue mich auch riesig für Dich!
Dr. Kiss: Frau Schneider, haben Sie schon zu Ende gesprochen?
Frau Schneider: Ich war noch nicht ganz fertig. Danke, dass Ihr beiden mich so anfeuert. Das kann ich auch brauchen. Ich bin da immer noch recht ängstlich. Mein neues Thema ist jetzt meine Partnerschaft. Da muss ich auch dringend aufräumen und mir Klarheit verschaffen, wie es weitergehen soll. Ich muss aber auch ein bisschen Vorarbeit leisten, bevor ich das in die Gruppe einbringen möchte.
Dr. Kiss: Gut! Frau Petrovic, was beschäftigt Sie?
Frau Petrovic: Die letzte Sitzung war sehr wichtig für mich. Auch nach der Gruppensitzung habe ich mich mit den anderen gut gefühlt und sie haben mich sehr unterstützt. Mein Thema ist mir doch ganz schön unter die Haut gegangen. Vor dem Gespräch mit meinem Mann habe ich doch sehr viel Angst. Ich freue mich über die Unterstützung in der Einzeltherapie. Ich bin ganz

hoffnungsvoll, dass ich das Gespräch dort gut vorbereiten kann. Für die Gruppe heute habe ich kein Thema.

Frau Fischer: Ich mache mir auch schon Gedanken über die Zeit nach der Entlassung. Hier in dieser Gruppe habe ich mich gut zurechtgefunden und mich wohlgefühlt. Aber ich weiß nicht, ob das zu Hause funktionieren wird. Mein Erfolg mit dem Chef wirkt auch zu Hause nach. Unter den Kollegen geht es mir noch nicht so gut.

Dr. Kiss: Frau Fischer, möchten Sie dieses Thema heute vertiefen?

Frau Fischer: Heute ist es noch zu früh.

Dr. Kiss: Einige von Ihnen haben gesagt, dass Sie an ganz wichtigen Themen dran sind, diese Themen aber erst in einer der nächsten Sitzungen besprechen wollen. Herr Meier hat eindeutig gesagt, dass er sein Thema heute bearbeiten möchte. Ist es in Ordnung, wenn wir dann das Thema von Herrn Meier aufgreifen?

Gruppe nickt, Therapeutin setzt sich zu Herrn Meier.

Dr. Kiss: Herr Meier, Sie sagten in der Eröffnungsrunde, es geht um das Thema Alkoholabhängigkeit. Wenn wir uns diesem Thema zuwenden, was wäre ein gutes Ergebnis am Ende der Sitzung?

Herr Meier: Ich möchte mithilfe der Gruppe einen guten Weg für mich finden, wie ich bei offiziellen Anlässen mit Geschäftspartnern mit dem Thema Alkohol umgehen kann. Ich bin seit drei Jahren trocken. Es bereitet mir aber immer wieder Probleme, mit Geschäftspartnern essen zu gehen. Ich bin ja leitender Angestellter einer Brauerei und alle wundern sich dann, wenn ich nur Mineralwasser trinke. Manche haben mich schon gefragt: Schmeckt Dir Dein eigenes Bier nicht?

Dr. Kiss: Also, ein gutes Ergebnis für Sie wäre, wenn Sie bei solchen Anlässen weiterhin keinen Alkohol trinken würden, und das selbstsicher gegenüber den Geschäftspartnern vertreten könnten. Ist das so?

Herr Meier: Ja.

Dr. Kiss: Was würden Sie von der Gruppe brauchen, damit Sie dieses Ziel erreichen können?

Herr Meier: Ich habe mir darüber schon klare Vorstellungen gemacht. Ich würde gerne die anderen nach ihrer Meinung fragen. Ich muss ja in meinem Beruf so einen gestandenen Mann darstellen. Bin ich das überhaupt noch, wenn ich kein Bier mehr trinke? Dann frage ich mich, soll ich diese Bemerkungen einfach überhören, offenlegen, dass ich ein Alkoholproblem habe oder einfach sagen, dass ich aus gesundheitlichen Gründen nicht trinke, das Bier aber ganz hervorragend ist?

Dr. Kiss: Sie haben ja einige sehr klare Fragen an die Gruppe. Über welchen Weg möchten Sie die Antwort bekommen?

Herr Meier: Ruhig ganz durcheinander, dass mir jeder sagt, was er denkt.

Dr. Kiss: Um das etwas zu ordnen, schlage ich vor, dass wir Ihre Fragen auf die Flipchart schreiben und nacheinander abarbeiten. Wir sollten auch die Antworten auf der Flipchart festhalten, damit Sie das auch nach der Sitzung mitnehmen können.

Herr Meier: Genau das wollte ich.

Dr. Kiss: Frau Fischer, möchten Sie heute an der Flipchart aufschreiben?
Frau Fischer: Ja, wenn die anderen meine Schrift lesen können. *Zu Herrn Meier:* Wie lautet Deine erste Frage genau?
Herr Meier: Muss ein Mann in meiner beruflichen Rolle bei Geschäftsessen Alkohol trinken?
Herr Weber: Wie ich das zum ersten Mal gehört habe, ist mir das auch komisch vorgekommen. Das ist so, wie wenn ein Milchbauer keine Milch trinkt. Aber wenn ich genauer darüber nachdenke, ist das Dein gutes Recht. Ich bewundere eher, dass Du trotz deiner psychischen Probleme beruflich so erfolgreich geblieben bist.
Frau Petrovic: Ich finde, dass Du auch ohne Alkohol ein gestandener Mann bist. Ich habe Alkohol auch von der schwierigen Seite kennengelernt. Der Mann, der mich missbraucht hat, hat immer nach Schnaps gerochen und in unserem Restaurant waren mir betrunkene Gäste immer eher zuwider. Ich finde es gut, wenn Du nicht trinkst.
Frau Schneider: Ich trinke selbst gerne mit Kollegen Bier. Ich finde es aber überhaupt nicht attraktiv, wenn jemand zu viel trinkt. Und nichts trinken ist überhaupt kein Problem.
Herr Wagner: Alkohol ist für mich ein Thema, das weit weg ist, da ich nur selten etwas trinke und meine Exfreundin auch nichts getrunken hat. Aber ich finde, wenn Du vorher Probleme mit Alkohol hattest, dann sollte dein Chef jetzt froh sein, dass Du so vorsichtig bist. Ich glaube nicht, dass ein betrunkener leitender Angestellter gute Geschäfte machen kann.
Nachdem keine weiteren Wortmeldungen mehr kommen…
Dr. Kiss: Herr Meier, wie werten Sie die Rückmeldungen aus der Gruppe für sich aus?
Herr Meier: Die Rückmeldungen beruhigen mich. Letztlich glaube ich auch, dass ich meine Arbeit jetzt eher besser machen kann als früher. Ich wollte auch nicht meine ganze berufliche Existenz hinschmeißen, nur weil ich das Alkoholproblem hatte. Ich schäme mich nur so wegen des Problems und weiß nicht, was ich anderen sagen kann.
Dr. Kiss: Das ist jetzt der nächste Punkt. Sie hatten schon drei Möglichkeiten vorbereitet, die wir jetzt noch mal auf die Flipchart schreiben sollten. Sie sagten: 1. überhören, 2. offenlegen, dass Sie ein Alkoholproblem hatten, 3. sagen, dass Sie aus gesundheitlichen Gründen nicht trinken. Und Sie wollten auch dazu die Meinung der Gruppe hören.
Herr Meier: Ja, das ist gut.
Herr Weber: Gesundheitliche Gründe, das stimmt auf jeden Fall. Das trifft auf das Alkoholproblem zu, kann aber auch eine andere Krankheit bedeuten.
Frau Schmidt: Wem gegenüber Du das Alkoholproblem offenlegst, ist ausschließlich Deine Entscheidung. Das geht Geschäftspartner oder den Chef nichts an. Ich finde gesundheitliche Gründe auch gut.
Frau Petrovic: Überhören ist natürlich auch gut. Du musst ja nicht immer reagieren, wenn jemand etwas sagt.
Frau Fischer: Wenn Du jedem sagen würdest, dass Du ein Alkoholproblem hattest, dann könnten die denken, Du warst ein Penner, das könnte Deinem

Ansehen schon schaden. Die meisten Gesunden wissen doch gar nicht, was es bedeutet, ein psychisches Problem zu haben. Aber gesundheitliche Gründe, das kann ja ganz viel sein. Auf weitere Nachfragen würde ich mich gar nicht einlassen, sondern das Thema wechseln.

Dr. Kiss: Herr Meier, können Sie das zusammenfassen, was für Sie am wichtigsten ist?

Herr Meier: Ich fühle mich darin bestätigt, dass ich auch ohne Bier zu trinken, meine Rolle als leitender Angestellter der Brauerei ausfüllen kann. Ich würde bei Geschäftsessen, wenn ich darauf angesprochen werde, gerne sagen, dass ich aus gesundheitlichen Gründen darauf verzichte. Ich bin nur noch nicht ganz sicher, wie das auf die anderen wirkt.

Dr. Kiss: Möchten Sie das in einem Rollenspiel hier ausprobieren?

Herr Meier: Ja, das ist eine gute Idee. Dann können mir die anderen sagen, wie das bei ihnen ankommt.

Dr. Kiss: Um das Rollenspiel vorzubereiten, können Sie uns zuerst genau schildern, wie so eine Situation typischerweise abläuft.

Herr Meier: Zu der Brauerei gehören ein Gästehaus und ein Restaurant. Die meisten unserer Gäste und Geschäftspartner übernachten und essen dort. Wenn es um einen Geschäftsabschluss geht, dann gehen wir oft zusammen dort zum Mittagessen. Fast alle dort trinken eine der Biersorten unserer Brauerei. Einmal war ich mit meinem Chef und zwei Kunden aus Italien dort. Nachdem ich mir ein Wasser bestellt hatte, sagte einer der beiden Gäste: Ist euer Bier so schlecht, dass Du es nicht einmal selbst trinkst! Ich habe nichts gesagt. Mein Chef hat anschließend zu mir gesagt: Das können Sie doch so nicht machen, man muss sich doch mit seinem Produkt identifizieren. Seitdem habe ich es vermieden, mit ihm essen zu gehen.

Dr. Kiss: Herr Meier, ist das eine typische Situation?

Herr Meier: Die war besonders schwer, weil der Chef auch dabei war. Meistens ist er nicht dabei. Es war auch besonders schwer, weil der Gast so eine gehässige Bemerkung gemacht hat.

Dr. Kiss: Als Übungssituation würde ich erst einmal einen mittleren Schwierigkeitsgrad empfehlen.

Herr Meier: Ohne dass der Chef dabei ist, wäre es ein mittlerer Schwierigkeitsgrad, oder, wenn der Gast freundlicher wäre.

Dr. Kiss: Sollen wir dann die Situation in der Form erst einmal üben? Was würde der Gast sagen, damit es ein mittlerer Schwierigkeitsgrad ist?

Herr Meier: Er würde sagen: Oh, ich habe gedacht, alle Bierbrauer trinken nur Bier.

Dr. Kiss: Was würden Sie in einer derartigen Situation antworten?

Herr Meier: Wenn ich an das denke, was wir vorhin besprochen haben, würde ich sagen: Wissen Sie, unser Bier schmeckt fantastisch, leider muss ich aus gesundheitlichen Gründen darauf verzichten. Lassen Sie es sich schmecken, es kommt ganz frisch aus der Produktion. Dann könnte ich mehr über die Produktion erzählen.

Dr. Kiss: Das klingt für die Übung erst einmal ganz toll. Wollen wir es ausprobieren? *Herr Meier nickt.* Wer möchte die anderen Gäste spielen?

Es melden sich Herr Weber, Herr Wagner und Frau Schneider.
Dr. Kiss: Wer übernimmt die Rolle des Gastes, der die Bemerkung macht?
Herr Wagner: Das würde ich gerne machen.
Dr. Kiss: Wir starten erst mal, ohne dass der Chef dabei ist.

Rollenspiel: Die vier Personen setzen sich in einen Kreis, als würden sie an einem Tisch sitzen. Das Rollenspiel startet mit dem Bestellen der Getränke.
Herr Meier: Bringen Sie mir bitte ein Mineralwasser!
Herr Wagner: Oh, ich dachte alle Bierbrauer trinken immer nur das eigene Bier.
Herr Meier: Wissen Sie, unser Bier schmeckt fantastisch, leider muss ich aber aus gesundheitlichen Gründen darauf verzichten. Lassen Sie es sich schmecken, es kommt ganz frisch aus der Produktion. Möchten Sie mehr über die Produktion erfahren?
Herr Wagner: Um über die Produktion für den italienischen Markt zu sprechen, sind wir ja hier.

Dr. Kiss: Herr Meier, das haben Sie ganz toll gemacht. Sagen Sie uns, was ist Ihnen aus Ihrer Sicht besonders gut gelungen?
Herr Meier: Ich habe mich ganz locker gefühlt und konnte ihm mit einem leichten Lächeln freundlich entgegnen. Es würde mich interessieren, wie das gewirkt hat.
Herr Wagner: Das klang total überzeugend, ich hätte mich nicht getraut, noch weiter nachzubohren.
Frau Schneider: Ich habe gemerkt, dass weitere Fragen Deine Intimsphäre verletzen würden.
Herr Weber: Welche gesundheitlichen Gründe es sind, geht uns auch nichts an. Es geht hier um das Geschäft.
Dr. Kiss *an Herrn Meier:* Wenn Sie das Rollenspiel noch einmal durchführen würden, gäbe es etwas, was Sie verändern oder verbessern wollten?
Herr Meier: Ich würde es gerne noch einmal mit einer höheren Schwierigkeit ausprobieren. Vielleicht so, wie es in der Situation war mit dem Chef und der gehässigen Bemerkung.
Dr. Kiss: Gut! Wer würde die Rolle des Chefs übernehmen? *Herr Weber meldet sich. Zu Herrn Wagner:* Erinnern Sie sich noch an die gehässige Formulierung?
Herr Wagner: Ja, das habe ich mir gemerkt.

Rollenspiel: Zweiter Durchgang
Herr Meier: Bringen Sie mir bitte ein Mineralwasser.
Herr Wagner: Ist Ihr Bier so schlecht, dass Sie es selbst nicht trinken?
Herr Meier: Wissen Sie, unser Bier schmeckt fantastisch, leider muss ich aus gesundheitlichen Gründen darauf verzichten. Lassen Sie es sich schmecken, es kommt ganz frisch aus der Produktion. Möchten Sie mehr über die Produktion erfahren?
Herr Wagner: Um über die Produktion für den italienischen Markt zu sprechen, sind wir ja hier.

Dr. Kiss: Herr Meier, wie haben Sie sich jetzt in der Situation gefühlt?

Herr Meier: Es war nicht so unangenehm wie in der Originalsituation. Ich möchte gerne von den anderen wissen, wie ich gewirkt habe.

Herr Wagner: Ich habe mich ein bisschen beschämt gefühlt. Du bist mit meiner Provokation total souverän umgegangen. Ich hätte mich beinahe entschuldigt.

Herr Weber: So aus der Rolle des Chefs habe ich gedacht, das ist ein guter Mitarbeiter. Der kann auch mit schwierigen Kunden gut umgehen.

Frau Schneider: Ich fand die Bemerkung des Kunden sehr aggressiv und habe mich dafür geschämt. Du bist super mit der Situation umgegangen.

Dr. Kiss: Herr Meier, wie bewerten Sie jetzt die Rückmeldung der Mitspieler?

Herr Meier: Ich fühle mich darin bestätigt, dass ich meine Rolle als leitender Angestellter auch ohne Bier zu trinken gut ausfüllen kann.

Dr. Kiss: Hätten Sie gerne auch von denen, die nicht mitgewirkt haben, eine Rückmeldung über Ihre Wirkung?

Herr Meier: Ja, das wäre mir wichtig.

Frau Fischer: Du hast sehr selbstsicher gewirkt. Deine Stimme war laut und kräftig. Du hast die Gäste alle angesehen und hast ganz selbstsicher zu einem anderen Thema gewechselt.

Frau Petrovic: Das finde ich auch. Es war gar kein Raum für weitere Fragen, was für Gesundheitsprobleme oder so.

Frau Schmidt: Ich weiß ja, dass es um Alkoholprobleme geht. In dem Rollenspiel habe ich so richtig gemerkt, dass Du entschlossen bist, nichts mehr zu trinken.

Dr. Kiss: Herr Meier, zu Beginn der Sitzung haben Sie sich gewünscht, dass Sie bei solchen Anlässen weiterhin keinen Alkohol trinken wollen, und das selbstsicher gegenüber den Geschäftspartnern vertreten können. Haben Sie dieses Ziel erreicht?

Herr Meier: Ja, das habe ich jetzt erreicht.

Dr. Kiss: Sie haben bereits einige Rückmeldungen aus der Gruppe gehört. Gibt es noch etwas, was Sie gerne fragen möchten?

Herr Meier: Meine Fragen sind alle gut beantwortet. Ich freue mich, dass die Gruppe mich in meinem Entschluss nicht mehr zu trinken bestärkt hat. Ich habe jetzt auch einen Weg, wie ich antworten kann, ohne zu viel offenzulegen. Da möchte ich mich auch für die Unterstützung bedanken.

Dr. Kiss: Ich finde, dass Sie heute eine sehr gute Arbeit gemacht haben, und schlage vor, dass wir jetzt die Sitzung wie immer mit einer Abschlussrunde beenden.

Frau Schmidt: Für mich war es am wichtigsten heute zu sehen, dass jemand der beruflich schon gut etabliert ist und älter ist als ich, immer noch an sich und an wichtigen Lebensthemen arbeitet. Das heißt für mich, dass es auch noch nicht zu spät ist und ich mich noch entscheiden kann.

Frau Schneider: Für mich war es wichtig, ein Modell dafür zu haben, wie man selbstsicher seine Position vertreten kann, auch wenn das nicht mit dem übereinstimmt, was von einem erwartet wird.

Frau Petrovic: Das hat mir noch einmal Mut gemacht, auch zu den eigenen Schwachpunkten zu stehen. Ich werde an meinen Sachen auch dranbleiben.

Frau Fischer: Mich hat beeindruckt, dass man eine ganz abweichende Position einnehmen kann und trotzdem mittendrin sein kann.

Herr Weber: Ich habe das sehr bewundert heute, wie Herr Meier trotz seiner Gesundheitsprobleme es geschafft hat, in seinem Beruf zu bleiben und auch seine leitende Position erhalten konnte. Das macht mich auch traurig, dass mir das nicht so gelungen ist.

Herr Meier: Für mich war das eine sehr wichtige Sitzung. Ich nehme viele gute Erfahrungen und Rückmeldungen aus der Gruppe mit.

Herr Wagner: Ich habe mich in der Rolle des Gastes getraut, ein aggressives Verhalten an den Tag zu legen. Das entspricht nicht so meinem Verhalten, aber es war spannend, das auszuprobieren. Und es war auch noch wichtig, Herrn Meier unterstützen zu können.

Dr. Kiss: Ich möchte mich bei allen für die heutige gute Zusammenarbeit bedanken. Herrn Meier wünsche ich viele Gelegenheiten, die geübte Rolle in der Realität einzusetzen. Wir sehen uns in zwei Tagen wieder.

Kommentar: In dieser Sitzung wurde ein wichtiges Thema bearbeitet, das mit deutlichen Schamgefühlen verbunden ist und gleichzeitig für die Abstinenzerhaltung des Patienten von höchster Bedeutung ist. Der Therapeutin gelingt es gut, die Schamgefühle des Patienten zu reduzieren, indem sie das Thema lösungsorientiert behandelt und dem Patienten die Möglichkeit bietet, sein Verhaltensdefizit in einem Rollenspiel zu beheben. Als Vorbereitung dazu überprüft der Patient zuerst die Einstellung der Mitpatienten zu dem Thema »Bin ich überhaupt noch ein richtiger Mann, wenn ich nicht trinke, und kann ich dann meine Rolle als leitender Angestellter überhaupt noch ausfüllen?« Die Rückmeldung der Mitpatienten macht ihm Mut, weitere Fragen in die Gruppe zu bringen. Die Therapeutin schafft es, diesen Teil der Sitzung gut zu strukturieren, indem sie die Fragen und Antworten mit der Mitwirkung einer Mitpatientin auf der Flipchart sammeln lässt. Damit vermeidet sie, dass es zu einer freien Interaktion in der Gruppe kommt und die Zielorientierung auf die Fragen des Patienten verloren geht. Durch das Aufschreiben können die Mitpatienten leichter die Struktur der Sitzung einhalten und im Sinne des Auftrags des Protagonisten arbeiten. Im zweiten Teil der Sitzung wird ein Rollenspiel zum Einüben eines neuen Verhaltens durchgeführt. Die Mitpatienten gehen spontan und freiwillig in die Mitspielerrollen, was ein Zeichen für geringe Angst vor Exposition in der Gruppe ist. Einer der Mitpatienten nutzt die Gelegenheit, eine auch für ihn schwierige Situation zu üben, das ist ein zusätzlicher Effekt der Gruppe. Die Therapeutin achtet darauf, dass das Üben im mittleren Schweregrad passiert. Der Protagonist kann im Verlauf des Rollenspiels den Schweregrad nach eigenem Bedürfnis steigern. Dadurch wird eine optimale Lernsituation hergestellt. Das Auswerten des Rollenspiels erfolgt in einer sinnvollen Reihenfolge, indem erst der Protagonist seine Erfolge benennt und anschließend Veränderungsziele fokussiert werden.

Sitzung vom 18. Mai

Dr. Kiss: Ich wünsche Ihnen einen guten Morgen. Wir starten wie immer mit einer Eröffnungsrunde. Frau Schmidt, möchten Sie beginnen?

Frau Schmidt: Ich werde mich am Wochenende mit meinem Freund treffen und würde das gerne heute in der Gruppe vorbereiten. Dieses Thema »Kind oder Studium« beschäftigt mich sehr.

Dr. Kiss: Gut, das merken wir vor.

Frau Schneider: Ich werde mich auch am Wochenende mit meinem Freund treffen. Nachdem das Wohnungsproblem gelöst ist, steht jetzt das Thema »Partnerschaft« wieder im Vordergrund. Ich würde das gut finden, wenn Frau Schmidt an ihrem Thema »Kind oder Studium« arbeitet. Da geht es auch um Entscheidungen. Ich habe das Gefühl, bei mir wird das auch auf eine Entscheidung bezüglich meines Partners hinauslaufen.

Frau Petrovic: Ich habe mich entschlossen, ein Paargespräch mit meinem Mann und Ihnen, Frau Kiss, zu führen. Das haben wir in der Einzeltherapie gut vorbereitet. Ich möchte mich am Wochenende etwas entspannen und möglichst wenig darüber nachdenken, was mich nächste Woche in dem Gespräch erwartet. Für die heutige Sitzung habe ich kein Thema. Ich werde nach dem Paargespräch die Gruppe informieren, wie das Ganze gelaufen ist.

Frau Fischer: Jetzt habe ich ein Wochenende vor mir, ohne dass mein Chef mir Arbeit gebracht hätte. Ich habe aus der Einzeltherapie einige Aufgaben bekommen. Eine davon ist es, mit jemandem aus der Gruppe eine gemeinsame Aktivität durchzuführen. Ich muss in der heutigen Sitzung jemanden fragen, mit mir ins Kino zu gehen. Das würde ich gerne machen.

Dr. Kiss: Gut, Frau Fischer, möchten Sie diese Aufgabe gleich nach der Eröffnungsrunde durchführen?

Frau Fischer: Ja, dann kann ich auch der Sitzung besser folgen, dann bin ich auch nicht so angespannt.

Herr Weber: Ich bin auch schon in den Startlöchern mit meinem Thema, dass ich so schlecht vom Fleck komme. Aber heute würde ich einmal noch Frau Schmidt den Vorrang geben. Ich werde in der nächsten Woche ganz sicher die Gelegenheit ergreifen, mein Thema vorzubringen.

Herr Meier: Ich habe die letzte Sitzung so gut für mich genutzt. Ich fühle mich sehr stabil und entschlossen, die Dinge genau so zu gestalten, wie wir das hier besprochen haben. Das nächste Thema, das ich angehen muss, ist eine Beziehungsklärung mit meiner Frau. Sie beschimpft mich oft, dass ich so feige bin, und ich glaube, darüber werde ich mich mit ihr auseinandersetzen müssen. Das ist allerdings heute noch nicht dran.

Herr Wagner: Meine Therapie wird übernächste Woche enden. Ich bin in meinen Gedanken schon stark mit der Zukunftsplanung beschäftigt. Bisher habe ich den Horizont meiner möglichen Bewerbungen ganz eng gesteckt, weil ich in der Nähe meiner Exfreundin bleiben wollte. Jetzt kann ich vielleicht ein bisschen mehr wagen und mich auch international bewerben.

Dr. Kiss: Herr Wagner, brauchen Sie heute noch die Unterstützung der Gruppe?

Herr Wagner: Ich würde gerne Frau Schmidt die Zeit für ihr Thema lassen und der Gruppe nächste Woche meine neuen Pläne vorstellen.

Dr. Kiss: Gut – *wendet sich an Frau Fischer* – dann möchte ich Ihnen, Frau Fischer, erst Gelegenheit geben, jemanden aus der Gruppe zu fragen, wer mit Ihnen ins Kino gehen möchte.

Frau Fischer *sieht Frau Petrovic an:* Ich möchte am liebsten mit Dir ins Kino gehen.

Frau Petrovic *scheint sich zu freuen:* Oh je, ich glaube ich war noch nie ohne meinen Mann im Kino. Aber das ist eine tolle Idee, ich komme gerne mit.

Frau Fischer: Toll, wir können nach der Gruppe gleich einen Film aussuchen, der uns beiden gefällt.

Dr. Kiss: Frau Fischer, das haben Sie klasse gemacht. Ich wünsche Ihnen viel Spaß beim gemeinsamen Kinobesuch.

Herr Weber: Ich wäre auch gerne mitgegangen. Ich war auch schon sehr lange nicht mehr im Kino.

Dr. Kiss *zu Frau Fischer:* Wie Sie sehen, haben Sie auch andere aus der Gruppe auf eine gute Idee gebracht.

Frau Fischer *schmunzelt:* Vielleicht nehmen wir Dich auch noch mit.

Dr. Kiss: Dann hat jetzt Frau Schmidt die Zeit, um ihr Thema zu bearbeiten. *Gruppe nickt.* Frau Schmidt, wenn wir uns Ihrem Thema zuwenden, was wäre am Ende der Sitzung für Sie ein gutes Ergebnis?

Frau Schmidt: Das ist wahrscheinlich ganz schwer zu erreichen, aber ich würde gerne wissen, nicht nur vom Kopf her, sondern auch vom Gefühl her, was für mich ein guter Weg sein könnte. Es geht um den Konflikt zwischen Mutter sein und Beruf und Karriere. Ich habe schon in der Gruppe berichtet, dass ich eine Pro- und Contra-Liste geschrieben habe. Sachliche Argumente für das eine und das andere sind mir recht klar, aber emotional bin ich ganz hin- und hergerissen.

Dr. Kiss: Habe ich Sie richtig verstanden? Ein gutes Ergebnis für Sie wäre, wenn Sie auch die emotionale Bedeutung Ihrer Entscheidung vorwegnehmen oder spüren könnten.

Frau Schmidt: Ja genau, das wäre gut. Aber das geht wahrscheinlich nicht.

Dr. Kiss: Wenn Sie das so sagen, habe ich den Eindruck, dass Sie schon viel darüber nachgedacht haben, über welchen Weg die emotionale Seite Ihrer Entscheidung vorweggenommen werden könnte.

Frau Schmidt: Ja, darüber habe ich viel nachgedacht. Das wäre so gut für mich, wenn ich da auch was spüren könnte.

Dr. Kiss: Sie scheinen aber nicht den richtigen Weg dazu gefunden zu haben.

Frau Schmidt: Sie haben recht, den habe ich nicht gefunden.

Dr. Kiss: Ich hätte da eine Idee und könnte Ihnen ein kleines Experiment vorschlagen, ohne die Sicherheit zu haben, dass wir damit Ihr erwünschtes Ergebnis auch erreichen können. Aber Experimente sind nicht mit garantiertem Erfolg verbunden. Würden Sie es ausprobieren wollen?

Frau Schmidt: Ja, ich bin für jedes Experiment, das mich auf dem Weg weiterbringt, zu haben.

Dr. Kiss: Bevor wir mit dem Experiment starten, eine kurze Anmerkung von mir: Neben den beiden von Ihnen genannten Alternativen gibt es auch eine dritte. Das würde bedeuten, eine Familie zu haben, und trotzdem Ihr Studium zu Ende zu bringen. Aber auch bei dieser Alternative würde es notwendig werden, dass Sie eine Entscheidung darüber treffen, welche Prioritäten Sie aktuell setzen. Deswegen erscheint es mir erst einmal ausreichend, wenn wir uns auf die beiden von Ihnen vorgeschlagenen Alternativen konzentrieren.

Frau Schmidt: Ja, das sehe ich genauso. Es wäre mir jetzt wichtig, eine Entscheidung für die kommenden 12 Monate zu treffen.

Dr. Kiss: Dann lassen Sie uns das Experiment starten. *Die Therapeutin stellt zwei leere Stühle in die Mitte des Raumes.* Ich habe zwei Stühle aufgestellt, die die jeweilige Entscheidungsalternative symbolisieren sollen. Ein Stuhl für die Entscheidung für ein Kind, ein Stuhl für die Entscheidung, Ihr Studium fortzusetzen. Die Aufgabe der Gruppe wird darin bestehen, Frau Schmidt in ihrem Entscheidungsprozess so zu unterstützen, dass Sie genau beobachten und ihr anschließend rückmelden, wie sie gewirkt hat, wenn sie sich auf den einen und den anderen Stuhl gesetzt hat und meiner Instruktion gefolgt ist. Alles, was Sie beobachten, ist wichtig und kann für die Entscheidung von Frau Schmidt von Bedeutung sein. Frau Schmidt, jetzt starten wir. Ich möchte Sie erst einmal bitten, festzulegen, welcher Stuhl Familiengründung und Kind symbolisiert und welcher Stuhl die Fortsetzung Ihres Studiums symbolisiert. Der Zeitrahmen, in dem wir uns befinden, sind die nächsten 12 Monate.

Frau Schmidt: Der rechte Stuhl ist für Familiengründung, der linke Stuhl für die Fortführung meines Studiums.

Dr. Kiss: Gut, Frau Schmidt. Dann möchte ich Sie jetzt bitten, sich auf einen der beiden Stühle zu setzen. *Frau Schmidt setzt sich auf den rechten Stuhl.* Bitte schließen Sie jetzt die Augen, denken Sie sich in den folgenden Satz hinein und sagen ihn laut: Ich habe mich für ein Kind entschieden und halte jetzt mein Baby im Arm.

Frau Schmidt: Ich habe mich für ein Kind entschieden und halte jetzt mein Baby im Arm.

Dr. Kiss: Bitte beschreiben Sie, wie alt das Baby ist, ob es ein Junge oder ein Mädchen ist, wie es heißt, und beschreiben Sie, wie es Ihnen geht und wie Sie sich fühlen.

Frau Schmidt: Es ist ein Mädchen, es heißt Anna-Julia, es ist drei Monate alt, es fühlt sich ganz warm und kuschelig an. Es ist ein ganz tolles Gefühl, wenn es mich anlächelt oder in meinem Arm einschläft.

Dr. Kiss: Wie hat sich Ihr Leben durch Anna-Julia verändert?

Frau Schmidt: Mein ganzes Leben kreist um Anna-Julia, ich habe für sonst nichts mehr Zeit.

Dr. Kiss: Erzählen Sie mehr darüber, wie ist Ihr Leben?

Frau Schmidt: Ich bin einerseits total glücklich, andererseits gibt es kaum noch Schlaf. Ich wache alle zwei Stunden auf, weil Anna-Julia schreit und gestillt werden möchte oder herumgetragen werden möchte. Wenn sie mal schläft, mache ich schnell das Nötigste im Haushalt.

Dr. Kiss: Wie haben sich Ihre Kontakte zu anderen Menschen entwickelt, also zu Ihrem Partner, Ihren Freunden, Ihrer Familie.

Frau Schmidt: Christian hatte sich die Zeit nach der Geburt frei genommen. Jetzt aber arbeitet er eher mehr als früher und ich sehe ihn seltener. Er sagt, ich muss ja jetzt für eine Familie sorgen. Meine Studienkolleginnen haben mich einmal besucht und mir Sachen zum Anziehen für das Baby geschenkt. Seitdem habe ich sie nicht mehr gesehen, sie sind sehr beschäftigt. Ich treffe mich zweimal die Woche mit drei anderen Müttern, die ich bei der Schwangerschaftsgymnastik kennengelernt habe. Wir sprechen dann über unsere Babys.

Dr. Kiss: Wie ist der Kontakt zu Ihrer Ursprungsfamilie und zu den Eltern Ihres Partners?

Frau Schmidt: Meine Eltern waren eher gegen das Kind. Sie sagten, ich solle erst einmal mein Studium abschließen und mich auf eigene Beine stellen. Sie kommen nur selten vorbei. Die Eltern von Christian helfen mir sehr viel. Sie sind sehr stolz auf ihre Enkeltochter.

Dr. Kiss: Wie fühlen Sie sich in der Gesamtsituation mit Ihrer neuen Rolle als Mutter?

Frau Schmidt: Es schwankt zwischen glücklich, angestrengt und einsam.

Dr. Kiss: Frau Schmidt, konzentrieren Sie sich noch einmal auf Ihre Emotionen. Gibt es noch etwas, das Sie sagen oder beschreiben möchten?

Frau Schmidt: Ich gebe meiner Tochter sehr viel. Ich bin im Moment nur für sie da. Es gibt kaum noch etwas anderes in meinem Leben. Ich merke auch, dass es mir gut tut, ihr so viel zu geben, ich gebe ihr etwas, das ich selbst von meiner Mutter nicht bekommen habe. Ich fühle aber auch, wie anstrengend das ist, und frage mich, wie lange ich das durchhalten kann.

Dr. Kiss: Wenn Sie alles gesagt haben, was für Sie auf diesem Stuhl sitzend zu sagen wichtig war, dann bitte ich Sie aufzustehen, die Rolle von sich abzuschütteln und sich dann auf den anderen Stuhl zu setzen. *Frau Schmidt setzt sich auf den linken Stuhl.* Bitte schließen Sie jetzt wieder die Augen, denken Sie sich in den folgenden Satz hinein und sagen ihn laut: Ich habe mich für die Fortsetzung meines Studiums entschieden und mich für das Praktische Jahr angemeldet.

Frau Schmidt: Ich habe mich für die Fortsetzung meines Studiums entschieden und mich für das Praktische Jahr angemeldet.

Dr. Kiss: Bitte berichten Sie uns, wie es Ihnen geht, wie ist Ihre Lebenssituation?

Frau Schmidt: Ich lerne jeden Tag bis in die Nacht hinein. Am Vormittag gehe ich in die Vorlesung. Am Nachmittag treffe ich mich mit meiner Lerngruppe. Beim Abendessen spreche ich häufig mit Christian über medizinische Dinge, die er bei der Arbeit erlebt hat, oder die ich in den Büchern oder Fragesammlungen gelesen habe. Er unterstützt mich durch seine praktische Erfahrung. Die Beziehung ist dadurch sehr viel enger geworden als in der Zeit, in der ich wegen der Erkrankung nichts gemacht habe.

Dr. Kiss: Wie ist Ihr Kontakt zu anderen Menschen?

Frau Schmidt: Der Kontakt zu meinen Kommilitoninnen ist durch die Lerngruppe sehr eng geworden. Von meiner und Christians Familie höre ich wenig.

Dr. Kiss: Wie geht es Ihnen insgesamt mit Ihrer Lebenssituation?

Frau Schmidt: Pflichterfüllung steht sehr im Vordergrund. Die Zeit ist sehr anstrengend, aber auch sehr interessant. Ich fühle einen guten Zusammenhalt mit anderen, die im selben Boot sitzen.
Dr. Kiss: Welche Emotionen stehen im Vordergrund?
Frau Schmidt: Zufriedenheit, weil ich mein Studium wieder aufnehmen konnte, ich merke auch jeden Tag, dass ich mehr kann. Zusammengehörigkeit mit Leidensgenossen und Christian. Frust darüber, dass noch viel zu lernen ist, und Angst davor, in den Prüfungen zu versagen. Hoffnung, dass es eine befristete Zeit ist und die Anstrengung auch wieder aufhört.
Dr. Kiss: Gibt es noch etwas, das Sie sagen oder beschreiben möchten?
Frau Schmidt: Ich spüre, dass es mir gut tut, meine Leistungsfähigkeit wieder wahrzunehmen.

Dr. Kiss: Wenn Sie nichts mehr hinzufügen möchten, dann möchte ich Sie bitten, wieder aufzustehen, auch diese Rolle von sich abzuschütteln und einen Moment vor den Stühlen stehen zu bleiben. Wie fühlen Sie sich im Moment?
Frau Schmidt: Ich bin aufgewühlt, ich bin ganz erstaunt, wie stark ich mich in die einzelnen Rollen hineingefühlt habe.
Dr. Kiss: Möchten Sie von der Gruppe hören, was sie beobachtet haben?
Frau Schmidt: Ja, das möchte ich.
Dr. Kiss *zur Gruppe:* Ich möchte Sie zunächst bitten, Ihre Beobachtungen, als Frau Schmidt auf dem Stuhl Familiengründung saß, mitzuteilen.
Frau Petrovic: Du hast erst sehr glücklich gewirkt, als Du sagtest, ich halte mein Baby im Arm. Dann habe ich beobachtet, wie deine Stimmung immer schwerer wurde und Du immer mehr darüber gesprochen hast, dass Du alleine bist. Das kann ich aus eigener Erfahrung so bestätigen, mir ging es auch so mit meinen Kindern.
Frau Schmidt: Ja, das ist mir während des Sprechens auch aufgefallen. Erst war die große Freude da, dann habe ich mich immer mehr einsam gefühlt.
Herr Meier: Deine Stimme hat sich in dem Moment verändert, wie Du berichtet hast, dass Christian jetzt mehr arbeitet. Ich kenne das aus meiner eigenen Beziehung. Ich habe auch, als meine Kinder klein waren, angefangen, meine Verpflichtung, für meine Familie zu sorgen, viel ernster zu nehmen. Aber ich habe mich dabei so auf Geldverdienen konzentriert und habe ganz vernachlässigt, was meine Frau gebraucht hätte.
Herr Weber: Du bist sehr traurig geworden in dem Moment, als klar wurde, dass Dein früheres Leben mit dem Studium erst einmal völlig weg ist.
Dr. Kiss: Frau Schmidt, wie geht es Ihnen mit den Rückmeldungen?
Frau Schmidt: Die Gruppe hat das sehr gut beobachtet und auch sehr gut zusammengefasst, wie ich mich in der Rolle gefühlt habe. So habe ich das bisher nicht gesehen. Die Veränderungen, die sich ergeben würden, wenn ich mein Studium nicht mehr hätte.

Dr. Kiss: Möchten Sie jetzt auch Rückmeldungen zu dem anderen Stuhl? *Frau Schmidt nickt. Zur Gruppe:* Sagen Sie Frau Schmidt, was Sie beobachtet haben, als sie von dem Stuhl »Studium Fortsetzung« gesprochen hat.

Herr Wagner: Obwohl Du einen sehr speziellen Ausschnitt des Studiums mit Prüfungsvorbereitungen angesprochen hast, hatte ich den Eindruck, dass Du gerne studierst. Du warst auch gut aufgehoben in einer Gemeinschaft von Kommilitonen und Deinem Partner.

Frau Schneider: Du bist in der Rolle als Studentin viel besser in die Gemeinschaft eingebunden, hast aber sehr viel mehr Gefühle von Angst vor Versagen formuliert. Obwohl Du in der ersten Rolle als Mutter weniger eingebunden warst, hast Du nie von Angst gesprochen, Deine Rolle nicht erfüllen zu können.

Frau Schmidt: Das ist eine sehr interessante Rückmeldung. Ich habe tatsächlich nie darüber nachgedacht, dass ich meine Rolle als Mutter nicht erfüllen könnte. Dabei ging es mir mit meiner Mutter nicht gut. Vielleicht habe ich dabei ein Gefühl dafür entwickelt, was ich vermisst habe und würde mich freuen, genau das einem Baby zu geben.

Frau Fischer: Ich habe beobachtet, wie gut Du als Studentin integriert bist, und wie viel Hilfe Du auch hast. Vielleicht ist das auch so, dass sich die anderen Frauen in Deiner Umgebung noch ganz auf ihr Studium konzentrieren. Deswegen ist Familiengründung für sie kein Thema und sie können Dich, wenn Du eine Familie gründest, nicht so gut unterstützen, wie wenn du studierst. Das könnte sich ändern, wenn das Studium vorbei ist, und für die anderen auch Familiengründung Thema wird.

Dr. Kiss: Frau Schmidt, wie geht es Ihnen mit den Rückmeldungen zu dem zweiten Stuhl?

Frau Schmidt: Es macht mich nachdenklich. Diesen Aspekt der Integration in eine Gruppe, die auch studiert, und sich eine berufliche Etablierung erarbeitet, habe ich bisher noch nicht so beachtet. Ich kann jetzt auch besser nachvollziehen, warum meine Eltern und auch Christians Eltern immer wieder sagten, ich solle erst mein Studium zu Ende machen. Wenn ich Christian richtig verstanden habe, würde er auch diese zweite Lösung vorziehen, obwohl er das nicht so klar sagt. Richtig ist auch, dass die Angst, im Studium zu versagen, viel größer ist als die Angst, als Mutter zu versagen. Bei der Mutterrolle ist eher die Gefahr zu vereinsamen.

Dr. Kiss: Sie sind schon dabei, die Erkenntnisse zusammenzufassen. Ihr Ziel für die heutige Sitzung war, die emotionale Seite der Entscheidung genau zu betrachten. Haben Sie Ihr Ziel erreicht?

Frau Schmidt: Ja, auf jeden Fall.

Dr. Kiss: Können Sie noch einmal das für Sie Wichtigste zusammenfassen?

Frau Schmidt: Ich kann es relativ kurz sagen: Es scheint nicht die richtige Zeit zu sein für ein Kind. Die heutige Sitzung hat mir gezeigt, dass ich mir wirklich sehr ein Kind wünsche, und mir zutraue, eine gute Mutter zu sein, aber ich sollte mit der Umsetzung noch warten, bis ich mein Studium abgeschlossen habe. Besonders nachdenklich macht mich, was Frau Fischer gesagt hat. Diese Zugehörigkeit zu einer Gemeinschaft und dass meine Kommilitoninnen auch erst andere Aufgaben erledigen, bevor Sie sich auf Familiengründung konzentrieren. Ich frage mich auch, wie Christian reagieren würde, wenn ich ihm sage, wir sollten mit Kindern noch etwas warten, ich mache erst mein Studium zu

Ende. Ich vermute, er wird dem zustimmen und ganz erleichtert sein. Aber ich möchte mir auch noch ein paar Tage Zeit nehmen und nachdenken. Außerdem ist mir klar geworden, dass ich etwas wegen meiner Prüfungsangst oder Versagensangst tun muss. Das überschattet alles Schöne, das ich im Studium habe.

Dr. Kiss: Sie haben tatsächlich viele neue Erkenntnisse aus der heutigen Sitzung mitgenommen. Ist es in Ordnung, wenn wir an dieser Stelle zur Abschlussrunde übergehen?

Frau Schmidt: Ja, und ich möchte mich bei der Gruppe für die Unterstützung bedanken.

Dr. Kiss: Herr Wagner, möchten Sie mit der Abschlussrunde beginnen? Was war für Sie das Wichtigste?

Herr Wagner: Ich bin ja auch Student. Ich habe intensiv mitgedacht, als Frau Schmidt auf dem zweiten Stuhl saß. Ich habe gespürt, wie gut mir das tut, Student zu sein. Ich möchte diese Aufgabe, lernen zu dürfen, jetzt noch einmal ernster nehmen.

Herr Meier: Ich habe Frau Schmidt ein bisschen beneidet, dass sie Gelegenheit hatte, dieses wichtige Thema mit der Gruppe zu besprechen. Ich hatte diese Gelegenheit, wie ich meine Familie gegründet habe, nicht. Ich bin dann in die gleiche Falle gegangen, wie viele Männer, die sich hauptsächlich finanziell um die Familie kümmern.

Herr Weber: Mir war das gar nicht klar, wie anstrengend so ein Studium ist und mit wie viel Angst das verbunden sein kann. Ich werde mit meinen Töchtern darüber sprechen, wie sie das in ihrem Studium erleben.

Frau Fischer: Für mich war es am wichtigsten zu hören, dass Frau Schmidt meine Rückmeldung so nützlich fand.

Frau Petrovic: Die heutige Arbeit hat auch einen kleinen Ausschnitt aus meinem Leben wieder aufgerollt. Ich meine damit diese Situation, als mein erstes Kind da war, und sich alles darum herum verändert hat.

Frau Schneider: Für mich war am wichtigsten zu sehen, wie ernsthaft man Entscheidungen betreiben kann und wie wichtig es ist, neben der Pro- und Contra-Liste auch die emotionale Seite zu betrachten. Ich stehe ja auch vor der Entscheidung, ob ich mit meinem Freund zusammenbleibe, mich trenne oder von ihm einfordere, dass er sich von seiner Familie trennt.

Frau Schmidt: Das ist heute ganz anders ausgegangen, als ich das vorher gedacht habe. Eigentlich habe ich gedacht, dass man die emotionale Seite einer Entscheidung nicht vorwegnehmen kann. Jetzt bin ich total froh, dass ich das Thema mit der Gruppe besprochen habe.

Dr. Kiss: Ich bin auch froh, dass Sie das besprochen haben, und die Gruppe für Sie so nützlich war. Alle in der Gruppe nehmen die Arbeit sehr ernst. Das ist wirklich gut. Das macht Sie in der Therapie sehr erfolgreich. Ich wünsche Ihnen, dass Sie die Erfahrungen aus der Sitzung mit Ihrem Partner gut teilen können. Dann wünsche ich allen ein schönes Wochenende. Wir sehen uns nächste Woche.

Kommentar: In der Sitzung hat die Protagonistin ein erwünschtes Ergebnis formuliert, zu dem sie keine Technik zur Zielerreichung kennt. Die Therapeutin nimmt an dieser Stelle eine aktive Rolle ein und macht den Vorschlag zu einem Experiment. Experimente sind eine gute Technik, um Patienten in Situationen zu bringen, in denen sie Erfahrungen machen können, von denen wir nicht von vorneherein sagen können, wie das genaue Ergebnis sein wird. Durch den Begriff Experiment fördert die Therapeutin eine unvoreingenommene Haltung gegenüber dem, was sich als Ergebnis einstellen wird. Die Protagonistin kann mithilfe der Gruppe Informationen erhalten, die sie alleine durch das Nachdenken über den Entscheidungskonflikt nicht bekommen könnte. Die Rückmeldungen aus der Gruppe sind konkrete Verhaltensbeobachtungen und keine Hypothesen über das Erleben der Patientin. Die Beobachtungen der Gruppenmitglieder sind für die Protagonistin eine wichtige Informationsquelle. Sie verdeutlichen ihr die emotionale Seite ihrer Entscheidung. Die Therapeutin greift wenig in das Geschehnis ein. Sie lässt die Gruppe und die Protagonistin in Kommunikation treten. Dennoch wechselt sie nicht in eine interaktionsorientierte Gruppe, da die Protagonistin durchgängig im Mittelpunkt steht. Es kommt zu keiner Zeit zu einem Wechsel, indem ein anderer Patient in den Mittelpunkt rücken würde. Die Rückmeldungen sind durchgängig zielorientiert und auf die Fragen der Protagonistin ausgerichtet. Erst in der Abschlussrunde berichten die Mitpatienten über ihre eigene Lebenssituation und Betroffenheit, die sie während der Arbeit der Protagonistin erlebt haben.

Sitzung vom 21. Mai

Dr. Kiss: Ich wünsche Ihnen einen guten Morgen. Wir starten wie immer mit einer Eröffnungsrunde. Herr Weber, möchten Sie beginnen?
Herr Weber: Ich würde gerne heute mein Thema vorbringen. Aber ich kann es gar nicht richtig formulieren. Es hat einfach etwas damit zu tun, dass ich so schlecht vom Fleck komme. Ich mache mir ständig Sorgen über meine Zukunft. In den letzten fünf Jahren ist es mir nicht mehr gelungen, eine befriedigende Lebenssituation herzustellen.
Dr. Kiss: Danke, Herr Weber, Sie haben gesagt, Sie würden gerne Ihr Thema heute bearbeiten.
Frau Schneider: Mich beschäftigt, dass Frau Schmidt so gut für sich eine Entscheidung treffen konnte. Ich habe das ganze Wochenende darüber nachgedacht, wie ich eine Entscheidung bezüglich meiner Partnerschaft treffen könnte. Ich glaube, mir würde so eine Stühle-Übung auch sehr helfen. Aber heute möchte ich, dass Herr Weber Gelegenheit bekommt, sein Thema zu bearbeiten.
Herr Wagner: Ja, Entscheidungen, das ist auch mein Stichwort. Seitdem meine Freundin und ich uns getrennt haben, werde ich immer mutiger. Am Wochenende habe ich zwei Bewerbungen ins Ausland geschrieben. Ich bin ganz stolz auf mich.
Dr. Kiss: Das finde ich wirklich gut! Herr Wagner, möchten Sie das Thema anschließend weiter bearbeiten?

Herr Wagner: Nein, ich habe im Moment keinen Bedarf, das zu vertiefen.

Frau Fischer: Ich war mit Frau Petrovic und Herrn Weber im Kino. Wir hatten uns einen lustigen Film ausgesucht und es hat total Spaß gemacht. Das mache ich demnächst häufiger. Für heute habe ich kein besonderes Anliegen.

Frau Petrovic: Für mich war das ein richtig tolles Erlebnis, und ich möchte mich bei Dir – *sieht Frau Fischer an* –, bedanken. Das habe ich noch nie gemacht. Dabei sehe ich Filme leidenschaftlich gerne. Das beschäftigt mich jetzt auch, weil ich mich frage, warum ich so viele Sachen bisher nicht gemacht habe. Ich würde das in einer der nächsten Sitzungen ausführlicher thematisieren. Für heute finde ich, dass Herr Weber die Zeit bekommen sollte, sein Thema zu bearbeiten.

Herr Meier: Ich bin heute sehr nachdenklich. Ich würde gerne ein Gespräch mit meiner Frau führen, und ich würde das gerne in der Gruppe vorbereiten. Ich habe am Wochenende bemerkt, dass das dringend notwendig ist. Aber ich fühle mich noch nicht in der Lage, das ohne die Hilfe der Gruppe vorzubereiten.

Dr. Kiss: Herr Meier, möchten Sie anschließend das Thema bearbeiten?

Herr Meier: Ich habe schon ein ganz wichtiges Thema in der Gruppe bearbeitet und möchte heute Herrn Weber den Vortritt lassen. Ich werde das Thema gerne in der nächsten Sitzung vorbringen.

Frau Schmidt: Mir geht es nach der Bearbeitung meines Themas in der letzten Sitzung jetzt richtig gut. Ich habe das, was wir hier besprochen haben, auch mit meinem Freund diskutiert. Er hat mir in allen Punkten zugestimmt. Wir haben auch darüber gesprochen, dass wir in den kommenden 12 Monaten heiraten werden. *Frau Schmidt strahlt bei dieser Aussage. Die anderen reagieren mit Begeisterung.*

Frau Fischer: Das ist super!

Dr. Kiss: Herzlichen Glückwunsch! Haben Sie für die heutige Sitzung ein weiteres Anliegen?

Frau Schmidt: Nein, für heute habe ich kein Thema mehr.

Dr. Kiss *wendet sich an Herrn Weber und setzt sich neben ihn:* Herr Weber, Sie haben gesagt, Ihr Thema ist, dass Sie so schlecht vom Fleck kommen. Was wäre für Sie am Ende der Sitzung ein gutes Ergebnis?

Herr Weber: Das kann ich schwer sagen. Ich brauche irgendetwas, wodurch ich mich mehr aktivieren kann. Dass mich die beiden Frauen ins Kino mitgenommen haben, war richtig gut, das geht in die richtige Richtung. Ich bin auch ganz stolz, dass ich mich so angeboten habe, mitzugehen. Normalerweise mache ich das nicht. Ich mache mir immer Sorgen darüber, dass ich andere störe und dass sie mich sowieso nicht mögen. Dann halte ich mich einfach zurück.

Dr. Kiss: Wenn ich Sie richtig verstanden habe, wünschen Sie sich eine Unterstützung, durch die Sie sich aktiver verhalten können, trotz Ihrer Angst, von anderen abgelehnt zu werden. Sie haben auch schon eine gute Erfahrung gemacht, indem Sie ihre Befürchtung überwunden und angeboten haben, mit den beiden Frauen ins Kino zu gehen. Und vor einiger Zeit haben Sie gute Erfahrungen damit gemacht, ein Fitnessstudio aufzusuchen.

Herr Weber: Ja, das stimmt.

Dr. Kiss: Da würde ich Sie gerne noch etwas genauer fragen. Geht es bei Ihrem Ergebnis darum, Unterstützung dabei zu bekommen, sich leichter zu einer Aktivität aufzuraffen, oder wäre es ein gutes Ergebnis, dass Sie sich weniger Gedanken darüber machen, abgelehnt zu werden?

Herr Weber: Ich glaube, wenn ich meine Angst davor, abgelehnt zu werden überwinde, so wie ich das mit dem Kino und dem Fitnessstudio gemacht habe, dann schaffe ich das auch, aktiver zu sein. Ich glaube, es geht mehr darum, dass ich so große Angst habe, von anderen abgelehnt zu werden.

Dr. Kiss: Ich fasse noch mal zusammen und Sie überprüfen, ob das richtig ist. Es wäre ein gutes Ergebnis für Sie, wenn Sie es schaffen würden, ihre Angst vor Ablehnung zu überwinden. Sie wären dann besser in der Lage, Ihr Leben aktiver zu gestalten.

Herr Weber: Ja, das stimmt.

Dr. Kiss: Herr Weber, wenn Sie die Befürchtung haben, von anderen abgelehnt zu werden, Sie sich aber trotzdem dazu entscheiden, aktiv zu sein, welche Emotion müssen Sie dann überwinden? Eher Angst oder eher Scham?

Herr Weber: Spontan würde ich sagen, Scham. *Herr Weber stoppt kurz und wirkt sehr nachdenklich:* Das Problem ist auch neu für mich. Es besteht, seitdem meine Firma in Insolvenz gegangen ist und ich Hartz-IV-Empfänger geworden bin. Ich fühle mich so wertlos und habe Angst, dass die anderen mir ansehen, dass ich ein Versager bin.

Dr. Kiss: Ist das dann richtig, dass es ein gutes Ergebnis unserer heutigen Sitzung wäre, wenn Sie Strategien hätten, trotz der Scham Aktivitäten durchzuführen.

Herr Weber: Ja genau, das wäre für mich ein gutes Ergebnis.

Dr. Kiss: Haben Sie eine Idee, wie wir dieses Ergebnis gemeinsam erreichen können?

Herr Weber: Erst mal bin ich ganz platt von der Erkenntnis, dass ich so starke Scham empfinde, dafür schäme ich mich jetzt auch. Ich würde gerne wissen, wie es den anderen mit Scham geht. Fühlen die sich auch mal so, und wie gehen sie damit um?

Dr. Kiss: Sie möchten die Gruppe fragen, ob sie auch Scham empfinden und wie sie damit umgehen. Was würden Sie noch brauchen, um trotz der Scham aktiv sein zu können?

Herr Weber: Ich würde konkrete Vorschläge brauchen, wie ich die Scham überwinden kann. Vielleicht an Beispielen, wie es andere gemacht haben, wenn Sie mir das erzählen würden. Und dann würde ich es auch versuchen wollen.

Dr. Kiss: Gut Herr Weber, ich fasse wieder zusammen. Sie wünschen sich von den anderen zu hören, ob sie auch Scham empfinden, in welchen Situationen, und wie sie mit der Scham umgehen. Dann würden Sie konkrete Strategien im Umgang mit der Scham brauchen, damit Sie diese ausprobieren können. Würde es Ihnen helfen, wenn wir die Strategien auf die Flipchart schreiben, damit Sie diese auch nach der Sitzung mitnehmen können?

Herr Weber: Das wäre sehr gut für mich.

Dr. Kiss *wendet sich an die Gruppe:* Herr Weber ist im Moment ganz erstaunt darüber, dass Schamgefühle ihn daran hindern, aktiv zu sein. Vielleicht kennen

Sie solche Situationen auch, in denen Sie starke Schamgefühle erleben und sich daran gehindert fühlen, mit anderen in Kontakt zu sein?

Frau Petrovic: Wie Du jetzt über die Scham gesprochen hast, das hat mich sehr nachdenklich gemacht. Ich glaube, ich habe auch ganz viele Schamgefühle und bin deshalb so unsicher. Bei mir geht das auf meine Kindheit zurück, ich schäme mich dafür, was mir mein Nachbar angetan hat und fühle mich ganz wertlos. Hier in der Gruppe kann ich das inzwischen gut aussprechen, aber den Kontakt zu anderen Menschen habe ich oft deswegen gemieden. Dass ich jetzt so offen darüber sprechen kann, hat mir die Gruppensitzung gebracht, in der ich über meine Vergangenheit gesprochen habe. Ich glaube, wenn man nicht selber schuld daran ist, was einem passiert ist, dann ist es besser, trotz der Schamgefühle Dinge zu tun, auf die man Lust hat. Ich muss das auch noch üben.

Dr. Kiss *zu Frau Petrovic:* Sie haben tatsächlich große Fortschritte gemacht und trauen sich jetzt in einer vertrauensvollen Umgebung über die schlimmen Erfahrungen ihrer Kindheit zu sprechen. Wie wirkt sich das auf die Intensität ihrer Schamgefühle aus?

Frau Petrovic: Gerade als ich anfing zu sprechen, waren die ganz stark. Jetzt wird das immer weniger. So geht es mir in allen Situationen, in denen ich versuche, meine Scham zu überwinden.

Dr. Kiss *zu Herrn Weber:* Herr Weber, wie ist das für Sie, was Sie eben von Frau Petrovic gehört haben?

Herr Weber: Damit kann ich viel anfangen. Sie schämt sich, weil sie Opfer geworden ist. Sie ist ganz mutig und traut sich, die Scham zu überwinden und trotzdem über ihre Vergangenheit zu sprechen. Das bewundere ich. In meiner Situation ist es aber so, dass ich die Firma, die ich von meinem Vater geerbt habe, nicht halten konnte. Ich war ein erwachsener Mann, hatte meinen Beruf gelernt. Ich hätte es besser machen müssen.

Frau Petrovic: Genau das habe ich auch immer gedacht. Ich habe immer gedacht, ich hätte mich wehren müssen. Du denkst immer, Du hättest es besser machen müssen, ich denke, ich hätte mich wehren müssen.

Dr. Kiss *zu Frau Petrovic:* Vermuten Sie damit, dass ähnliche Gedanken, bei Ihnen und Herrn Weber, die Emotion Scham aufrechterhalten?

Frau Petrovic: Ja, irgendwie schon.

Dr. Kiss: Wie ist die Erfahrung anderer mit Schamgefühlen?

Herr Meier: Ich schäme mich auch dafür, dass ich die Kontrolle über den Alkohol verloren habe. Ich dachte auch immer, andere können kontrolliert trinken, warum kann ich das nicht. Erst als ich angefangen habe, darüber offen zu sprechen, habe ich bemerkt, wie viel andere auch Probleme mit Alkohol haben. Ich muss auch jedes Mal meine Schamgefühle überwinden, wenn ich in Situationen komme, in denen ich mit Alkohol konfrontiert werde. Besonders bei meiner Arbeit. Ihr erinnert euch an das Rollenspiel hier in der Gruppe.

Dr. Kiss *zu Herrn Weber:* Was schließen Sie daraus, was Herr Meier gesagt hat?

Herr Weber: Also bei Dir war das auch so, dass Du erst als erwachsener Mann das Problem bekommen hast. Ich habe ja auch mein Bestes getan, um die Firma zu halten. Aber als mein Hauptkunde nicht bezahlt hat, ging alles den Bach hinunter. Eigentlich war das nicht mein Versagen. Ich werfe mir aber vor, dass ich diesen Auftrag angenommen habe und mich nicht genauer erkundigt habe, wie die finanzielle Situation meines Kunden war.

Frau Fischer: Aber wenn das Dein Hauptkunde war, dann hast du bestimmt schon länger mit ihm zusammengearbeitet und Du hast ihm aus vorheriger Erfahrung auch vertraut.

Herr Weber: Ja, schon mein Vater hat mit dem zusammengearbeitet, und es gab nie Probleme mit ihm.

Dr. Kiss: Herr Weber, wenn Sie das, was Sie bisher von den anderen gehört haben, zusammenfassen, wie ist das mit Schamgefühlen bei den anderen?

Herr Weber: Ja, scheint nicht selten zu sein. Vermutlich hat jeder schon etwas erlebt, wofür er sich schämt.

Dr. Kiss: Sie haben zu Beginn gesagt, wenn Sie Strategien im Umgang mit der Scham hätten, dann könnten Sie aktiver sein. Vielleicht könnten die anderen aus der Gruppe berichten, mit welchen Strategien sie Schamgefühle überwinden. Wir wollten die Strategien auch auf die Flipchart schreiben, damit Sie diese anschließend auch mitnehmen können. Wer möchte die Strategien aufschreiben?

Herr Meier: Ich mache das heute.

Dr. Kiss: Vielen Dank, Herr Meier, dann lassen Sie uns starten.

Dr. Kiss: Frau Petrovic, Sie haben vorhin bereits eine Strategie benannt.

Frau Petrovic: Wirklich? Meinen Sie, als ich gesagt habe, trotz der Schamgefühle Dinge zu tun, auf die man Lust hat?

Frau Fischer: Ja! Ich kann auch aus Erfahrung sagen, das ist entgegengesetztes Handeln.

Dr. Kiss: Frau Fischer und Frau Petrovic, Sie benennen eine ganz wichtige Strategie. Können Sie das genauer erklären!

Frau Fischer: Ja, das habe ich auch hier in der Gruppe gelernt. Das heißt, nicht automatisch das machen, was einem das Gefühl sagt. Wenn ich Scham wahrnehme, dann frage ich mich, behindert mich die Scham darin, etwas zu tun, was ich gerne tun würde? Wenn ja, dann versuche ich trotzdem mein Ziel zu verfolgen. Ich habe oft Schamgefühle, weil ich so groß bin und eine so tiefe Stimme habe. Ich denke oft, andere werden mich für einen Mann halten. Das behindert mich darin, Kontakt zu Frauen und Männern aufzunehmen. Das versuche ich dann zu überwinden. Dann geht es mir wie Frau Petrovic. Erst schäme ich mich noch mehr, dann geht es wieder besser. Zum Beispiel unser Kinobesuch. Zuerst habe ich mich total geschämt, Frau Petrovic zu fragen, dann bist Du auch mitgekommen, und zuletzt war es ein richtig guter Abend.

Frau Schneider: Ich schäme mich auch für ganz viele Sachen. Für mein Essverhalten, für die Beziehung zu einem verheirateten Mann, für die hässliche Wohnung. Ich habe noch keine richtig guten Strategien. Ich tue ganz viele Dinge nicht, weil ich mich schäme, sie einzufordern. Das Ergebnis ist, dass ich ganz viele Sachen nicht bekomme, die ich mir wünsche.

Herr Wagner: Mir hat das manchmal geholfen, dass ich gesagt habe: Das ist mir jetzt aber peinlich. Es ist immer schlimmer, wenn ich versuche, die Scham zu verstecken.

Dr. Kiss: Das ist also eine Verbalisierungsstrategie. Sie sagen, was Sie empfinden. Sie fühlen sich dadurch entlastet, dass Sie es nicht verstecken müssen.

Frau Schmidt: Mir hilft auch, dass ich überlege, ob ich tatsächlich etwas gemacht habe, was man nicht tun soll, oder ob ich wirklich so anders bin als die anderen.
Dr. Kiss: Frau Schmidt, wie würden Sie diese Strategie benennen?
Frau Schmidt: Ich überprüfe, ob die Gedanken hinter der Scham realistisch sind.
Dr. Kiss: Das heißt, sie benutzen eine Realitätsüberprüfung.
Herr Weber: Also Scham ist wirklich ein komisches Gefühl, es behindert einen. Ich weiß gar nicht, wozu man so etwas braucht.
Dr. Kiss: Das ist eine sehr gute Frage. Was würden die anderen sagen? In welchen Situationen ist es angemessen, wenn Sie Schamgefühle erleben, auch nach ihnen zu handeln?
Herr Wagner: Scham ist dazu da, das Zusammenleben zu regeln. Wenn ich von jemandem Geld klaue und dabei erwischt werde, ist es richtig, sich zu schämen. Wenn Du jemanden betrogen hättest, und deshalb die Firma verloren hättest, wäre es passend, sich zu schämen. Wenn Du aber die Firma verloren hast, weil Dein Kunde nicht bezahlt hat, dann brauchst Du Dich dafür nicht zu schämen.
Frau Fischer: Genau, Du solltest der Scham entgegengesetzt handeln. So wie Du gesagt hast, Du willst mit uns ins Kino mitkommen. Das war richtig gut.
Dr. Kiss *zu Herrn Weber:* Unsere heutige Sitzung geht bald zu Ende. Könnten Sie bitte überprüfen, ob Sie das gewünschte Ergebnis erreicht haben.
Herr Weber: Ja, auf jeden Fall. Ich nehme sogar noch viel mehr mit. Es war mir neu, dass mich meine Schamgefühle daran hindern, mit anderen Menschen Aktivitäten durchzuführen. Dann scheinen Schamgefühle etwas völlig Normales zu sein. Die sind sogar sinnvoll, um das Zusammenleben mit anderen zu regeln. Ich nehme mit, wenn ich diese Regeln nicht verletzt habe, wenn ich mich sozial verhalten habe, dann sind Schamgefühle zumindest nicht nützlich. Und wie Frau Fischer und Frau Petrovic sofort gesagt haben, da ist es wichtig, entgegen der Scham zu handeln. Das ist eine ganze Menge Neues für mich. Ich muss es erst noch mal für mich ordnen. Ich möchte mich auch bei euch allen bedanken für eure Offenheit, dass Ihr mir so viel über eure Schamgefühle erzählt habt.
Dr. Kiss: Ja, das möchte ich auch bestätigen. Das war heute eine Sitzung, in der alle sehr offen über sich gesprochen haben. Dabei gehören Schamgefühle zu den Emotionen, die schwer mit anderen zu teilen sind. In diesem Sinne haben heute alle entgegengesetzt gehandelt. Ich möchte die heutige Gruppensitzung wie immer mit einer Abschlussrunde beenden. Frau Schmidt, wollen Sie anfangen?

Frau Schmidt: Ich habe noch nie so ausführlich über eine Emotion nachgedacht. Das war eine sehr erkenntnisreiche Sitzung für mich.
Frau Schneider: Das Wichtigste für mich ist, zu sehen, dass Schamgefühle überwunden werden können. Ich habe da noch richtig viel zu tun.
Frau Petrovic: Für mich war es am wichtigsten, dass ich so frei und aktiv über meine Schamgefühle gesprochen habe. Ich fühle mich ganz befreit.
Frau Fischer: Für mich war es wichtig zu sehen, dass Herr Weber schon die ganze Zeit in der Gruppe entgegengesetzt gehandelt hat. Entgegengesetzt handeln wird so eine wichtige Devise für mich.
Herr Weber: Das Wichtigste für mich war zu erkennen, dass es die Scham ist, die mich an so vielem hindert.

Herr Meier: Ich habe heute sehr aktiv mitgedacht, auch wenn ich nicht so viel eingebracht habe. Ich frage mich, wo überall behindern mich meine Schamgefühle?

Herr Wagner: Das Wichtigste für mich war zu erkennen, dass ich zukünftig genau unterscheiden muss, ob ein Schamgefühl angemessen ist oder nicht. Ich glaube, dass Scham etwas ganz Wichtiges ist, aber oft auch erlebt wird, wenn es nicht angemessen ist.

Dr. Kiss: Dann beenden wir jetzt unsere Sitzung. Ich bedanke mich für die aktive Zusammenarbeit. Wir sehen und am Dienstag wieder.

Kommentar: In der heutigen Sitzung ging es um Emotionsregulation. Der Protagonist konnte zur Beginn der Bearbeitungsphase nicht genau benennen, welches erwünschte Ziel der Sitzung für ihn wichtig ist. Das ist keine seltene Situation in der Gruppentherapie. Die Therapeutin unterstützt den Patienten erfolgreich darin, ein Ziel zu definieren. Er formuliert zunächst zwei mögliche Ziele und die Therapeutin hilft ihm diese zu präzisieren »Da würde ich Sie gerne noch etwas genauer fragen. Geht es bei Ihrem Ergebnis darum, Unterstützung dabei zu bekommen, sich leichter zu einer Aktivität aufzuraffen, oder wäre es ein gutes Ergebnis, dass Sie sich weniger Gedanken darüber machen, abgelehnt zu werden.«

Herr Weber denkt offensichtlich laut über die Frage nach: »Ich glaube, wenn ich meine Angst davor, abgelehnt zu werden, überwinde, so wie ich das mit dem Kino und dem Fitnessstudio gemacht habe, dann schaffe ich das auch, aktiver zu sein. Ich glaube es geht mehr darum, dass ich so große Angst habe, von anderen abgelehnt zu werden.« An dieser Stelle erhält die Therapeutin die Information, dass nicht Aktivitätsmangel das Fertigkeitendefizit ist, sondern Emotionsregulation.

Die entscheidende Frage der Therapeutin ist: »Wenn Sie die Befürchtung haben, von anderen abgelehnt zu werden, Sie sich aber trotzdem dazu entscheiden, aktiv zu sein, welche Emotion müssen Sie dann überwinden? Eher Angst oder eher Scham?« Ab hier hat die Therapeutin alle Informationen, die für die Erstellung eines Ziels und der Mittelanalyse für die Sitzung notwendig sind. Der Patient wünscht sich eine Rückmeldung in Form von Erfahrungsaustausch mit den Mitpatienten und konkrete Strategien im Umgang mit der Emotion Scham. Die Bearbeitung verläuft erwartungsgemäß, zusätzlich findet eine Informationsvermittlung zu der Emotion Scham statt. Die Sitzung ist für alle Patienten effektiv verlaufen.

2.2.4 Vergleich des Vorgehens bei interpersoneller Gruppentherapie und transdiagnostischer Gruppe

Die folgende Fallvignette aus dem Lehrbuch »Praxis der Gruppentherapie« illustriert das Vorgehen in einer *interpersonellen Gruppe* (Tschuschke 2001, S. 368–369).

»Dick begann die Gruppenpsychotherapie nach der Trennung von seiner Frau. Er beschrieb sie ihm gegenüber als schikanierend, einschüchternd und despektierlich. Sie überwachte sein Verhältnis zu ihren Kindern, und er beschrieb immer wieder in der Gruppe seine vergeblichen Versuche, es ihr recht zu machen, mit dem Gefühl, dass sie eine Frau sei, mit der man unmöglich auskommen könne und jeglicher Versuch von ihm vergeblich sein würde. Dicks Passivität und Submissivität waren oft sehr frustrierend für die anderen Gruppenmitglieder, die ihn drängten, mehr Verantwortung beim Arrangement der Kinderkontakte zu übernehmen, anstatt nur leise vor sich hin zu jammern, dass er sie nicht sehen könne. In einer Sitzung, als er gerade darüber sprach, dass er sich keine Gedanken über die Sommerferienpläne mit seinen Kindern machen würde und hoffte, dass für die Kinder das Beste herauskommen würde, schnappte der Therapeut zurück: ›Und sie leben glücklich bis ans Ende ihrer Tage.‹ Die ärgerliche Retourkutsche überraschte jeden in der Gruppe einschließlich des Therapeuten und Dick, der nachfragte, woher dieser Ausrutscher kam. Indem er einen Schritt zurückging, antwortete der Therapeut, dass er selbst überrascht sei über die Intensität seiner Reaktion auf Dick, und spekulierte, ob es wohl seine Frustration widerspiegelte, Dick in eine Position zu bringen, in der er Verantwortung in der Gruppe übernehmen würde, und indem er bemerkte, dass Dicks Passivität und Vermeidung von Verantwortungsübernahme andere in der Gruppe einzuladen schien, Kontrolle für ihn zu übernehmen. Der Gruppenleiter wollte Dick nicht kränken und entschuldigte sich für seinen Einwurf, beharrte aber darauf was für Dick wohl nötig wäre, damit zu beginnen, Verantwortung für sich zu übernehmen, sowohl innerhalb der Gruppe als auch in Beziehungen außerhalb der Gruppe. Dick war ermutigt darüber nachzudenken, wieso er annahm, dass Passivität so viel sicherer sei als Aktivität. Dick begann als Reaktion auf dieses Erlebnis, darüber nachzudenken, wie es ihm in seiner Kindheit mit seinem verbitterten, kritischen und feindseligen Vater ergangen war. Er erinnerte zahlreiche Punkte in seinem Leben, von denen er glaubte, dass er etwas erreicht hatte, was ihm sehr wichtig war, früh bereits als junger Leichtathlet, dann mit dem Umbau seines eigenen Wagens und sogar beim Kauf seines ersten Hauses mit seiner ersten Frau. Jedes Mal war die Reaktion seines Vaters kritisch und abweisend. Seine athletischen Fähigkeiten würden sich niemals substantiell auswirken. Ein Autoumbau wäre vergeudete Zeit und sein Haus habe er überzahlt. Das Ergebnis einer solchen Kindheit und Jugend war, dass Dick mit dem Glauben aufwuchs, dass es nicht sicher sei, in irgendetwas Leidenschaft zu stecken und dass dies nur Spott und Entwertung hervorrufen würde, ein Muster, das angesichts der ursprünglichen Beziehungserfahrung mit seinem Vater Sinn machte, das aber in seiner gegenwärtigen Welt mehr von dem hervorbrachte, was er eigentlich fürchtete z. B. mangelnde Anerkennung, mangelnden Respekt und ein Gefühl, permanent schikaniert zu werden. Was in der Gruppe tatsächlich ablief, spiegelte das, was sich in vielen seiner Lebensbereiche abspielte. Das Feedback des Therapeuten ging ihm ins Mark und – obwohl es aus einer wenig verarbeiteten Reaktion auf Seiten des Therapeuten stammte – führte die untypische Reaktion zu einer hilfreichen Untersuchung von Dicks Einfluss bezüglich der Art und Weise, wie er seine interpersonellen Beziehungen aufrechterhielt oder ändern konnte.«

Die Bearbeitung des gleichen Themas in einer *transdiagnostischen Gruppe* könnte so verlaufen:

In der Eröffnungsrunde benennt Herr Becker, dass ihn das bereits in der Gruppe bekannte Thema »Beziehung zu seiner Ehefrau« wieder beschäftigt. Er möchte nach Abschluss der Eröffnungsrunde das Thema weiter vertiefen und erhält in dieser Sitzung die Möglichkeit, sein Thema in der Rolle des Protagonisten zu bearbeiten.

Dr. Stiller *setzt sich neben Herrn Becker:* Herr Becker, in der Eröffnungsrunde sagten Sie, das Thema mit Ihrer Ehefrau beschäftigt Sie im Moment. Wenn wir uns diesem Thema zuwenden, was wäre am Ende der Sitzung ein gutes Ergebnis für Sie?

Herr Becker: Wie ich in der Gruppe häufiger schon erzählt habe, war meine Ehe sehr schwierig. Meine Exfrau schikanierte mich, schüchterte mich ein und überwachte ständig das Verhältnis zwischen mir und meinen Kindern. Jetzt kommen die Sommerferien, und ich glaube, auch diesmal werde ich mit meiner Frau nicht reden können. Ich habe mir vorgenommen, mir keine Pläne mit den Kindern für die Sommerferien zu machen. Ich hoffe, sie werden trotzdem eine gute Zeit haben.

Dr. Stiller: Sie sagen, dass Sie sich vorgenommen haben, keine Pläne für die Sommerferien mit Ihren Kinder zu machen. Wenn wir das Thema bearbeiten, was wäre am Ende der Sitzung für Sie ein gutes Ergebnis?

Herr Becker: Ich bin mir nicht sicher, ob das die richtige Entscheidung ist. Ich liebe meine Kinder und ich vermisse sie auch.

Dr. Stiller: Wenn Sie das so sagen, klingt das nach einem Konflikt zwischen Ihrer Entscheidung, für die Sommerferien keine Pläne zu machen und Ihrem Gefühl, die Kinder zu lieben und mit ihnen Zeit verbringen zu wollen. Ist das so?

Herr Becker: Ja, die Entscheidung kommt daher, dass ich keinen erneuten Konflikt mit meiner Frau haben möchte und nicht möchte, dass die Kinder da hineingezogen werden.

Dr. Stiller: Das klingt, als würden Sie um jeden Preis einen Konflikt vermeiden wollen. Auch wenn Sie dabei Ihre und die Bedürfnisse Ihrer Kinder unterordnen müssen.

Herr Becker: Ja, das habe ich schon immer so gemacht.

Dr. Stiller: Herr Becker, ausgehend von dem Thema mit Ihrer Frau und der Planung der Ferien mit Ihren Kindern haben Sie jetzt bemerkt, dass Sie ein Verhalten zeigen, das Sie offensichtlich schon lange so praktizieren. Wenn wir jetzt auf die Situation mit den Kindern zurückkommen. Was könnte in der heutigen Sitzung ein gutes Ergebnis sein, damit sie an diesem alten Verhalten etwas verändern können und sich vielleicht trauen, eine neue Strategie im Umgang mit Ihrer Frau auszuprobieren?

Herr Becker: Es wäre ein gutes Ergebnis für mich, wenn ich mich trauen würde einzufordern, mit den Kindern Zeit zu haben.

Dr. Stiller: Haben Sie eine Idee, was Sie am meisten daran hindert, das zu tun?

Herr Becker: Ich weiß nicht, ob es mir zusteht.

Dr. Stiller: Wenn Sie diese Frage positiv beantworten würden, könnten Sie dann einfordern, was Sie sich wünschen, oder würden Sie von der Gruppe weitere Unterstützung brauchen?

Herr Becker: Ich glaube, ich würde dann noch eine Idee brauchen, wie ich es konkret in der Situation machen kann.

Dr. Stiller: Ich fasse einmal zusammen, was wir besprochen haben, und Sie überprüfen bitte, ob das so zutrifft: Es wäre ein gutes Ergebnis der heutigen Sitzung, wenn Sie sich sicher wären, dass es Ihnen zusteht, Zeit mit Ihren Kindern gegenüber ihrer Frau einzufordern. Und es wäre weiterhin ein gutes Ergebnis, wenn Sie Unterstützung von der Gruppe bekommen könnten, wie Sie ihren Wunsch vorbringen können. Stimmt das?

Herr Becker: Ja das stimmt so!

Dr. Stiller: Dann hätten wir zwei Ziele für die heutige Sitzung. Haben Sie eine Idee, wie Sie es in Erfahrung bringen können, ob es Ihnen zusteht, Zeit mit ihren Kindern einzufordern?

Herr Becker: Ich könnte die Meinung der anderen dazu erfragen.

Dr. Stiller: Und haben Sie auch dazu eine Idee, wie wir Sie darin unterstützen können, Ihren Wunsch vorzubringen?

Herr Becker: Ich würde das gerne in einem Rollenspiel mit jemandem ausprobieren und vielleicht vorher besprechen, was ich genau sagen kann.

Die Techniken, mit denen anschließend gearbeitet wird, sind Rückmeldung und Diskussion zu der Frage der persönlichen Rechte von Herrn Becker als Vater der Kinder. Es wird ein Drehbuch zu dem Rollenspiel »Einfordern von Ferienzeit mit den Kindern« erstellt und das Rollenspiel im mittleren Schweregrad durchgeführt, sodass Herr Becker sich sicher fühlt, die Kontrolle über die Situation behalten zu können.

Kommentar: Implizites Ziel in der interpersonellen Gruppe ist, dass der Patient Einsicht in die Struktur seines Problemverhaltens gewinnt und Anstöße durch den Therapeuten und die Mitpatienten erhält, sein Verhalten zu verändern. Dabei wird vorausgesetzt, dass er über die Verhaltensfertigkeiten verfügt, die Veränderung dann umzusetzen. In der transdiagnostischen Gruppe versucht der Therapeut, das Fertigkeitsdefizit bei Herrn Becker zu identifizieren. Er bietet ihm in Zusammenarbeit mit der Gruppe Übungsmöglichkeit und Unterstützung dabei an, ein Verhalten aufzubauen, das es ihm ermöglicht, sein persönliches Ziel zu erreichen. Diese unterschiedlichen Vorgehensweisen leiten sich aus den Unterschieden in der zugrunde liegenden Störungstheorie ab.

Auf den Einsatz einer konfrontativen Technik »Und sie leben glücklich bis ans Ende ihrer Tage« wird in der transdiagnostischen Gruppentherapie grundsätzlich verzichtet. Techniken dieser Art sind mit dem Störungsmodell, in dem Fertigkeitsdefizite als Auslöser und als aufrechterhaltende Faktoren für die psychische Erkrankung angenommen werden, nicht zu vereinbaren. »Die ärgerliche Retourkutsche überraschte jeden in der Gruppe einschließlich des Therapeuten und Dick, der nachfragte, woher dieser Ausrutscher kam.« Die Konfrontation des Patienten mit dem Ärger des Therapeuten ist in der verhaltenstherapeutischen Gruppentherapie ebenfalls inakzeptabel. Wenn wir davon ausgehen, dass sich das Verhalten des Patienten auf fehlende Fertigkeiten zurückführen lässt, dann ist es nicht professionell, sich über ihn zu ärgern, sondern angezeigt, ihn darin zu unterstützen, dass er diese fehlenden Fertigkeiten erlernen kann. Wenn dennoch Ärger das therapeutische Verhalten leitet, dann ist das ein wichtiges Thema des Therapeuten, das er in der eigenen Supervision oder in der Selbsterfahrung bearbeiten sollte. Handeln mit Ärger kann bei Therapeuten ein Hinweis darauf sein, dass sie es versäumt haben, unerwünschte Verhaltensweisen bei den Patienten rechtzeitig zu stoppen. Dazu könnte in dem obigen Beispiel eine ausgeprägte Lageorientierung des Patienten Anlass gewesen sein, die aber durch den Therapeuten nicht frühzeitig markiert wurde. In dem Originaltext wird auch deutlich, dass die Intervention des Therapeuten alle an der Situation Beteiligten spürbar irritierte. Dieses Therapeutenverhalten kann als aggressiv wahrgenommen werden, es erzeugt Angst in der Gruppe und beschädigt die instrumentellen Gruppenbedingungen. Für eine funktionsfähige Gruppe ist es wichtig, aggressives Verhalten zu begrenzen. In verhaltenstherapeutischen Gruppen bestehen deshalb feste Gruppenregeln, die aggressives Verhalten reduzieren bzw. untersagen. Diese Regel ist auch von den Gruppenleitern einzuhalten, umso mehr als sie durch ihre Modellfunktion die Umgangsformen in der Gruppe stark bestimmen. Der Therapeut sollte daher selbst nur erwünschtes Verhalten in der Gruppe zeigen und auf jegliche Form von offener oder verdeckter Aggression verzichten. Auch paradoxe Interventionen sind möglicherweise problematisch, wenn Patienten überfordert sind, den übertragenen Sinn der Intervention genau zu verstehen.

2.2.5 Problemlösetraining

Problemlösetraining ist ein wichtiges Beispiel einer manualisierten Verhaltenstherapie in Gruppen. Problemlösetraining adressiert ein allgemeines Fertigkeitendefizit, das sich häufig bei Menschen mit psychischen Störungen findet. Es werden aber keine spezifischen Annahmen bezüglich der genauen diagnostischen Zuordnung der teilnehmenden Patienten gemacht. Das Problemlösetraining steht in der Tradition der ersten Welle der Verhaltenstherapie, es handelt sich um einen nach wie vor aktuellen »Klassiker«.

Das folgende Fallbeispiel orientiert sich im Vorgehen an der »Problem Solving Therapy« (D'Zurilla und Nezu 2010).

Sieben Schritte des Problemlösetrainings

1. Das Rational – Patienten für das Problemlösetraining gewinnen

Probleme sind im Leben jedes Menschen völlig normal und unvermeidlich. Ineffektive Problemlösestrategien führen aber nicht zu einer erfolgreichen Problemlösung. Häufig sind Lösungen zweiter Ordnung erforderlich, um ein Problem erfolgreich zu bewältigen, also Lösungen, die außerhalb des Systems liegen. Dies gilt vor allem, wenn die bisherigen Problemlösungsversuche an der Aufrechterhaltung des Problems beteiligt sind (Fraser und Solovey 2007).

Unzureichende Problemlösungen sind ein wesentlicher Mechanismus in der Aufrechterhaltung von psychischen Störungen.

2. Problemidentifikation

Patienten können in vielen Fällen zwischen Problemen und Tatsachen nicht unterscheiden. Tatsachen sind nicht veränderbar, es sind Fakten, die zu akzeptieren sind, selbst wenn wir sie als ungünstig oder ungerecht bewerten. Wenn der Versuch unternommen wird, Fakten wie Probleme zu behandeln, wird es nicht möglich sein, Lösungen zu finden.

Für die Problemdefinition ist es sinnvoll, »Verhaltensprobleme« zu benennen. Verhaltensprobleme können verändert werden.

3. Zieldefinition

Globale Ziele sind nicht erreichbar. Sie sollten auf erreichbare oder realistische Zwischenziele reduziert werden. Erreichbar sind Ziele, bei denen günstige Umfeldbedingungen vorliegen, die bei der Zielerreichung mitwirken. Realistische Ziele sind solche, die der Patient durch sein Verhalten bewirken kann, also solche Ziele, die unter seiner direkten Kontrolle stehen und von den Umfeldbedingungen unabhängig sind.

Verhaltensziele sind hilfreicher als emotionale Ziele. Das bedeutet, Ziele, bei denen es darum geht, ein Verhalten zu modifizieren, sind günstiger als Ziele, bei denen es darum geht, sich anders zu fühlen. Emotionale Ziele werden dann realistisch, wenn sie in Verhaltensziele umgewandelt werden. Die Frage ist dann: »Was muss ich tun, damit ich mich in einer bestimmten Weise fühle.«

Das so formulierte Ziel sollte genau visualisiert werden. Es sollte so beschrieben werden, dass auch ein Außenstehender genau erkennen kann, wenn das Ziel erreicht ist.

4. Erarbeiten von Lösungsideen

Lösungsideen beschreiben den Weg zur Zielerreichung. Beim Sammeln von Lösungsideen sind auch ungewöhnliche Ideen erlaubt, solange sie tatsächlich der Zielerreichung dienen. Das Sammeln von Lösungsideen sollte immer getrennt von der Bewertung der einzelnen Ideen vorgenommen werden.

5. Auswahl der Lösungsidee

Die Auswahl erfolgt, indem die einzelnen Ideen miteinander verglichen werden. Die Lösungsidee mit der besten Aussicht auf die tatsächliche Zielerreichung wird ausgesucht. Wichtig ist dabei zu beachten: »Hat der Patient die notwendigen Fertigkeiten, um die Lösungsidee umzusetzen? Hat er ausreichend Bereitschaft, genau diese Lösungsidee umzusetzen?«

6. Implementierung der Lösungsidee

Die genauen Schritte der Lösung werden bestimmt und ein Zeitplan zur Implementierung wird festgelegt.

7. Evaluation

Es erfolgt die Überprüfung der Zielerreichung.

Beispiel einer Problemlösegruppe

Therapeutin Frau Dr. Kiss leitet die ambulante Problemlösegruppe, an der sechs Patienten mit depressiven Störungen und Angststörungen teilnehmen.

Schritt 1: Rational erklären und Patienten zur Mitarbeit gewinnen

Dr. Kiss: In der heutigen Sitzung geht es um Problemlösetraining. Alle Menschen haben Probleme. Das ist völlig normal und unvermeidlich. Schwierigkeiten entstehen daraus, wenn wir nicht in der Lage sind, für unsere Probleme angemessene Lösungen zu finden. Sie kennen sicherlich auch Situationen, in denen es Ihnen gelungen ist, schnell eine gute Lösung zu finden. Solche Situationen sind mit weniger emotionaler Belastung verbunden. Die Erfolge stärken das Selbstwertgefühl. Manchmal finden sich keine Lösungen, weil die Suche in einem zu engen Rahmen bleibt oder der Versuch einer direkten Lösung zur Verschärfung des Problems führt. Das Problemlösetraining wird Ihnen dabei helfen, auch ungewöhnliche Lösungen in Betracht zu ziehen. Lassen Sie uns direkt mit einem Beispiel von jemandem aus der Gruppe starten!

Schritt 2: Problemdefinition

Herr Köhler: Ich habe ein Problem aus meiner Arbeitssituation. In meinem Büro sieht es katastrophal aus. Auf meinem Schreibtisch und meinen Regalen türmen sich die Stapel.
Dr. Kiss: Herr Köhler, Sie sagen, in Ihrem Büro sieht es katastrophal aus. Damit beschreiben Sie den Zustand in ihrem Büro, das scheint mir erst einmal eine Tatsache zu sein. Könnten Sie uns etwas dazu sagen, welches Problem sich daraus für Sie ergibt?
Herr Köhler: Ich finde Dinge nicht schnell genug und schäme mich vor Besuchern.
Dr. Kiss: Was hindert Sie, Ihr Büro aufzuräumen?
Herr Köhler: Ich habe zu wenig Zeit. Immer wenn ich mir vornehme, mein Büro aufzuräumen, gibt es andere Sachen, die ich erledigen muss, weil ich ansonsten in Terminverzug gerate oder Rechnungen nicht stelle und dann Geld verlieren würde.

Dr. Kiss: Das heißt, Sie müssen aus Zeitnot dringenderen Aufgaben die Priorität einräumen. Damit vermeiden Sie negative Konsequenzen, z. B. Geldverlust oder Ärger wegen überschrittener Termine. Die Vermeidung dieser kurzfristigen negativen Konsequenzen ist höher gewichtet, als die langfristig positive Konsequenz, ein aufgeräumtes Büro zu haben.
Herr Köhler: Ja, das stimmt genau, und wenn Sie das so sagen, erscheint mir mein Verhalten auch ganz logisch.
Dr. Kiss: Ich sehe das auch so. Vor dem Hintergrund, dass Sie wenig Zeit haben, ist es völlig nachvollziehbar, dass Sie Priorität auf die Erledigung von Aufgaben legen, deren Versäumnis mit höheren negativen Konsequenzen verbunden wäre.

Schritt 3: Zieldefinition

Dr. Kiss: Auch wenn ich Ihr Verhalten vor dem Hintergrund der negativen Konsequenzen gut nachvollziehen kann, scheint es so zu sein, dass Sie langfristig mit der jetzigen Lösung unzufrieden sind. Was wäre für Sie ein gutes Veränderungsziel, wenn Sie eine langfristig befriedigende Lösung suchen?
Herr Köhler: Ich möchte mein Büro aufräumen.
Dr. Kiss: Könnten Sie mir das Endergebnis (das Ziel) so beschreiben, dass ich mir das auch vor meinem geistigen Auge vorstellen kann. Wie würde Ihr Büro genau aussehen?
Herr Köhler: Die Stapel wären verschwunden.
Dr. Kiss: Könnten Sie mir das bitte so beschreiben, als würde das Endergebnis schon vorliegen?
Herr Köhler: Es liegt nichts mehr auf dem Boden. Alle Ordner sind durchsortiert und richtig beschriftet. Alle überflüssigen Papiere sind weggeschmissen. Alle abgearbeiteten Unterlagen sind im Archiv.
Dr. Kiss: Ich versuche, das noch einmal zu wiederholen. Bitte korrigieren Sie mich, wenn ich etwas falsch wiedergebe. Ich werde Ihr Ziel als positives Bild formulieren: Der Fußboden ist leer. Alle Ordner sind durchsortiert und beschriftet. Überflüssige Papiere sind entsorgt oder im Archiv.
Herr Köhler: Ja genau, das ist mein Ziel.
Dr. Kiss: Wie realistisch ist es, dass Sie dieses Ziel erreichen können? Haben Sie alle dafür notwendigen Fertigkeiten?
Herr Köhler: Ja.
Dr. Kiss: Sie sagen, das Ziel ist realistisch, sie haben alle Fertigkeiten, die zur Zielerreichung notwendig sind.

Schritt 4: Lösungsideen

An dieser Stelle kann die Gruppe als Ideenlieferant gut integriert werden.
Dr. Kiss: Lassen Sie uns alle Lösungsideen, die zur Zielerreichung beitragen können, sammeln und auf die Flipchart schreiben.

Gruppe und Herr Köhler tragen folgende Ideen zusammen:

- Im Kalender im Voraus drei Tage blocken, in denen aufgeräumt wird.
- Am Wochenende aufräumen.
- Jede Woche eine Stunde blocken und aufräumen.
- Belohnung ansetzen.
- 100 € spenden, wenn der geblockte Termin nicht eingehalten wird.
- Freunde beim Aufräumen um Hilfe bitten.
- Aufräumen so gestalten, dass die Pausen mit netten Menschen verbracht werden.
- Sich vorstellen, dass man in drei Tagen umziehen muss und jede Kiste, die man mitnimmt, 100 € kostet.
- Sich vorstellen, wie gut es sich anfühlt, wenn das Ziel erreicht ist.

Schritt 5: Auswahl der Lösungsidee

Dr. Kiss: Herr Köhler, wenn Sie sich jetzt die Vorschläge aus der Gruppe ansehen. Welche Lösungsideen erscheinen Ihnen am ehesten praktikabel?
Herr Köhler: Eigentlich sind alle Ideen sinnvoll. Am wichtigsten ist aber die Idee, für eine bestimmte Zeit alle Termine zu blocken und aufzuräumen. Die Ideen mit der Pausengestaltung gefallen mir auch.
Dr. Kiss: Herr Köhler, sind Sie mit einem kleinen Gedankenexperiment einverstanden?
Herr Köhler: Ja.
Dr. Kiss: Stellen Sie sich bitte vor, Sie erfahren heute, dass Ihre Firma umzieht. Sie müssen schnellstmöglich Ihr Büro räumen. Wie viel Zeit benötigen Sie, um alles einzupacken?
Herr Köhler: Wenn ich bei der Gelegenheit alles Überflüssige wegschmeißen und alle Ordner beschriften soll, dann würde ich sagen, zwei bis drei Tage, es sind etwa 20 Stunden Arbeit.
Dr. Kiss: Wenn Sie jetzt noch einmal die Vorschläge aus der Gruppe betrachten, können Sie dann zu einer Auswahl der Strategien kommen, die Sie zur Problemlösung einsetzen können?
Herr Köhler: Jede Woche eine Stunde aufzuräumen dauert zu lange, da wäre ich erst in einem halben Jahr fertig. Nächste Woche habe ich am Donnerstag und Freitag keine Termine, da der Besuch einer ausländischen Gruppe, die ich betreuen sollte, entfällt. Wenn ich noch den halben Samstag dazunehme, könnte ich hinkommen. Meine Freundin arbeitet freitags nicht, ich könnte sie bitten, mir zu helfen. Dann wäre das auch nicht so langweilig. Ich muss nur sofort meinen Terminkalender blocken, sonst füllen sich die beiden Tage ganz schnell und ich komme nicht zu meinem Ziel.
Dr. Kiss: Herr Köhler, wenn Sie sich jetzt vorstellen, dass Sie am Samstagmittag in zwei Wochen in einem aufgeräumten Büro stehen. Wie fühlt sich das an?
Herr Köhler: Wenn ich mir das vorstelle, bin ich ganz erleichtert, habe eine Last weniger auf meinen Schultern.

Dr. Kiss: Herr Köhler, können Sie sich selbst dazu verpflichten, die Lösung, so wie Sie sie beschrieben haben, umzusetzen?
Herr Köhler: Ja!
Dr. Kiss: Gibt es noch Rückmeldungen aus der Gruppe?
Mehrere Gruppenmitglieder: Hört sich klasse an, besonders gut ist, dass Du das nicht mehr lange aufschiebst.

Schritt 6: Implementierung der Lösung

Dr. Kiss: Darf ich vorschlagen, noch einen genauen Zeitplan festzulegen?
Herr Köhler: Ich werde morgen in meinem Terminkalender den 16. und 17. blockieren und unsere Sekretärin bitten, keine Termine für mich anzunehmen. Dann werde ich Anna anrufen und sie bitten, sich den 17. frei zu halten und mich zu unterstützen. Ich werde auch Müllsäcke, neue Ordner und ein Beschriftungsgerät besorgen.
Dr. Kiss: Sehr gut, ich bin schon gespannt, was Sie in zwei Wochen berichten.

Schritt 7: Evaluation (zwei Wochen später)

Dr. Kiss: Herr Köhler, Sie hatten sich vorgenommen, drei Tage freizublocken und Ihr Büro aufzuräumen. Wollen Sie uns von Ihren Erfahrungen berichten?
Herr Köhler: Ich fühle mich ganz erleichtert. Dank der Hilfe meiner Freundin und der Gruppe in der Vorbereitungsphase habe ich nur zwei Tage gebraucht. Ich habe sie dann am Abend zum Essen eingeladen und wir haben ein bisschen gefeiert. Besonders wichtig war, dass ich die Gelegenheit genutzt habe und mich zwei Tage lang wirklich auf das Aufräumen konzentriert habe.
Ich möchte mich bei der Gruppe für die guten Ideen und die moralische Unterstützung bedanken.

Kommentar: Die Therapeutin setzt das Konzept konsequent um. Sie unterstützt Herrn Köhler dabei eine verhaltensbezogene Problembeschreibung zu erstellen, ein realistisches Ziel zu formulieren und die Umsetzung in einen genauen Zeitplan zu fassen. Sehr hilfreich ist dabei der intensive Einsatz von Validierungsstrategien, die insbesondere schamreduzierend wirken und so den Veränderungsprozess katalysieren. Der wichtige Unterschied zwischen einer Problemlösegruppe und einer transdiagnostischen Gruppe besteht darin, dass in der transdiagnostischen Gruppe die Technik der Problemlösung nicht vorgegeben ist, sondern mit dem Protagonisten bestimmt wird. In der Problemlösegruppe wird als Standardtechnik das Brainstorming eingesetzt.

2.2.6 Beispiel einer störungsspezifischen Gruppentherapie für Essstörung

Der folgende Abschnitt dient der praktischen Erläuterung des Vorgehens bei einer manualisierten, störungsspezifischen Verhaltenstherapie. Die Behandlung folgt dem Manual »Therapie der Essstörung durch Emotionsregulation« (Sipos und Schweiger 2012). Bearbeitet wird das Modul »Emotionsregulation«. Das Manual ist hinsichtlich Hintergrund und Technikauswahl der dritten Welle der Verhaltenstherapie zuzuordnen. Dr. Ulrich Stiller ist der Stationsarzt einer auf Essstörungen spezialisierten Spezialstation einer psychiatrischen Klinik.

Teilnehmerinnen der Sitzung:

Frau Hannah Zimmermann ist 21 Jahre alt. Sie lebt noch bei ihren Eltern, hat vor zwei Jahren das Abitur abgelegt und ist jetzt im Fach Jura eingeschrieben. Krankheitsbedingt kann sie die Universität aber nicht besuchen: Sie leidet seit dem 14. Lebensjahr an einer Anorexia nervosa, restriktiver Typus. Ambulante Einzeltherapie hat bisher zu keinem durchgreifenden Erfolg geführt. Der aktuelle BMI beträgt 15 kg/m². Wesentliche Symptome neben der Essstörung sind das Vermeiden von Situationen, in denen sie öffentlicher Beachtung ausgesetzt ist und ein ausgeprägter Perfektionismus. Dies führte trotz guter schriftlicher schulischer Leistungen zu erheblichen Problemen in der Schule. Die Patientin erfüllt die Kriterien einer vermeidenden und einer zwanghaften Persönlichkeitsstörung.

Frau Nina Braun ist 24 Jahre alt. Sie hat eine Ausbildung als Krankenpflegerin abgeschlossen und lebt alleine in einem Wohnheim. Frau Braun war als Kind übergewichtig. Seit dem 16. Lebensjahr besteht eine Essstörung, zunächst eine Anorexia nervosa vom restriktiven Typus, jetzt eine vom bulimischen Typus. Ihr aktueller BMI ist 16,5 kg/m². Auch bei dieser Sitzungsteilnehmerin ist das Vermeidungsverhalten in Bezug auf soziale Situationen ein wichtiges Thema. Die Patientin erfüllt die Kriterien einer vermeidenden Persönlichkeitsstörung.

Frau Lea Krüger ist 23 Jahre alt. Die kaufmännische Angestellte ist zurzeit arbeitslos. Seit dem 18. Lebensjahr leidet sie an einer Bulimia nervosa. Das Gewicht liegt im unteren Normalbereich (BMI 19 kg/m²). Die Patientin lebt extrem zurückgezogen. Auch sie erfüllt die Kriterien einer vermeidenden Persönlichkeitsstörung.

Frau Sophie Hartmann ist 23 Jahre alt. Sie lebt in einer festen Partnerschaft und arbeitet als Verkäuferin. Seit dem 16. Lebensjahr besteht bei ihr eine Bulimia nervosa, das Gewicht schwankt stark. Ihr aktueller BMI beträgt 24 kg/m². Bei der Patientin kommt es häufig zu Panikattacken, sie hat ausgeprägte Stimmungsschwankungen und verletzt sich regelmäßig selbst. Sie erfüllt die Kriterien einer Panikstörung mit Agoraphobie und einer Borderline-Persönlichkeitsstörung.

Frau Emma Lange ist 25 Jahre alt. Nach dem Abitur hat sie verschiedene Studien und Ausbildungen angefangen, aber nichts abgeschlossen. Sie lebt allein, hat aber noch häufig Kontakt mit ihren Eltern. Seit dem 14. Lebensjahr bestand bei ihr zunächst eine Anorexia nervosa, jetzt liegt eine Bulimia nervosa vor. Der BMI beträgt 21 kg/m². Frau Lange erlebte in ihrer Kindheit eine Reihe von traumatisierenden Ereignissen. Sie vermeidet eine Vielzahl von Situationen, von denen sie glaubt, dass sie mit einer Bewertung durch andere verbunden sind. Die Patientin erfüllt die Kriterien einer vermeidenden Persönlichkeitsstörung.

Frau Jana Krause ist 31 Jahre alt, lebt schon lange von Hartz IV und jobbt gelegentlich als Verkäuferin. Zunächst litt sie an einer Bulimia nervosa, jetzt erfüllt sie die Kriterien einer Binge-Eating-Störung. Der BMI liegt bei 29 kg/m². Frau Krause verletzt sich regelmäßig selbst und zeigt weitere impulsive Verhaltensweisen. In der Vergangenheit bestand ein langjähriger Cannabismissbrauch. Aktuell erfüllt die Patientin die Kriterien einer Borderline-Persönlichkeitsstörung

Frau Anika Lehmann ist 18 Jahre alt, lebt noch zu Hause und besucht das Gymnasium. Bei der Patientin besteht seit dem 14. Lebensjahr eine Anorexia nervosa vom bulimischen Typus. Der BMI beträgt 16 kg/m². Frau Lehmann zeigt ein Spektrum von impulsiven, selbstschädigenden aber auch perfektionistischen Verhaltensweisen. Sie erfüllt sowohl die Kriterien einer Borderline-Persönlichkeitsstörung als auch die einer zwanghaften Persönlichkeitsstörung.

Therapiesitzung

Dr. Stiller: Guten Morgen! Ich möchte sie alle zu unserer heutigen Sitzung begrüßen. Frau Zimmermann, Sie sind heute zum ersten Mal dabei. Herzlich willkommen in unserer Gruppe! Mein Name ist Ulrich Stiller, wir haben uns bereits im Vorgespräch kennengelernt. Möchten Sie sich kurz der Gruppe vorstellen?
Frau Zimmermann: Guten Morgen, ich bin Hannah Zimmermann. Ich komme aus Lübeck. Ich bin hier wegen meines Gewichts. Ich habe eine Essstörung.
Dr. Stiller: Vielen Dank, Frau Zimmermann! Wir sind aktuell bei dem Modul Emotionsregulation. In der letzten Sitzung haben wir über die Emotion Angst gesprochen. Bevor wir heute mit einer neuen Emotion fortfahren, möchte ich Sie damit vertraut machen, wie wir hier miteinander arbeiten. Wir treffen uns dreimal in der Woche hier in diesem Raum. Die Sitzung dauert jeweils 100 Minuten mit einer kurzen Pause dazwischen. Es gelten die gleichen Gruppenregeln, die Sie bereits aus den anderen Gruppen kennen. In dieser Gruppe ist es üblich, außerhalb der Gruppensitzung Hausaufgaben in Form von kleinen Experimenten durchzuführen. Wir beginnen jede Sitzung damit, dass die Gruppenteilnehmer darüber berichten, wie es ihnen mit den Aufgaben ergangen ist. Haben Sie noch Fragen dazu?
Frau Zimmermann: Nein, ich würde mir das gerne erst mal ansehen, wie das genau läuft.

Dr. Stiller: Gut, Frau Zimmermann, wenn Sie zwischendurch Fragen haben oder etwas nicht genau verstehen, da das heute Ihre erste Sitzung bei uns ist, dann können Sie Ihre Fragen jederzeit stellen. *Wendet sich an die Gruppe:* Lassen Sie uns wie immer mit den Hausaufgaben starten. Die Aufgabe war, in einer Situation gezielt entgegengesetzt der Angst zu handeln oder neue Strategien auszuprobieren. Ich möchte Sie auch bitten, dass Sie Ihren Namen sagen, damit Frau Zimmermann weiß, wer noch mit in der Gruppe ist. *Wendet sich erneut an die Gruppe:* Lassen Sie uns rechts beginnen.

Frau Braun: Ich bin Nina. Meine größte Angst bezieht sich darauf, dass ich mit Freunden zusammen bin und sie mich bitten, mit zum Essen zu gehen. Ich finde dann meistens eine Ausrede. Am Samstag war wieder so eine Situation mit meiner besten Freundin. Ich habe mit ihr erstmals darüber gesprochen, wie viel Angst mir diese Situationen machen, statt eine Ausrede zu erfinden. Zu meinem Erstaunen hat sie gesagt, sie habe das schon immer vermutet. Ich war ganz erleichtert.

Dr. Stiller: Das haben Sie sehr gut gemacht, das ist wirklich eine neue Strategie!

Frau Krüger: Ich bin Lea. Ich habe immer Angst davor, dass ich einen Essanfall bekomme, wenn ich etwas Süßes esse. Am Sonntag habe ich mir ganz bewusst eine Kugel Erdbeereis gegönnt. Ich habe sie ganz achtsam gegessen. Ich hatte keinen Essanfall.

Dr. Stiller: Toll, da haben Sie entgegengesetztes Handeln und Achtsamkeit eingesetzt. Das ist sehr gut!

Frau Hartmann: Ich bin Sophie. Ich war diesmal mit den Hausaufgaben ziemlich erfolglos. Angst ist für mich ein ganz schwieriges Thema. Mit der Übung, die ich mir vorgenommen habe, war ich ziemlich überfordert. Ich wollte mit meinem Freund am Samstag ins Kino gehen. Ich habe ja solche Angst vor geschlossenen Räumen. Aber ich habe es leider nicht geschafft, hineinzugehen. Es war bis auf den letzten Platz voll. Ich werde erst mal unter der Woche üben, das mache ich auch gleich heute noch.

Dr. Stiller: Das finde ich gut, Frau Hartmann! Manchmal brauchen wir mehrere Anläufe, um schwierige Situationen zu überwinden. Sehr gut, dass Sie dran bleiben.

Frau Lange: Ich bin Emma. Meine größte Angst sind Suppen. Ich finde, man weiß nie, was drin ist. Ich habe totale Panik, dass ich nicht abschätzen kann, wie viel Kalorien ich zu mir nehme. Als ich so untergewichtig war, hat meine Mutter immer Öl in die Suppe gegossen, um die Kalorienzahl heimlich zu steigern. Ich war am Samstagmittag mit meiner Freundin im »Suppentopf« essen!

Dr. Stiller: Klasse! Das haben Sie gut gemacht!

Frau Krause: Ich bin Jana. Meine große Angst ist, dass ich nicht genug zu essen zu Hause habe. Deswegen kaufe ich immer große Vorräte ein. Am Wochenende ist es mir gelungen, mithilfe eines Einkaufszettels nur für zwei Tage einzukaufen. Ich war zwar beunruhigt, aber ich konnte mit einer kleinen Einkaufstüte nach Hause gehen und habe das Wochenende gut überstanden.

Dr. Stiller: Sehr gut, Frau Krause! Sie haben die Strategie, Emotionen abzuschwächen, eingesetzt.

Frau Lehmann: Ich bin Anika. Ich habe große Angst vor Gewichtszunahme, wenn ich nicht eine bestimmte Menge Kalorien durch Sport abtrainiere. Ich nehme dazu immer meinen Schrittzähler. Den habe ich am Wochenende meiner Freundin gegeben. Sie soll ihn mir eine Woche verwahren.

Dr. Stiller: Sehr gut, Frau Lehmann! Das haben Sie prima gemacht. Ich bin sehr zufrieden damit, wie sehr Sie sich alle bemüht haben, die Hausaufgaben zu erledigen und wie erfolgreich Sie auch waren. Das ist wirklich gut! Heute werden wir uns einer weiteren Emotion zuwenden, einer Emotion, die der Angst durchaus nahesteht, das ist die Scham.

Mehrere Teilnehmer: Oh je, muss das sein, das wird schwierig.

Dr. Stiller: Ja, das ist tatsächlich für die meisten Patientinnen mit Essstörung besonders schwierig. *Geht zur Flipchart und schreibt SCHAM an.* Ich würde vorschlagen, wir gehen wie beim letzten Mal bei der Emotion Angst vor und sehen uns zunächst die AUSLÖSER an, also Situationen, in denen Sie Scham erlebt haben.

Frau Krause: Ich erlebe Scham, wenn ich mir Kleider einkaufe, ganz besonders, wenn ich mir Badekleidung einkaufen soll. Bei der Vorstellung, im Badeanzug in ein Schwimmbad voller gut aussehender, gebräunter und trainierter Frauen und Männer zu gehen, sterbe ich fast. Das mache ich schon lange nicht mehr.

Frau Braun: Das kann ich gut verstehen. Ich war früher auch übergewichtig. Im Sportunterricht haben mich alle ausgelacht. Ich wäre am liebsten im Boden versunken. Damals habe ich zu fasten angefangen. Obwohl ich ziemlich abgenommen habe, schäme ich mich immer noch, wenn ich einen Badeanzug anhabe. Ganz besonders habe ich mich vor ein paar Jahren geschämt, als ich bei einem Ladendiebstahl erwischt wurde. Ich weiß, dass Stehlen nicht ok ist, aber ich hatte so einen Druck zu essen und kein Geld mehr.

Frau Krüger: Ich erlebe Scham, wenn mich jemand essen sieht. Wie ich am Wochenende auf der Straße das Eis gegessen habe, musste ich auch aus diesem Grund ziemlich kämpfen.

Frau Hartmann: Ich schäme mich dafür, dass ich aufgrund meiner Erkrankung viele Sachen nicht kann, die andere können, beispielsweise kann ich nicht alleine über eine Brücke gehen.

Frau Lange: Ich schäme mich ganz oft – wenn ich Fehler mache, wenn ich zu spät komme, wenn ich jemanden um Hilfe bitten muss, wenn ich etwas alleine nicht schaffe, wenn ich etwas umtauschen muss, wenn ich an Gewicht zunehme. Dann schäme ich mich auch noch wegen meiner Familie und wegen meiner Vergangenheit. Es ist, als hätte ich die Scham für mich gepachtet.

Frau Zimmermann: Es ist heute zwar meine erste Stunde, aber zu diesem Thema möchte ich auch etwas sagen. *Wendet sich zu Frau Lange:* Was Du, Emma, gerade gesagt hast, das kenne ich genau so auch. Ich schäme mich auch noch, wenn andere mich schlecht behandeln und das jemand sieht oder hört.

Dr. Stiller: Sehr gut, Frau Zimmermann, dass Sie sich von Anfang an der Gruppe beteiligen! Frau Lehmann, was sind für Sie Auslöser für Scham?

Frau Lehmann: Genau das, was ich im Moment erlebe. Ich wollte die ganze Zeit etwas sagen, konnte mich aber nicht überwinden. Ich schäme mich, wenn alle mich anschauen, wenn ich im Mittelpunkt stehe.

Der Therapeut hat zu allen Themen Stichworte an die Flipchart geschrieben.
Dr. Stiller: Ist das so vollständig? Möchten Sie noch etwas hinzufügen?
Frau Lehmann: Ich schäme mich manchmal auch, wenn mich jemand lobt oder mir ein Kompliment macht. Wenn jemand sagt »Du siehst gut aus«, denke ich, er sieht, dass ich zugenommen habe, und schäme mich.
Dr. Stiller: Sehr guter Punkt, Frau Lehmann, jetzt haben wir viele Auslöser. Ich würde vorschlagen, jetzt die typischen Gedanken zu sammeln.
Frau Krause: Ich denke immer »oh Gott, lass mich unsichtbar werden«.
Frau Braun: Ja, im Boden versinken und nicht mehr gesehen werden.
Frau Krüger: Ich denke immer »ist das peinlich, wenn ich jetzt bloß niemanden treffe, der mich kennt«.
Frau Lange: Ich denke, ich passe nicht in diese Welt, ich bin es nicht wert, ich bin einfach nur peinlich. Die anderen sehen mir an, was ich in der Vergangenheit erlebt habe.
Frau Zimmermann: Ich denke immer »nichts wie weg«.
Frau Lehmann: Ich denke, ich sollte mich ganz unauffällig machen.
Frau Hartmann: Ich denke immer »hoffentlich merkt das keiner«.
Dr. Stiller: Das haben Sie sehr gut zusammengetragen. Schauen wir als nächstes die Körperreaktionen bei der Emotion Scham an.
Therapeut schreibt Körperreaktion an die Flipchart.
Frau Krause: Herzklopfen, Schwitzen, rot werden, ich kann dann nur auf den Boden gucken.
Frau Braun: Ich habe weiche Knie.
Frau Krüger: Mir wird immer ganz übel.
Frau Lange: Bei mir geht meine Hautfarbe zwischen rot und blass immer hin und her.
Frau Zimmermann: Mir ist dann immer ganz schwindelig, ich muss mich setzen oder den Raum verlassen.
Dr. Stiller: Vielen Dank, das ist sehr viel Material, das haben Sie richtig gut zusammengetragen. Der nächste Punkt ist dann die Handlungstendenz. *Schreibt Handlungstendenz an die Flipchart.* Das heißt, was würden Sie in dem Moment, in dem Sie Scham empfinden, am liebsten tun?
Frau Lehmann: Am besten weglaufen und nie wieder gesehen werden.
Frau Hartmann: Genau, das wollte ich jetzt auch sagen.
Frau Krause: Ich würde mich am liebsten in einen ganz anderen Menschen verwandeln, der schlank ist, gut aussieht und von allen gemocht wird.
Frau Lange: Ich würde am liebsten allen Menschen aus dem Weg gehen.
Frau Braun: Ich habe versucht, mich an die Normen in meiner Klasse anzupassen und habe dann angefangen zu fasten. Dadurch ist die Scham dann etwas weniger geworden.
Dr. Stiller: Jetzt sind wir an einem Punkt, an dem es schwierig werden könnte. Haben Sie eine Idee, wozu Scham nützlich sein könnte? *Schreibt »Wozu ist Scham nützlich?« an die Flipchart.*
Frau Lange: Ich glaube, Scham ist zu überhaupt nichts gut, das hindert mich richtig am Leben.

Dr. Stiller: Unter dem Aspekt, dass Sie an so vielen Dingen gehindert werden, haben Sie völlig recht. Aus dieser Perspektive ist Scham für Sie überhaupt nicht nützlich. Was haben Sie noch an Ideen? In welchen Situationen könnte es nützlich sein, dass Menschen Scham wahrnehmen?
Gruppe guckt sich fragend um.
Dr. Stiller: Wenn Sie spontan keine Ideen haben, dann lassen Sie uns erst mal kurz allgemein über Emotionen sprechen. Emotionen haben grundsätzlich die Funktion, unser Verhalten in wichtigen Situationen schnell zu steuern. In der Geschichte der Menschheit, seit der Steinzeit, haben nur die Emotionen überlebt, die überwiegend nützlich waren. Das heißt natürlich nicht, dass sie immer nützlich sind. Angst beschleunigt unsere Reaktion in gefährlichen Situationen, führt dazu, dass wir diese Situationen dann in Zukunft vorsichtiger angehen, und schützt uns so. Angst kann uns aber auch erheblich behindern, neue Dinge auszuprobieren. Frau Lange sagte schon, wie behindernd Scham sein kann. Aber gibt es auch eine nützliche Seite? Wenn Sie darüber nachdenken, machen Sie folgendes Gedankenexperiment: Was würde passieren, wenn niemand mehr in ihrer Umgebung Scham empfinden würde?
Frau Krause: Niemand würde sich mehr waschen. Alle würden in lächerlichen Klamotten herumlaufen.
Frau Lehmann: Alle würden beim Essen schmatzen, schlürfen, ihre Kleidung verkleckern und herumrülpsen.
Frau Braun: Alle würden das tun, was sie wollen. Vielleicht sich meine Sachen ausleihen und nichts zurückgeben. In meinem Wohnheim haben wir nur einen Kühlschrank pro Etage. Ich wüsste dann nie, ob meine Sachen noch da sind.
Dr. Stiller: Ganz tolle Beispiele. Jetzt brauchen wir noch einen gemeinsamen Begriff für alle diese Beispiele.
Frau Braun: Scham führt dazu, dass wir Normen einhalten. Normen der Gruppe oder der Gesellschaft. Bei mir war das, auf keinen Fall dick zu sein.
Dr. Stiller: Sehr gut, das ist genau der Punkt. Adaptiv, also hilfreich an Scham ist, dass sie uns dazu bringt, Spielregeln der Gruppe, in der wir leben, einzuhalten. Aber nur, wenn die Spielregel wirklich sinnvoll ist, hilft uns die Scham.
Frau Krause: Woher weiß ich denn das?
Dr. Stiller: Frau Krause, das ist eine wichtige Frage. Grundsätzlich sollten in dieser Situation objektiv vorhandene Fakten als Entscheidungshilfen herangezogen werden. Das können wir jetzt gemeinsam machen. Frau Braun, Sie haben vorhin gesagt, für Sie galt die Norm, nicht dick zu sein. Können wir das als Beispiel nehmen?
Frau Braun: Ja, das ist in Ordnung.
Dr. Stiller: Denken Sie, dass das eine sinnvolle Spielregel ist? Welche Fakten haben wir an dieser Stelle?
Frau Braun: Wenn in der Gesellschaft nicht auf das Gewicht geachtet wird, werden alle krank. Übergewicht ist mit Krankheit verbunden.
Frau Krause: Aber Untergewicht doch auch!
Dr. Stiller: Ja, das sind Fakten. Sie haben beide recht. Sowohl Übergewicht als auch Untergewicht können zu gesundheitlichen Schäden führen. Da stellt sich dann die Frage: Was ist eine nützliche Spielregel in dieser Situation?

Frau Lehmann: Alle sollten Normalgewicht haben, also einen BMI von 18 bis 26.
Frau Zimmermann: 26, das ist aber wahnsinnig viel!
Frau Lehmann: 26 ist im Normbereich! Das kannst Du auch im Internet nachlesen! George Clooney hat einen BMI von 28 und er soll ein besonders schöner Mann sein!
Frau Zimmermann: Also gut, für den kann das so zutreffen! Mir ist das zu viel, ich glaube, das ist nicht mehr so richtig gesund.
Dr. Stiller: Richtig ist, dass die Norm auf gesunde Lebensweise ausgerichtet sein sollte. Kann sich die Gruppe damit einverstanden erklären? Kann ich das so aufschreiben? *Gruppe nickt.* Lassen Sie uns dann einen Schritt weitergehen. Wann ist eine Emotion angemessen, sodass es sinnvoll ist, mit der Emotion zu handeln?
Frau Braun: Damals, als ich etwas geklaut habe, weil ich kein Geld hatte, war es angemessen, Scham zu empfinden. Ich habe das dann auch nie wieder gemacht.
Frau Krüger: Es ist angemessen, mit der Emotion zu handeln, wenn man jemanden geschädigt hat, zum Beispiel etwas erzählt hat, was vertraulich war. Dann ist es sinnvoll, das wieder gut zu machen, sich zu entschuldigen und das Verhalten nicht zu wiederholen.
Dr. Stiller: Ja genau. Das ist richtig so.
Frau Zimmermann: Und wenn man niemanden geschädigt hat, ist es besser, sich nicht zu schämen. Wenn man sich trotzdem schämt, sollte man nicht mit dem Gefühl handeln.
Frau Krause: Wie ist das denn? Schade ich jemandem damit, wenn ich einen BMI von 29 habe?
Frau Braun: Natürlich schadest Du niemandem.
Frau Lehmann: Du schadest Dir selbst. Aber das tun wir doch alle hier.
Frau Krause: Dann können wir uns alle schämen oder auch alle nicht!
Dr. Stiller: Tatsächlich verletzen weder Untergewicht noch Übergewicht eine Regel des zwischenmenschlichen Zusammenlebens. Deswegen sind daraus resultierende Schamgefühle, die Sie auch noch daran hindern, wichtige Lebensziele zu verfolgen, nicht angemessen.
Frau Krüger: Dann ist es ja auch klar, wann wir entgegengesetzt handeln sollen.
Dr. Stiller: Ja, das ist eine gute Bemerkung. Ich würde deshalb vorschlagen, dass wir die Situationen, die wir am Anfang gesammelt haben, noch einmal daraufhin untersuchen, wann es sinnvoll ist, mit der Emotion, und wann es sinnvoll ist, gegen die Emotion zu handeln. Dann sehen wir jetzt auf die Flipchart und gehen die einzelnen Situationen, die Sie vorhin benannt haben, noch einmal durch. Sie entscheiden dann, ob es in den Situationen angemessen ist, mit oder gegen die Emotion Scham zu handeln. Das erste Beispiel war, Kleider einkaufen.
Frau Zimmermann: Mit der Kleidergröße verletzt man keine Regel des zwischenmenschlichen Lebens. Das Problem, dass Untergewicht oder Übergewicht die Gesundheit gefährdet, löst man nicht dadurch, dass man auf den Kauf von Kleidung verzichtet. Also bin ich für entgegengesetztes Handeln. *Die anderen Patienten nicken.*
Dr. Stiller: Da stimmen Ihnen die anderen zu. Die nächste Situation war, im Badeanzug ins Schwimmbad zu gehen.

Frau Krause: Da trifft genau das Gleiche zu. Mit einem großen Badeanzug verletze ich keine gesellschaftlichen Regeln. Trotzdem schäme ich mich, weil die meisten Menschen von mir denken, dass ich mich nicht beherrschen kann.

Frau Krüger: Das kann ich verstehen. Aber wenn Du gesund leben willst, gehört Schwimmen doch dazu. Willst Du dein Leben darauf ausrichten, was andere Menschen möglicherweise denken?

Frau Krause: Eigentlich nicht.

Dr. Stiller: Frau Krause, auf welche Fakten können Sie sich den jetzt berufen?

Frau Krause: Fakt ist, Schwimmen dient unmittelbar meiner Gesundheit und hilft mir bei der Gewichtsabnahme. Ich fühle mich dabei unmittelbar wohler. Tatsache ist aber auch, dass mir die Situation sehr schwerfällt.

Dr. Stiller: Was würden Sie sagen, ist es in dieser Situation sinnvoll mit der Scham zu handeln, oder ist es sinnvoll entgegengesetzt zu handeln?

Frau Krause: Darauf kann ich ganz klar sagen, es ist sinnvoll entgegen der Scham zu handeln.

Dr. Stiller: Es ist gut, dass Sie das so klar benennen können. Und Sie dürfen bestimmen, wann es so weit ist, das auch tatsächlich zu tun. Die nächste Situation ist, an Gewicht zuzunehmen. Besonders, wenn jemand untergewichtig ist und den Entschluss fasst, Gewicht zuzunehmen, verletzt das zwischenmenschliche Regeln?

Frau Lehmann: Natürlich nicht. In diesem Fall ist die Gewichtszunahme erwünscht, weil das der Erhaltung der Gesundheit dient. Scham sollte auch in dieser Situation nicht handlungsleitend sein.

Dr. Stiller: Die nächste Situation ist, beim Stehlen erwischt zu werden.

Frau Braun: Ja, das ist meine Situation. Das verletzt soziale Regeln. Stehlen ist nicht in Ordnung. Auch wenn es mir ganz schlecht ging und ich kein Geld hatte. Ich mache das auch nicht mehr.

Frau Lehmann: Scham hilft dann auch, nicht mehr zu stehlen.

Dr. Stiller: Das ist ein sehr gutes Beispiel dafür, wie Scham dazu beiträgt, dass zwischenmenschliche Regeln erhalten werden.

Die weiteren Situationen werden besprochen.

Dr. Stiller: Wir haben jetzt die Situationen, die Sie zu Beginn genannt haben, in denen Sie Scham erlebt haben, darauf geprüft, ob in der Situation Handeln mit der Scham angemessen ist oder nicht. Es hat sich in einigen Situationen gezeigt, dass Handeln mit der Scham nicht angemessen ist. Die Frage ist, wie können Sie in solchen Situationen mit der Emotion Scham umgehen? Dazu gibt es verschiedene Möglichkeiten. Die eine ist, entgegen der Emotion zu handeln, um erwünschte Ziele zu erreichen. Die andere Möglichkeit ist, die Emotion abzuschwächen und so das Ziel zu verfolgen. Haben Sie denn Ideen dazu, wie Sie eine der beiden Möglichkeiten in den von Ihnen benannten Situationen anwenden könnten?

Frau Lange: Ich denke schon die ganze Zeit darüber nach, was das für meine Situation, dass ich mich für meine Vergangenheit und meine Familie schäme, bedeutet. Ich könnte der Scham entgegengesetzt handeln, indem ich mehr über meine Vergangenheit erzähle. Es ist mir auch in der heutigen Sitzung klar geworden, wie sehr mich meine Schamgefühle darin behindern, die Erlebnisse meiner Vergangenheit zu verarbeiten. Hier könnte ich den Versuch wagen. Es haben ja auch andere ähnliche Probleme, und ich glaube, sie würden mich wegen der Dinge, die ich erlebt habe, nicht verurteilen.

Dr. Stiller: Das ist ein sehr schönes Beispiel für entgegengesetztes Handeln. Es spricht auch sehr für die Gruppe, dass Sie sich vorstellen könnten, mit den anderen über Ihre Vergangenheit zu sprechen. Manchmal kann es auch hilfreich sein, so etwas in der Einzeltherapie vorzubereiten. Hat jemand von Ihnen ein Beispiel, wie die Emotion Scham abgeschwächt werden könnte?

Frau Krüger: Ich würde mich weniger schämen, wenn ich mit jemand anderem zusammen hier aus der Gruppe in der Öffentlichkeit essen würde und sie das gleiche macht.

Dr. Stiller: Sehr schönes Beispiel für Abschwächung einer Emotion. Unsere Sitzung geht auch langsam zu Ende. Wir beenden die Therapiesitzung immer damit, dass Sie sich überlegen, in welcher Form Sie das hier Gelernte außerhalb der Therapie bis zur nächsten Sitzung üben können. Frau Krüger, könnte es für Sie eine gute Übung sein, mit jemand anderem aus der Gruppe in der Öffentlichkeit etwas zu essen?

Frau Krüger: Grundsätzlich ja. Würde da jemand von Euch mitmachen?

Frau Lange und Frau Zimmermann: Ich würde mitkommen, das ist auch für mich eine gute Übung.

Dr. Stiller: Das ist prima. Was wollen die anderen üben?

Frau Hartmann: Ich möchte erst mal die Übung von der letzten Stunde nachholen. Das habe ich mir fest vorgenommen. Ist das in Ordnung?

Dr. Stiller: Ja, das ist in Ordnung.

Frau Krause: Ich werde meine beste Freundin fragen, ob sie mit mir ins Schwimmbad geht. Sie ist auch übergewichtig. Mit ihr zusammen würde es mir leichter fallen.

Frau Lehmann: Ich habe mich heute in der Sitzung sehr zurückgehalten, weil ich nicht gerne im Mittelpunkt stehe. Ich schäme mich, wenn die anderen etwas von mir erfahren. Ich würde gerne entgegengesetztes Handeln ausprobieren und jemandem aus der Gruppe ein selbst geschriebenes Gedicht vorlesen. Das wird eine richtig schwere Aufgabe für mich. Mag jemand von Euch mitmachen?

Gruppe: Können wir das nicht alle hören?

Frau Lehmann: Oh je, da werde ich schon bei dem Gedanken ganz rot, aber vielleicht ist das dann auch gut für mich. Also, dann machen wir das heute nach dem Abendessen in meinem Zimmer. Jeder von Euch, der mag, kann kommen.

Dr. Stiller: Frau Lehmann, das ist ja wirklich klasse. Ich bin schon gespannt, was Sie in der nächsten Sitzung erzählen.

Frau Lehmann: Ich auch!

Dr. Stiller: Frau Braun, welche Übung möchten Sie machen?

Frau Braun: Ich habe ja schon entgegengesetzt gehandelt, als ich meinen Ladendiebstahl hier angesprochen habe. Das ist mir sehr schwer gefallen. Ich würde aber gerne zum Schwimmen mitgehen, wenn Du, Jana, einverstanden bist. Ich schäme mich auch, mich in der Öffentlichkeit im Badeanzug zu zeigen.

Frau Krause: Das wäre für mich sehr schön, wenn Du mitkommen würdest.

Dr. Stiller: Jeder von Ihnen hat jetzt eine wichtige und schwierige Aufgabe bis zur nächsten Sitzung zu bewältigen. Ich wünsche Ihnen dabei viel Erfolg und wir sprechen über die Erfahrungen, die Sie dann machen, in der nächsten Sitzung.

Kommentar: Es herrschen gute instrumentelle Gruppenbedingungen. Die Patientinnen sind sowohl angemessen auf den Therapeuten bezogen als auch auf sich gegenseitig. Der Therapeut setzt reichlich Lob, Begeisterung und Validierung ein. Die Fragen des Therapeuten folgen dem Manual. Sie sind konzeptgeleitet. Dadurch ist die Sitzung vorstrukturiert. Er stellt die Fragen so, dass sie vom Schweregrad her von den Patientinnen gut beantwortet werden können. Der Therapeut vertieft die einzelnen Antworten nicht individuell. Alle Antworten werden von dem Therapeuten gleichwertig behandelt, unabhängig davon, wie oberflächlich oder tief sie in der Materie verankert sind, solange sie in das Konzept adaptierbar sind. Der Therapeut baut Patientinnen, die sich nicht beteiligen, eine Brücke, indem er diese direkt anspricht. Ein zentraler Orientierungspunkt für das Therapeutenverhalten ist das Fertigkeitendefizitmodell aus der dialektisch-behavioralen Therapie. Der Therapeut bemüht sich kontinuierlich, Wissen und Fertigkeiten im Umgang mit Emotionen zu fördern und zu festigen.

3 Basisfertigkeiten des Leiters bei der praktischen Umsetzung verhaltenstherapeutischer Gruppen

Dieser Abschnitt behandelt die Einstellungen und Fertigkeiten des Therapeuten, die bei der Umsetzung von verhaltenstherapeutischen Methoden der Gruppentherapie und beim Troubleshooting essenziell sind.

3.1 Überzeugung, dass die Gruppentherapie ein hilfreiches und angemessenes Setting ist

Im Vergleich zu einem einzeltherapeutischen Setting ist Gruppentherapie anspruchsvoller, da das Setting komplexer ist. Der Gruppentherapeut erfüllt mehrere Aufgaben gleichzeitig: Er achtet auf den einzelnen Patienten, die Gruppe, das Thema, auf sich selbst und seine Wirkung auf die Gruppe. Der Therapeut benötigt eine kontinuierliche hohe Aufmerksamkeit und die Fähigkeit, Konflikte und Anspannung auszuhalten und sie zu reduzieren, wenn sie mit negativen Konsequenzen verbunden sind. Hilfreich dabei ist das Wissen, dass die Gruppentherapie ein hoch wirksames Setting ist, und die praktische Erfahrung, dass die Gruppentherapie auch dem Gruppentherapeuten Erfahrungen vermittelt, die in der Einzeltherapie nicht enthalten sind. Von besonderer Bedeutung ist das viel bessere Verständnis der Psychopathologie des Patienten, das der Therapeut entwickelt, wenn er diesen in Interaktion mit seiner Peergroup beobachtet. Bestimmte therapeutische Techniken wie Rollenspiele und Familienskulpturen sind in der Gruppe einfacher möglich. Auch die Einbeziehung von Feedback und Coaching durch andere Gruppenmitglieder zur Unterstützung der individuellen Verhaltensveränderung ist hoch wirksam und nur in der Gruppe durchführbar.

3.2 Erfolgserlebnisse schaffen

Optimismus ist ein zentraler Wirkfaktor der Psychotherapie. Diesen Wirkfaktor kann der Therapeut mithilfe verschiedener Strategien nutzen.

3.2.1 Positive Erfahrungen der Patienten in die Gruppe einbringen

Therapeuten neigen dazu, sich Problemen zuzuwenden. In der Gruppentherapie sind sie dazu verleitet, immer die Patienten zu unterstützen, die etwas nicht gemacht oder nicht verstanden haben. Ein Beispiel dafür ist das Besprechen der Hausaufgaben in störungsspezifischen Gruppen. Intuitiv greifen Therapeuten die Patienten heraus, die mit den Hausaufgaben Probleme hatten. Diese Vorgehensweise haben die Therapeuten aus der Einzeltherapie auf das gruppentherapeutische Setting übertragen. In der Einzeltherapie ist diese Strategie auch sinnvoll. Sollen jedoch bewusst positive Erfahrungen der Patienten in die Gruppe eingebracht werden, ist es besser, sich den Patienten zuzuwenden, die bei den Hausaufgaben erfolgreich waren und sie zu bitten, genau zu erklären, wie sie dies bewältigt haben. Damit findet eine positive Verstärkung für erwünschtes, erfolgreiches Verhalten statt. Die anderen Patienten können 1. am Modell lernen und 2. wird die Einstellung gegenüber schwierigen Herausforderungen verändert. Die Patienten können von einer Lageorientierung hin zu einer Handlungsorientierung wechseln.

3.2.2 Keine Scheu vor Wiederholungen

Viele Therapeuten haben eine Scheu vor Gewohnheiten in den Abläufen. Sie vermeiden es, Themen und Übungen öfter zu wiederholen. Wenn Interventionen und Übungen nicht sofort wirkungsvoll sind, fragen sie sich, was sie stattdessen anbieten können. Andere Therapeuten fühlen sich verunsichert, wenn sie Patienten in der Gruppe haben, die bestimmte Inhalte schon kennen oder zum wiederholten Mal in einer indikationsspezifischen Gruppe sind. Hierbei sind jedoch zwei Lernprinzipien zu beachten:

1. Lernen ist zustands- und kontextabhängig (state dependent learning) (Koek 2011). Wissenschaftlich besonders gut untersuchte Beispiele für zustandsabhängiges Lernen sind die Effekte von Substanzen auf die räumliche Orientierung. Ratten, die unter Alkoholeinfluss den Weg zu einer Futterquelle durch ein Labyrinth erlernen, erinnern diesen nüchtern schlechter als unter erneutem Alkoholeinfluss. Dieses Prinzip des zustandsabhängigen Lernens gilt auch jenseits von Substanzeinflüssen für Mangelernährung, Depression, Angst und andere intensive Emotionen, hohe Anspannung oder Dissoziation. Für die hiervon betroffenen Patienten ist die mehrfache Wiederholung erforderlich, um letztendlich einen Transfer der in der Therapie erworbenen Fertigkeiten in den normalen Alltag zu erreichen und Erfolgserlebnisse zu schaffen.
2. Die notwendige Unterscheidung zwischen »Kennen und Können«. Wenn Patienten Inhalte mehrmals hören, können wir allenfalls davon ausgehen, dass sie diese bereits kennen. Der therapeutische Auftrag besteht aber darin, dass nicht nur deklaratives, sondern auch prozedurales Wissen entsteht. Deshalb sollten Therapeuten »Können« anstreben und einfordern und nicht beim »Kennen« stehen bleiben oder sich verunsichern lassen, wenn der Patient

dies will. Nur das Können, also der Erwerb und die Nutzung von neuen Fertigkeiten, verhilft Patienten zu nachhaltigen Erfolgserlebnissen.

Psychotherapeuten können sich in diesem Punkt ein Beispiel an Künstlern aus dem Musikbereich nehmen. Obwohl sie die Melodien schon kennen, singen Joe Cocker »with a little help from my friends« und Anna Netrebko »que chelida manina« auch noch nach vielen Jahren mit derselben Inbrunst. Wiederholung stellt keinen Qualitätsmangel dar. Vielmehr ist sie Voraussetzung für eine nachhaltige Rezeption.

3.2.3 Auch bei »erfolglosen« Patienten die Hoffnung nicht aufgeben

Je nach psychischer Störung ist eine erfolglose Vorbehandlung nur ein schwacher bis allenfalls mittelstarker Prädiktor für zukünftigen therapeutischen (Miss-)Erfolg. Therapeuten lassen sich aber häufig von einer erfolglosen Behandlungsvorgeschichte oder von Misserfolgen mit Übungen in der Gruppe einschüchtern und geben die betroffenen Patienten innerlich auf. Sie denken: »Da sind schon so viele Dinge schiefgelaufen, so viele gut ausgebildete Therapeuten haben erfolglos versucht zu helfen, wie soll da meine Behandlung einen Unterschied ausmachen?« Leider ist diese Einstellung nur schwer zu verbergen und wirkt dann als sich selbst erfüllende Prophezeiung. Eine Möglichkeit für Therapeuten mit dieser Situation umzugehen ist es, die Haltung des »Beginner's Mind« einzunehmen. Dies bedeutet konkret, sich vorzustellen und genau so zu handeln, wie wenn es für diesen Patienten die erste Therapie bzw. die erste Therapiesitzung wäre (wohl wissend, dass es eine schwierige Vorgeschichte gibt).

3.3 Integration von Außenseitern über direkte Zuwendung

Wenn Patienten Außenseiter bleiben, ist auch die Gruppentherapie meist erfolglos. Deshalb hat die Integration von Außenseitern hohe Priorität. Der Therapeut sucht hierzu die Nähe des Außenseiters, setzt sich beispielsweise neben ihn, spricht ihn während und außerhalb der Gruppe an und baut ihm Brücken, um die Kontaktaufnahme mit den anderen Gruppenmitgliedern zu ermöglichen. Der Therapeut richtet seine Aufmerksamkeit auf das für die Gruppe günstige Verhalten des Außenseiters. Er gibt dessen Äußerungen eine prosoziale Richtung (Technik des Reframings). Wenn ein Außenseiter aufgrund unerwünschter Problemverhaltensweisen in der Gruppe gemieden wird, dann muss der Therapeut frühzeitig eine Verhaltenskorrektur einfordern. Überzeugt der Therapeut die Gruppe davon, dass er dafür sorgt, dass der Außenseiter sein Verhalten ändert, dann wird die Gruppe eher bereit sein, den Mitpatienten in ihre Gemeinschaft aufzunehmen. Es ist in diesem Fall besser, wenn die Gruppenmitglieder denken: »Unser Therapeut ist aber streng zu dem Mitpatienten«, als wenn sie sich darüber ärgern, dass ein Mitpatient vereinbarte Regeln nicht befolgt. Wenn der Therapeut streng ist, dann wird die Gruppe mit dem Außenseiter Mitgefühl haben, und das ist für die Integration eine günstige Ausgangsbedingung. Den Außenseiter vernachlässigen, sprengt die Gruppenkohäsion, zieht Aufmerksamkeit und Energie von der inhaltlichen Arbeit ab und beeinträchtigt so auch den Erfolg der ganzen Gruppe.

3.4 Making lemonade out of lemons

Es gibt kaum eine Gruppentherapie ohne Konflikte und schwierige Situationen. Diese Situationen können so ausgewertet werden, dass der Lernerfolg im Bereich Problemlösung und soziale Kompetenz und der Erwerb von Gruppenleiterkompetenz optimiert werden. Jede schwierige Gruppensituation gibt Gelegenheit, das eigene therapeutische Vorgehen auszuwerten. Neben Supervision und Intervision ist dabei das eigene Theoriewissen über die Gruppentherapie hilfreich und der Einsatz von Videos.

3.5 Fähigkeit zur Selbstbeobachtung

Gruppentherapeuten benötigen das Feedback aus der Selbstbeobachtung, um zu einer differenzierten Steuerung ihrer Arbeit zu kommen. Besonders für Therapeuten, die sich in der Anfangsphase ihrer Tätigkeit als Gruppenleiter befinden, ist es hilfreich, Videoaufzeichnungen der Gruppentherapie anzufertigen. Eine Gruppentherapie ist aufgrund der Vielschichtigkeit der Ereignisse im Nachhinein ohne Videoaufnahmen oft nicht wirklich zu rekonstruieren. Diese Aufzeichnungen regelmäßig anzuschauen und die eigenen Hypothesenbildungsprozesse in der Gruppe rekapitulieren, hilft den Therapeuten, die Fähigkeit der Distanzierung zu entwickeln. In der Therapiesitzung ereignet sich vieles, in das die Therapeuten emotional involviert sind. Viele Reize strömen gleichzeitig auf sie ein, und möglicherweise handeln sie unreflektiert aus diesen Eindrücken heraus. Die Videoaufzeichnungen geben eine objektive Rückmeldung. Sie können ihr Vorgehen nach lerntheoretischen Gesichtspunkten untersuchen, eine Verbindung zwischen ihrem Verhalten und den Zielen, die sie in der Gruppe erreichen möchten, herstellen, und sie können zielführende Strategien durchdenken. Dies hilft bei zukünftigen Gruppensitzungen, Distanzierungsstrategien auch in der Situation selbst zu nutzen. Zu beachten sind folgende Aufgaben: In der Gruppe muss der Therapeut Interventionen so durchführen können, dass ihm von vorneherein deren Wirkung auf den Einzelpatienten und die gesamte Gruppensituation klar ist. Dies kann nicht nur innerhalb der Situation erlernt werden.

3.6 Freundlichkeit angesichts von feindseligem Verhalten

Hilfreich für die Planung eines angemessenen, professionellen Therapeutenverhaltens ist das Kiesler-Schema (Kiesler 1996; McCullough Jr et al. 2012). Wenn man Verhalten unter den Dimensionen Dominanz versus Submissivität sowie Feindseligkeit versus Freundlichkeit betrachtet, ergeben sich folgende Zusammenhänge: Feindseligkeit wird reflektorisch mit Feindseligkeit beantwortet, submissives Verhalten mit dominantem Verhalten, freundliches mit freundlichem Verhalten. Submissiv-feindseliges Verhalten wird typischerweise mit dominant-feindseligem Verhalten, freundlich-submissives Verhalten mit freundlich-dominantem Verhalten beantwortet. Zum Verständnis besonders wichtig für die Gruppentherapie ist, dass mangelnde Kooperation, das Nichteinhalten festgelegter Gruppenregeln oder das Nichterledigen von Hausaufgaben als submissiv-feindseliges Verhalten einzustufen ist. Abwertende Kritik gegenüber Therapiemethoden, Gruppenmitgliedern, Therapeuten oder Stationsteams ist als feindseliges oder feindselig-dominantes Verhalten zu bewerten. Wenn der Therapeut Alltagsreaktionen folgt, ergibt sich hieraus ein aggressiver Umgang mit diesem Problemverhalten, der die instrumentellen Gruppenbedingungen erheblich beschädigt. Aufgabe des Therapeuten ist es, diesen Herausforderungen mit einem freundlichen, manchmal auch freundlich-dominanten oder freundlich-submissiven Verhalten zu begegnen, ohne jedoch Grenzüberschreitungen zuzulassen. Wichtige Instrumente, um zu diesem freundlich-professionellen Verhalten zu kommen, sind wohlwollende Hypothesenbildung, die Bereitschaft, Versäumnisse und Fehler einzugestehen, das eigene Verhalten zu korrigieren und damit ein Vorbild zu sein dafür, wie die Gruppe eigene Fehler korrigieren kann.

> **Fallbeispiel für freundliches Verhalten**
> Herr Dr. Stiller leitet eine Gruppe für Patientinnen mit Borderline-Persönlichkeitsstörung. Die Gruppe weist freundlich darauf hin, dass aus ihrer Sicht die Notwendigkeit, ein Fertigkeitentraining durchzuführen, nicht ausreichend erklärt wurde. Der Therapeut bestätigt, dass er noch nicht dazu gekommen ist, wichtige Teile des Moduls zu erklären, verspricht aber, dies nachzuholen und ermutigt die Gruppe, weiterhin angemessen ihre Wünsche zu formulieren.

Kommentar: Die Gruppe zeigt ein Verhalten, das als freundlich oder freundlich-dominant eingeordnet werden kann. Die angemessene Reaktion des Therapeuten ist dementsprechend freundlich bzw. leichtgradig freundlich-submissiv. Problematisch wäre eine dominante Reaktion wie »Sie müssen Geduld haben, bis wir zu diesem Punkt kommen, es geht leider nicht schneller«.

Fallbeispiel für feindselig-dominantes Verhalten
Frau Dr. Kiss leitet eine stationäre Gruppe für Patienten mit Alkoholabhängigkeit. In der Gruppe ist ein Patient, Herr König rückfällig geworden. Die Therapeutin hat diesen Patienten entlassen. Nun verweigern ihr die Mitpatienten die Zusammenarbeit und werfen ihr offen vor, unfair gehandelt zu haben und die Gesundheit des Mitpatienten in Gefahr gebracht zu haben. Frau Dr. Kiss erklärt, dass es für sie gut nachvollziehbar sei, dass sie sich über die Entlassung des Patienten Gedanken machen und es ihnen schwerfällt, dass ein Gruppenmitglied entlassen wird, mit dem sie guten Kontakt hatten. Dies sei auch ein Zeichen dafür, dass die Gruppe gut zusammenhalte. Andererseits, so stellt sie dar, sei die Bereitschaft, auf Alkohol zu verzichten, eine notwendige Voraussetzung, um aus der Erkrankung herauszukommen. Alkoholabhängigkeit sei eine schwerwiegende Erkrankung. Die Konsequenz, entlassen zu werden, fördere die Bereitschaft, das eigene Verhalten zu überprüfen.

Kommentar: Die Gruppe betreibt Vorwurfskommunikation, was ein feindselig-dominantes Verhalten darstellt. Die Therapeutin bleibt freundlich. Hierzu nutzt sie zunächst Validierungsstrategien bezogen auf Angst und Ärger in der Gruppe. Sie stellt die Beziehung zwischen dem Verhalten der Gruppenmitglieder und ihrem guten Zusammengehörigkeitsgefühl her. Weiterhin wiederholt sie psychoedukative Elemente, um den Patienten die getroffenen therapeutischen Entscheidungen transparent zu machen.

Fehlerhaft wäre:

- feindselig-submissives Verhalten; etwa sich zu rechtfertigen (»Es tut mir ja selbst auch so leid, dass ich Herrn König entlassen musste, er war so ein sympathischer Patient, aber er hat mich durch sein Verhalten ja quasi dazu gezwungen, ihn zu entlassen«) oder zu bagatellisieren (»Das ist doch gar nicht schlimm, wenn Herr König möchte, wird er in den nächsten Tagen doch in einer anderen Klinik aufgenommen.«). Problematisch im Bereich feindselig-submissiver Kommunikation wäre auch »Sie sind alle freiwillig hier und können sich jederzeit auch gegen die Therapie entscheiden! Ich jedenfalls werde keine Regelverstöße dulden.« Dies wäre zwar inhaltlich richtig, ist aber zu einseitig und signalisiert viel zu wenig das wohlwollende Interesse der Therapeutin am Gelingen der gemeinsamen Aufgabe
- feindselig-dominantes Verhalten; in dieser Situation beispielsweise die »Muskeln spielen zu lassen« (»Wissen Sie, wenn ich hier nicht regelmäßig auf den Tisch haue und jemanden rausschmeiße, dann tanzen hier doch die Mäuse auf dem Tisch«).

- feindseliges Verhalten; Konsequenzen (»Jeder von Ihnen, der einen Rückfall baut, wird hier auch rausfliegen!«»Es gibt Regeln, und ich will, dass die eingehalten werden!«) ansagen bei gleichzeitigem Verzicht auf Validierungsstrategien, eine Diskussion oder Erklärungen.

Fallbeispiel für feindselig-submissives Verhalten

Frau Dr. Kiss leitet eine ambulante störungsspezifische Gruppe für Patienten mit Depression. Wichtiger Bestandteil dieser Gruppe sind Aktivitätsprotokolle, die angefertigt und in der Sitzung durchgearbeitet werden. Die Therapeutin hat in den vergangenen Sitzungen genau erklärt, wozu diese Protokolle dienen, hat Musterbeispiele durchgesprochen und darauf hingewiesen, dass es eine zentrale Aufgabe ist, dass jeder Teilnehmer zu der Sitzung ein ausgefülltes Aktivitätsprotokoll mitbringt. Bei der heutigen Sitzung haben sieben der neun Teilnehmer kein Protokoll dabei, weil sie es »vergessen« haben oder »nicht daran gedacht« haben. Frau Dr. Kiss sagt: »Angesichts dessen, dass sie alle an einer Depression leiden, weiß ich, wie schwer es für Sie alle ist, so ein Protokoll zu führen. Möglicherweise haben manche von ihnen auch nicht die Hoffnung, dass ihnen so ein Protokoll helfen kann. Trotzdem möchte ich Sie bitten, hier so mitzuarbeiten, dass wir auch vorankommen können. Und jetzt möchte ich vorschlagen, dass wir uns mit denen beschäftigen, die ein Protokoll mitgebracht haben. Frau Walter, Sie haben meine volle Anerkennung, dass sie ein Protokoll mitgebracht haben. Ist es für Sie in Ordnung, wenn Sie anfangen?

Kommentar: Das Nichterledigen von Hausaufgaben ist ein feindselig-submissives Verhalten. Die Therapeutin bleibt freundlich. Sie validiert die Schwierigkeiten depressiver Patienten aktiv zu werden, fordert aber gleichzeitig konstruktive Mitarbeit ein. Sie vermeidet es, das submissive Verhalten durch zu viel Aufmerksamkeit zu verstärken. Sie nutzt die Möglichkeit, dass die Gruppe am positiven Modell der Patienten lernt, denen es gelungen ist, ihre Protokolle mitzubringen.

Fehlerhaft wäre:

- feindselig-dominantes Verhalten; das Verhalten der sieben Patienten einfach nur vorwurfsvoll kritisieren (»Sie müssen hier schon mitarbeiten, sonst können Sie auch keine Verbesserung erreichen!).
- freundlich-submissives Verhalten; das Verhalten der sieben Patienten bagatellisieren (»Das ist nicht schlimm. Vielleicht schaffen Sie es das nächste Mal.«).

Fallbeispiel für freundlich-submissives Verhalten

Frau Dr. Kiss leitet eine Gruppe zum Training sozialer Kompetenz. In der zweiten Hälfte der Gruppensitzung sagt Frau Novak: »Frau Dr. Kiss, Sie sind ja so eine tolle Therapeutin, wir haben schon ganz viel gelernt, es ist aber auch sehr anstrengend. Können wir es uns heute nicht etwas leichter machen und Sie erklären uns, wie man soziale Phobie mit Medikamenten behandelt.« Dr. Kiss: »Frau Novak, ich finde auch, dass Sie schon sehr viel gelernt haben, es freut mich auch, wenn Sie sich für weitere Behandlungsmöglichkeiten interessieren. In der GSK-Gruppe geht es aber in erster Linie darum, Verhaltensweisen zu üben, deshalb lassen Sie uns mit den Übungen weitermachen.«

Kommentar: Das Verhalten von Frau Novak kombiniert Schmeicheln und den Wunsch, weiteres Üben zu vermeiden. Die Therapeutin bleibt bei ihrem Plan und macht weiter.

Problematisch (feindselig-dominant) wäre, Frau Novak damit zu konfrontieren, dass ihre Freundlichkeit »nur« funktional ist.

Fallbeispiel für submissives Verhalten
Herr Dr. Stiller leitet eine Gruppe für depressive Patienten, die nach dem Konzept der Behavioral Activation arbeitet. Frau Babic erklärt: »Ich bin viel zu antriebslos, um irgendwelche Aktivitäten durchzuführen. Meine Fibromyalgie führt dazu, dass ich schon bei den geringsten Bewegungen heftige Schmerzen habe. Aber Sie sind ja der Experte, und ich hoffe, Sie erklären uns ganz genau, was man tun muss, um gesund zu werden.« Dr. Stiller sagt: »Angesichts ihrer langjährigen Depression und Ihrer Schmerzen ist es logisch, dass Sie sich nicht vorstellen können, aktiv zu werden. Andererseits ist genau das notwendig, um wieder eine bessere Lebensqualität zu erreichen. Ich möchte Sie einladen, gemeinsam mit der Gruppe herauszufinden und auszuprobieren, welche Aktivitäten bei Ihnen einen antidepressiven Effekt haben.«

Kommentar: Frau Babic erklärt sich für hilflos und erwartet Hilfe ausschließlich aus Expertenerklärung und -unterstützung. Herr Dr. Stiller lädt sie freundlich zur aktiven Beteiligung ein.

Problematisch wäre es, die Patientin ausschließlich mit ihrer Passivität zu konfrontieren (feindselig dominantes Verhalten): »Sie sind zu passiv! Um die Depression zu überwinden, müssen Sie aktiv werden«.

Fallbeispiel für feindliches Verhalten
Frau Dr. Kiss und Herr Dr. Stiller leiten gemeinsam eine Gruppe für Männer und Frauen mit Borderline-Persönlichkeitsstörung. Herr DiPaolo sagt in der Eröffnungsrunde an den Therapeuten gewandt: »Wenn ich Sie sehe, dann kommt mir das Kotzen. Ich würde Ihnen am liebsten eine in die Fresse hauen!« Dr. Stiller antwortet: »Herr DiPaolo, diese Ausdrucksweise und Gewaltdrohungen sind nicht hinnehmbar. Bitte verlassen Sie die Gruppe, wir können anschließend darüber sprechen, wie ihre Behandlung weitergeht.«

Kommentar: Herr DiPaolo war schon in der Vergangenheit in körperliche Auseinandersetzung verwickelt. Er hatte sich verpflichtet, in der Therapie auf Gewalt und Gewaltdrohungen zu verzichten. Insofern ist der sofortige Ausschluss aus der Therapiesitzung die logische Konsequenz. Der Therapeut bleibt allerdings freundlich im Ton und lässt den Kontakt zum Patienten nicht abreißen.

Fehlerhaft wäre es, die Äußerungen einfach zu »überhören«, zu versuchen, die Situation durch Submissivität mit Sätzen wie den folgenden zu entschärfen: »Herr DiPaolo, jetzt mal langsam, beruhigen Sie sich und bleiben erst mal sitzen.« Fehlerhaft wäre aber auch, feindlich gegenzuhalten, beispielsweise zu schreien: »Herr DiPaolo! Das lasse ich mir nicht gefallen! Entschuldigen Sie sich sofort«!

Fallbeispiel für dominantes Verhalten
Frau Dr. Kiss leitet eine Gruppe für essgestörte Patientinnen. Frau Jensen sagt in der Abschlussrunde (ohne dies vorher abgesprochen zu haben): »Mir geht das hier zu langsam. Viele Patientinnen haben auch nach Wochen noch Schwierigkeiten mit dem Essen. Ich schlage vor, wir veranstalten am Freitagnachmittag eine eigene zusätzliche Gruppe. Alle müssen kommen. Ich werde die Gruppe leiten.« Frau Dr. Kiss sagt: »Angesichts ihres hohen Leidensdrucks ist es logisch, dass sie ungeduldig sind. Es ist in Ordnung, wenn sich die Mitglieder der Gruppe außerhalb der Therapiezeiten zusammensetzen. Das ist dann aber freiwillig, für alle, die daran teilnehmen wollen, und stellt keine geleitete Therapiegruppe dar.«

Kommentar: Frau Jensen zeigt ein dominantes Verhalten. Sie fordert ein Verhalten von Mitpatienten ein, das zwar potenziell sinnvoll ist, aber Absprachen und Freiwilligkeit erfordert. Die Therapeutin validiert die Ungeduld der Patientin und stellt freundlich die Spielregeln richtig.
Problematisch wäre es, mit der Patientin um die Macht zu kämpfen und Treffen außerhalb der Therapiezeit zu verbieten.

3.7 Kenntnis von Validierungsstrategien

Ein wichtiges Instrument der Beziehungsgestaltung gegenüber dem einzelnen Patienten sind Validierungsstrategien, wie sie zuerst in der Gesprächspsychotherapie und später in der dialektisch-behavioralen Therapie eingesetzt wurden (Linehan 1997). Validierungsstrategien sind zu unterscheiden von Lob, positiver Verstärkung, Zustimmung oder Gutheißen eines Verhaltens, Gedankens oder einer Emotion. Vielmehr geht es dabei darum, den nachvollziehbaren, logischen oder adaptiven Aspekt des Verhaltens, der Kognition oder Emotion zu fokussieren und im individuellen Kontext für gültig (valide) zu erklären. Validierungsstrategien müssen explizit machen, warum das jeweilige Verhalten valide ist. Allgemeine Äußerungen wie »Ich verstehe das« oder »Das ergibt wirklich Sinn« sind für sich genommen keine Validierung. Ob der Patient sich verstanden fühlt, kann daran abgelesen werden, inwieweit er zustimmt. Ziel der Validierungsstrategien ist die Beziehungsstärkung. Erkennbar ist eine gute Validierung an Antworten des Patienten wie »Ja, genau so ist es«. Dabei dienen Validierungsstrategien der Vorbereitung von Veränderungsstrategien, die erst dann eingesetzt werden sollen, wenn ausreichend Zustimmung zur Validierung vonseiten des Patienten vorliegt.

Fragen sind grundsätzlich keine Validierungsstrategien, da hierauf keine Zustimmung erhalten werden kann.

Der Vorteil der Validierungsstrategien gegenüber anderen Techniken besteht darin, dass sich 1. der Patient verstanden fühlt, 2. das Verhalten des Patienten für die Gruppe nachvollziehbar wird und 3. dem Therapeuten eine emotionale Distanzierung von Problemverhalten ermöglicht wird. Validierungsstrategien setzen an der Psychopathologie des Patienten, an seiner Lerngeschichte und dem aktuellen persönlichen, gesellschaftlichen und normativen Kontext seines Verhaltens. Sie sind deshalb an den einzelnen Patienten und nicht an die Gruppe insgesamt gerichtet. In der dialektisch-behavioralen Therapie werden sechs Validierungsstrategien (V1 bis V6) beschrieben.

V1: Aufmerksamkeit

Der Therapeut hört dem Patienten mit Achtsamkeit und Interesse zu. Hierzu ist es wichtig, den Patienten anzusehen, Blickkontakt zu halten, sich ihm mit der Körperhaltung zuzuwenden und sich gegebenenfalls zu ihm zu setzen. Der Therapeut hält Störungen vom Patienten fern und verhindert, dass andere Patienten zur selben Zeit in die Protagonistenrolle gehen. Der Patient in der Protagonistenrolle benötigt ausreichend Zeit. Der Therapeut konzentriert sich auf das Wahrnehmen des Verhaltens des Patienten, verzichtet auf Bewertungen und achtet auf seine nonverbale Kommunikation. Auch bei kritischen Themen zeigt er einen freundlichen Gesichtsausdruck. Nicken und »mmhh« werden als Zeichen von Verständnis gezielt eingesetzt.

Beispiel: Frau Dr. Kiss leitet eine Gruppe für essgestörte Patientinnen. An ihrer Gruppe nimmt eine übergewichtige Patientin teil. Aus der intuitiven Sicht der Therapeutin ist die therapeutische Beziehung zu dieser Patientin nicht so tragfähig wie zu den anderen Mitgliedern der Gruppe. Die Patientin sitzt mit grimmigem Gesichtsausdruck da und macht nur kurze Bemerkungen. Die Therapeutin entscheidet sich, regelmäßig Blickkontakt zu der Patientin aufzunehmen, lächelt sie an, hört ihr genau zu und betont die Wichtigkeit ihrer Beiträge. Weitere Strategien sind, sich in die Nähe der Patientin zu setzen, die Patientin beispielsweise vor Beginn der Gruppe bewusst aufmerksam zu begrüßen und anzusprechen.

V2: Reflexion

Der Therapeut reflektiert die narrativen Inhalte, Gedanken, Emotionen, verbalen und nonverbalen Verhaltensweisen des Patienten. Er kann hierzu seine Wahrnehmungen beschreiben, zusammenfassen, die Äußerungen des Patienten wiederholen, reformulieren, die Äußerungen des Patienten als Emotionen, Gedanken oder Tatsachen etikettieren oder vertiefende Fragen stellen. Entscheidend ist, dass sichtbar wird, dass das Wesentliche verstanden wurde, und nicht nur wiederholt wird. Dabei strukturiert, kondensiert und kontextualisiert der Therapeut die Information in sinnvoller Weise (Beispiel: Patientin: »Sie hasst mich.« Therapeut:

»Sie haben den Gedanken, sie hasst sie.«). Der Therapeut verzichtet darauf »recht zu haben«, d. h., wenn der Patient sich mit der Zusammenfassung nicht einverstanden erklärt, lässt sich der Therapeut korrigieren. Er überprüft regelmäßig, ob der Patient seiner Reflexion zustimmt. Der Therapeut bleibt bei V2 auf der gleichen Ebene wie der Patient, d. h., wenn der Patient über Gedanken spricht, reflektiert er Gedanken, wenn der Patient über Emotionen spricht, reflektiert er Emotionen.

V3: Ebenenwechsel

Der Therapeut artikuliert bei dieser Strategie Hypothesen zu Emotionen, Gedanken und Verhaltenstendenzen, die durch den Patienten bisher nicht oder nur teilweise ausgedrückt wurden. Der Therapeut nutzt hierzu Informationen, die sich aus Gesichtsausdruck, Körperhaltung, Stimmlage und anderen nonverbalen und verbalen Äußerungen des Patienten ergeben. Weiterhin nutzt er sein Vorwissen über den Patienten und sein allgemeines störungsbezogenes Wissen. Der Therapeut verzichtet drauf »recht zu haben« und achtet auf die verbale und nonverbale Bestätigung seiner Aussage. Bei V3 wird typischerweise die Ebene gewechselt, beispielsweise von Kognition zu Emotion. In Abhängigkeit davon, welche Ziele der Therapeut mit dem Patienten im weiteren Verlauf der Therapiesitzung verfolgen möchte, eröffnet V3 den Weg. Der Therapeut berücksichtigt bei V3 besonders das Leid und den Schmerz des Patienten.

Beispiel: Herr Gruber berichtet über eine Situation mit seiner Freundin. Er spricht dabei über seine Befürchtung, verlassen zu werden. Der Therapeut lenkt mit V3 in Richtung Emotionen: »Und als Sie daran dachten, dass Ihre Freundin Sie verlassen könnte, waren Sie vermutlich traurig und verzweifelt.«

V4: Verbindung zur Lerngeschichte oder Psychopathologie

Diese Validierungsstrategie fokussiert darauf, dass jedes Verhalten durch vorausgegangene Ereignisse hervorgerufen wird und deshalb verständlich ist. Dabei kann das Verhalten gleichzeitig nachteilig in Bezug auf gegenwärtige Ereignisse und Ziele sein. Diese Validierungsstrategie ist besonders bedeutsam bei Problemverhalten. Die Validierung erfolgt in Bezug auf vorangegangene Ereignisse, die Lerngeschichte, biologische oder psychologische Störungen. Drei Varianten können unterschieden werden:

1. Anwendung eines lerntheoretischen Modells: Der Therapeut vermittelt, dass das Verhalten des Patienten angesichts vorangegangener Ereignisse zu rechtfertigen und vernünftig ist.
2. Der Therapeut kommuniziert, dass das Verhalten des Patienten in sinnvoller Beziehung zu seinen Überzeugungen steht. Beispielsweise ist Angst eine logische Folge, wenn man glaubt, in einer bedrohlichen Situation zu sein, auch wenn die gegenwärtige Situation sicher ist.

3. Anwendung eines Krankheitsmodells: Der Therapeut vermittelt, dass das Verhalten des Patienten angesichts biologischer oder psychologischer Faktoren logisch gut verständlich ist. So sind beispielsweise Essanfälle eine logische Folge von Mangelernährung und schlechte Stimmung eine logische Folge von Grübelprozessen. V4 ist das Gegenteil eines Willensstärkemodells (»Du schaffst es, wenn Du nur willst!«). Problemverhalten wird nicht als Folge fehlender Anstrengung oder mangelnder Motivation betrachtet, es wird vielmehr kommuniziert, dass das Verhalten angesichts der Vorgeschichte gar nicht anders sein kann. Der Therapeut kann V4 auch nutzen, um dem Patienten wichtige Grundlagen von Lernen, Ursache-Wirkungsbeziehung und der biopsychosozialen Theorie zu vermitteln.

Beispiel: Frau Nielsen deutet an, dass sie ihre Tochter schlägt. Sie wagt aber nicht, das Thema in der Gruppe zu bearbeiten. Therapeutin: »Sie haben in Ihrer Vergangenheit mehrfach die Erfahrung gemacht, dass Ihr Vertrauen ausgenutzt wurde. Vor diesem Hintergrund ist es nachvollziehbar, dass Sie jetzt auch in der Gruppe große Angst davor haben, die anderen könnten sie verurteilen, wenn Sie über das Thema weiter berichten.«

V5: Beziehung zur gegenwärtigen Situation

Bei dieser Validierungsstrategie werden Emotionen, Kognitionen und das Verhalten daraufhin untersucht, wie valide sie im Licht der gegenwärtigen Situation sind. Der Fokus ist darauf gerichtet, ob das Verhalten tatsächlich Sinn ergibt und ob es einen Kern Wahrheit in sich trägt. Verhalten kann valide sein, wenn es auf empirische Fakten gründet oder in der gegenwärtigen Situation normativ ist. Der Therapeut kommuniziert, dass intuitives Wissen oder intuitives Verhalten valide sein kann. Verhalten kann valide sein, wenn es zu langfristigen erwünschten Ergebnissen führt, aber auch, wenn es zu kurzfristigen erwünschten Ergebnissen führt, die langfristigen Konsequenzen aber ungünstig sind. V5 vermittelt, dass alles, was sich ereignet, sich aufgrund der Umstände so ereignet. Die Annahme, dass etwas »nicht passieren sollte«, ist so zumindest für die Gegenwart unrealistisch. Der Therapeut wirkt damit auch der Kritik anderer entgegen. V5 kann als Einleitung zu einer Veränderungsstrategie eingesetzt werden.

Beispiel: Frau Huber, eine Patientin mit Essstörung, hat entgegen der Stationsregel Nahrungsmittel für einen Essanfall in ihrem Zimmer gehortet. Mitpatienten haben das entdeckt und sind ärgerlich. Die Therapeutin vermittelt, indem sie sagt: »Frau Huber, Sie haben Nahrungsmittel gesammelt und damit entgegen einer Stationsregel gehandelt. Ihre Mitpatienten sind von daher ärgerlich. Ich nehme an, dass es Ihnen zum gegenwärtigen Zeitpunkt noch nicht möglich ist, Ihre Essanfälle durch regelmäßige Ernährung zu ersetzen. Solange es Ihnen nicht gelingt, regelmäßig zu essen, sind Sie in Gefahr, Nahrungsmittel zu horten.« – Anschließend setzt die Therapeutin eine Veränderungsstrategie ein und sagt: »Es ist von daher wichtig, entschlossen daran zu arbeiten, dass Sie regelmäßige Mahlzeiten zu sich nehmen.«

V6: Allgemeingültigkeit

Bei V6 wird der Teil des Verhaltens (Emotion und Kognition) validiert, der einem normativen Verhalten entspricht. Jede andere Person (einschließlich des Therapeuten) könnte oder würde sich in einer vergleichbaren Situation so verhalten. Bei V6 erfolgt die Kommunikation des Therapeuten weniger aus einer professionellen Rolle heraus, als auf Augenhöhe und fokussiert die Kompetenzen des Patienten. Der Therapeut kommuniziert dadurch, dass er an die Fähigkeit des Patienten glaubt, seine Probleme zu sehen, anzugehen und zu lösen (Cheerleading).

Beispiel: Herr Kaiser, ein Patient mit einer depressiven Störung, wurde von seiner Partnerin verlassen. Er berichtet in der Gruppe, dass sie ihm gestern Abend eine SMS geschickt hat, in der sie die Beziehung beendet. Herr Kaiser ist sehr traurig und gleichzeitig wütend darüber, dass ihm eine persönliche Aussprache verweigert wird. Therapeut: »Ich kann gut nachvollziehen, dass Sie traurig über das Ende der Beziehung sind. Ich verstehe auch Ihren Ärger darüber, diese Information mit einer SMS zu erhalten. Jeder an Ihrer Stelle wäre ganz durcheinander und würde Trauer und Ärger empfinden.«

Beispiel: Frau Fuchs, eine Patientin mit generalisierter Angststörung, steht vor einer Aufnahmeprüfung. Sie hat große Angst, die Prüfung nicht zu bestehen. Therapeutin: »Frau Fuchs, ich kann gut verstehen, dass Sie vor der Prüfung Angst haben. Ich kenne das auch, dass mir Prüfungen unangenehme Gefühle bereiten. So wie ich Sie kennengelernt habe, bin ich überzeugt, dass Sie alle Fähigkeiten haben, um diese Prüfung zu bestehen.«

3.8 Fähigkeit, die verschiedenen Interaktionsebenen bewusst zu beachten

Folgende Interaktionsebenen sind zu beachten: Therapeut x Gruppe; Therapeut x Einzelpatient; Patient x Mitpatient; Patient x Mitpatient x Gruppe; Therapeut x Einzelpatient x Gruppe. Sofern die Gruppe durch zwei Therapeuten geleitet wird, wird die Situation komplexer, da der Co-Therapeut mit in die Interaktion einbezogen wird.

Therapeut x Gruppe

In der Interaktion mit der Gruppe hat der Therapeut festgelegte Aufgaben. Besonders wichtig sind Situationen, in denen der Therapeut Fehler gemacht hat, in der Gruppe nicht etabliert ist, die Gruppe sich feindselig mit dem Therapeuten auseinandersetzt oder die Mitarbeit verweigert. Zentral für ein gutes

Management solcher Situationen sind das Vermeiden von Alltagsreaktionen und der Verzicht auf Feindseligkeit.

Therapeut x Einzelpatient

Auch in der Gruppentherapie muss die Beziehung zu dem einzelnen Patienten ein ähnlich festes Bündnis sein wie in der Einzeltherapie. Der Gruppentherapeut kann Sicherheit in der Gruppe vermitteln, wenn er zu jedem einzelnen Teilnehmer eine tragfähige therapeutische Beziehung hat. Der einzelne Patient braucht das Gefühl und gegebenenfalls die Erfahrung, dass er vom Therapeuten gesehen, geschützt und gefördert wird. Wie erreicht man das? Bei den meisten Patienten erreicht der Therapeut dies, indem er die grundlegenden Basisfertigkeiten einsetzt. Besondere Beachtung erfordern Patienten, die der Therapeut aus irgendwelchen Gründen mit den Basisfertigkeiten noch nicht erreicht hat. Das sind Patienten, die besonders ängstlich sind, schlechte Vorerfahrungen mit der Gruppentherapie oder Gruppentherapeuten haben, nicht aus eigener Überzeugung in der Gruppentherapie sind, die Gruppenregeln nicht einhalten, den Therapeuten an eigene vorhergehende schlechte Erfahrungen erinnern, ihn einschüchtern oder kritisieren. Die spontane Reaktion auf feindselige oder submissive Verhaltensweisen ist es, ebenfalls feindselig zu reagieren, dem Patienten aus dem Weg zu gehen oder ihn »nicht in der Gruppe haben zu wollen«. Hier ist es wichtig, der ersten Intuition entgegengesetzt zu handeln. Der Therapeut muss eine bewusst wohlwollende Haltung gegenüber diesen Patienten einnehmen und seine Interventionen auf eine Festigung der therapeutischen Beziehung ausrichten. Dabei soll kontinuierlich sozial adäquates Verhalten gefördert werden. Der Therapeut achtet darauf, wohlwollende Hypothesen über die Ursachen des Verhaltens des Patienten zu bilden. Er achtet genau auf seine verbalen und nonverbalen Verhaltensweisen und bedenkt die interpersonelle Wirkung seiner Intervention.

Einzelpatient x Mitpatient

In psychodynamischen, interaktionsorientierten und gesprächstherapeutischen Gruppen organisiert sich die Interaktion zwischen dem einzelnen Patienten und den Mitpatienten spontan. Die hieraus entstehende Dynamik wird als entscheidender Wirkfaktor angesehen. In verhaltenstherapeutischen Gruppen wird die Interaktion zwischen dem einzelnen Patienten und den Mitpatienten durch die Struktur der Therapiesitzung bestimmt.

Patient x Mitpatient x Gruppe

Die Interaktion zwischen einzelnen Mitpatienten beeinflusst auch die Gesamtgruppe. Wichtige Beispiele sind die Entwicklung einer (heimlichen) Paarbeziehung zwischen zwei Gruppenmitgliedern oder das Aufeinandertreffen von zwei Menschen, die außerhalb der Gruppe eine private oder berufliche Beziehung haben.

Wenn nicht offen angesprochen, können diese Konstellationen einen lähmenden Einfluss auf die Gruppe haben. Konflikte zwischen zwei Patienten können die Zusammenarbeit auf unterschiedliche Weise beschädigen. Das kann bis zur Beeinträchtigung der instrumentellen Gruppenbedingungen gehen. Wenn die instrumentellen Gruppenbedingungen beschädigt sind, ist es wichtig, sie vor der weiteren Zusammenarbeit wieder zu etablieren. Wenn trotz des Konflikts zwischen einem Patienten und einem Mitpatienten die Arbeitsfähigkeit der Gruppe erhalten bleibt, wird die Problematik außerhalb der Gruppe bearbeitet.

Therapeut x Einzelpatient x Gruppe

Wenn der Therapeut zu einem Patienten eine »spezielle« Beziehung hat, ihn bevorzugt, ausgrenzt oder besonders gut und besonders lange kennt, kann dies verschiedenste störende Effekte haben: Eifersucht, Solidarisierung, Ausgrenzung, Lähmung der Gruppe. Eine solche Konstellation ergibt sich in Gruppen, in denen der Therapeut einzelne Patienten auch einzeltherapeutisch betreut, andere aber nicht. In einer solchen Situation muss der Therapeut darauf achten, dass er in der Gruppe für alle Patienten in gleichem Maße zuständig ist. Wenn ein Patient sich regelwidrig verhält und die Gruppe dieses Verhalten mit Aufmerksamkeit belohnt, dann kommt es auf das Verhalten des Therapeuten an, ob die Reaktion der Gruppe für den einzelnen Patienten als positive Verstärkung seines unerwünschten Verhaltens wirkt oder nicht. Richtig verhält sich der Therapeut, wenn er die Regelwidrigkeit des Verhaltens markiert, um damit eine negative Konsequenz zu setzen. Wenn der Therapeut fälschlicherweise das Verhalten nicht markiert, sondern glaubt, durch Nichtreagieren das Verhalten zu löschen, dann resultiert insgesamt eine Verstärkung des regelwidrigen Verhaltens zunächst bei dem Einzelpatienten und dann über Modelllernen in der gesamten Gruppe.

3.8.1 Die Interaktionsebenen in störungsspezifischen Gruppen

In störungsspezifischen Gruppen hat spontane Interaktion keine therapeutisch intendierte Rolle, sondern ist eher störend, da sie von den zu erarbeitenden Inhalten ablenkt. Patient-Mitpatient-Interaktion findet strukturiert in Rollenspielen, beim Durchführen von Hausaufgaben, bei Verhaltensproben und dem Darstellen von eigenen Beispielen zur Verhaltensanalyse statt. Bei allen diesen Techniken erfolgt die Interaktion mit dem Ziel, die durch das jeweilige Manual und den Therapeuten gesetzten Lerninhalte zu vertiefen. Feedback erfolgt ausschließlich nach vorher gesetzten Feedback-Regeln. Die Patient-Mitpatient-Interaktion außerhalb der Gruppe wird in den meisten störungsspezifischen Gruppen nicht geregelt. Wenn Patienten Kontakt außerhalb der Gruppe haben, kann sich dies günstig auswirken, da es die Kohäsion der Gruppe fördert. Gleichzeitig sind ungünstige Auswirkungen möglich, da die Bildung von Subgruppen gefördert wird. Es sollte individuell auf die Bedürfnisse der Gruppe abgestimmt werden, ob der Therapeut Kontakte außerhalb der Gruppe eher befürwortet oder ablehnt. Sofern Kontakte vorhanden sind, ist es ratsam, dass der Therapeut darüber informiert ist. Es kann auch für die Mitpatienten sinnvoll sein, diese Informationen zu erhalten.

> **Fallbeispiel**
> An einer ambulanten Gruppe für Patientinnen mit Borderline-Persönlichkeitsstörung nehmen eine etwas ältere Patientin und die aktuelle Freundin ihres Sohnes gleichzeitig teil. Diese Konstellation war der Therapeutin und den anderen Gruppenmitgliedern zunächst unbekannt. Die Therapeutin und die Mitpatienten erhielten die Information beiläufig während einer Gruppensitzung. Die jüngere Patientin schilderte einen Konflikt mit ihrem Partner und die ältere Patientin ergriff Partei für ihren Sohn. Die Gruppensitzung war entsprechend konfliktgeladen. Die Therapeutin fühlte sich von der Situation überfordert.

Kommentar: Eine Lösung ergab sich erst durch eine Supervision, in der die Entscheidung fiel, der Gruppe die Regel vorzugeben, dass Kontakte außerhalb der Gruppe transparent gemacht werden müssen. Die Situation führt nicht zwangsläufig dazu, dass eine der beiden Patientinnen die Gruppe verlassen muss. Da die Gruppe vorher gut funktioniert hat und die beiden betroffenen Frauen ausreichend Themen zu bearbeiten hatten, die von dem Sohn völlig unabhängig waren, konnten die instrumentellen Gruppenbedingungen wiederhergestellt werden. In einer störungsspezifisch manualisiert ausgelegten Gruppe würde es sich empfehlen, dass die beiden Frauen den Partnerschaftskonflikt bzw. Intergenerationenkonflikt außerhalb der Gruppe in ihrer jeweiligen Einzeltherapie bearbeiten. In einer transdiagnostischen, einzelfallorientierten Gruppe könnte auch eine explizite Bearbeitung des Intergenerationenkonflikts erfolgen. Dabei können die beiden Frauen nacheinander in die Protagonistenrolle gehen. Diejenige, die nicht in der Protagonistenrolle ist, erhält bei Bedarf eine zusätzliche Unterstützung.

> **Fallbeispiel**
> Ein junger Patient mit Borderline-Persönlichkeitsstörung bewirbt sich auf eine berufliche Rehamaßnahme, in deren Rahmen er auch an einer angeschlossenen Gruppentherapie teilnehmen würde. Seine Freundin ist bereits in diesem Programm. Das therapeutische Team trifft die Entscheidung, den Patienten nicht an dieser Rehamaßnahme teilnehmen zu lassen, um zu verhindern, dass beide an derselben Gruppentherapie teilnehmen. Dem Patienten wird angeboten, mit der Rehamaßnahme in einem halben Jahr zu beginnen.

Kommentar: Generell erhöhen Paarbeziehungen in der Gruppe das Komplexitätsniveau. Die Entscheidung des therapeutischen Teams ist dennoch problematisch, da die therapeutische Versorgung des Patienten dadurch erheblich verzögert wird und seine finanzielle Situation eingeschränkt wird. In solchen Situationen ist zu prüfen, in welchem Verhältnis die individuellen Nachteile des Patienten zu dem Risiko stehen, mit seiner Freundin in einer Gruppe behandelt zu werden.

Fallbeispiel

Frau Wolf, eine 23-jährige Patientin mit einer Essstörung, lebt in einer dysfunktionalen lesbischen Beziehung mit einer gleichaltrigen Frau, die ebenfalls unter einer Essstörung leidet. Die Patientin wird durch ihre Partnerin dominiert, regelmäßig abgewertet und in Problemverhalten mit einbezogen. Während die Patientin an einer stationären Gruppentherapie teilnimmt, bewirbt sich ihre Partnerin ebenfalls um einen Therapieplatz. Das Team entscheidet, die Partnerin erst nach der Entlassung der Patientin aufzunehmen.

Kommentar: Wesentlich für diese Entscheidung ist die Erwartung, dass die Patientin in ihrem Veränderungsprozess durch die Gegenwart ihrer Partnerin beeinträchtigt wird. Eine störungsspezifische Behandlung in der Gruppe ist nicht geeignet, auch noch eine Paarproblematik aufzuarbeiten.

3.8.2 Die Interaktionsebenen in einzelfallorientierten Gruppen

In einzelfallorientierten Gruppen dient die Interaktion zwischen Einzelpatient und Mitpatient der Zielerreichung des Protagonisten. Nachdem in der Eröffnungsrunde der Protagonist bestimmt wurde, erarbeitet der Therapeut mit ihm das gewünschte Ergebnis der Therapiesitzung. In der anschließenden Bearbeitungsphase werden die Mitpatienten zur Unterstützung des Protagonisten einbezogen. Dabei haben die Mitpatienten die Aufgabe, den Protagonisten zu unterstützen. Der Therapeut muss darauf achten, dass der Protagonist an dieser Stelle nicht in die Situation gebracht wird, vorwiegend die Fragen der Mitpatienten zu beantworten oder vorzeitig Feedback erhält. Dies ist eine kritische Stelle, an der es zu einem (unfreiwilligen) Übergang von der einzelfallorientierten in eine interaktionsorientierte Gruppe kommen kann.

Fallbeispiel

Der 45-jährige Herr Schröder nimmt wegen einer depressiven Störung an einer transdiagnostischen Gruppe teil. Sein Anliegen für die Sitzung war das Problem, dass Telefongespräche mit seiner Frau regelmäßig entgleisen. Mit ihm wurde das erwünschte Ziel festgelegt, eine Strategie zu finden, wie er Gespräche rechtzeitig beenden kann, und die Technik für die Zielerreichung in der Therapiesitzung. Frau Dr. Kiss leitet die Bearbeitung ein. Ein Mitpatient meldet sich zu Wort: »Ich habe noch eine Frage. Ich habe noch nicht genau verstanden, wie die Beziehung zu Deiner Frau ist. Streitet Ihr Euch oft, oder was ist das Problem?« Der Protagonist beginnt zu erzählen: »Ich kenne meine Frau seit über zehn Jahren. In den ersten Jahren haben wir uns gut verstanden. Seit unsere Tochter auf der Welt ist, haben wir uns aber zunehmend auseinandergelebt ...« Dr. Kiss greift ein: »Herr Schröder, Sie haben gesagt, es wäre für Sie ein gutes Ergebnis der Therapiesitzung, wenn es Ihnen gelingen würde, bei dem nächsten Telefongespräch zu stoppen, bevor Sie beginnen, Ihre Frau zu beschimpfen. Wir haben uns vorgenommen, zunächst den Ablauf des letzten Telefongesprächs anzuschauen und geeignete Stellen zu markieren, an denen Sie das Gespräch stoppen und Ihrer Frau vorschlagen könnten, das Gespräch später unter ruhigeren Bedingungen weiterzuführen. Könnten Sie an dieser Stelle das letzte Telefonat genau schildern, und ich möchte die Gruppe daran erinnern, mit welcher Technik wir das erwünschte Ergebnis von Herrn Schröder erreichen wollen.«

Kommentar: In diesem Beispiel ereignet sich eine typische Situation, in der aus einer einzelfallorientierten Gruppe eine interaktionsorientierte Gruppe werden könnte. Die Therapeutin reagiert im richtigen Moment, indem sie die Interaktion stoppt und in die zielorientierte Problembearbeitung überleitet. Die Vorgehensregeln von einzelfallorientierten und interaktionsorientierten Gruppen sollten nicht frei gemischt werden.

Bezüglich der Kontakte von Einzelpatient zu Mitpatient außerhalb der Gruppe gelten grundsätzlich die gleichen Regeln. Der Unterschied besteht darin, dass eventuelle Schwierigkeiten zwischen den Gruppenmitgliedern, die außerhalb der Gruppe entstehen, innerhalb der Gruppe besser bearbeitet werden können, da es hier keine manualisierten Themenvorgaben gibt. Die Bearbeitung erfolgt immer nach dem Prinzip des einzelfallorientierten Problemlösemodells.

3.8.3 Auswirkungen von Symptomen und Verhaltensweisen des Einzelpatienten auf die Mitpatienten

Lernen am Modell funktioniert auch am Negativbeispiel. Die Mitpatienten brauchen Schutz vor »Ansteckung« durch ein Negativmodell. Zugleich fehlen einzelnen Patienten zumindest zu Beginn der Therapie bestimmte Fertigkeiten und sie leiden unter der Schwere ihrer Symptomatik. Wenn der Einzelpatient noch nicht in der Lage ist, seine Symptome unter Kontrolle zu halten und aus diesem Grund ein Ausschluss durch die Mitpatienten droht, braucht der Therapeut die Fertigkeit, über dialektische Strategien die Bedürfnisse aller zu einer Synthese auf einer höheren Ebene zusammenzuführen. Der Einzelpatient muss Veränderungsbereitschaft signalisieren, die Mitpatienten müssen dabei ihre Unterstützung anbieten.

Antriebslosigkeit ist am stärksten ausgeprägt bei depressiven Störungen. Gruppen für Patienten mit Depression wirken deswegen häufig »zäh« und langsam. Günstig ist es, das Arbeitstempo bei störungsspezifischen Gruppen für depressive Patienten auf diejenigen auszurichten, die im mittleren Leistungsbereich sind. Damit vermeidet der Therapeut eine Spirale nach unten, ohne die Patienten zu überfordern, und schützt sich selbst vor Frustrationserlebnissen.

Hoffnungslosigkeit ist bei Patienten, die eine schwere psychische Erkrankung haben, gut nachvollziehbar, da sie im Vorfeld viele Versuche unternommen haben, ihre Erkrankung zu bewältigen, ohne dabei Erfolg zu haben. Diese Lerngeschichte kann gut zur Validierung genutzt werden. Gleichzeitig ist das Vermitteln von Hoffnung ein Wirkfaktor der Gruppentherapie. Die Therapeuten achten darauf, dass alle Erfolge, die Patienten machen, in die Gruppe zurückkommen. Sie dürfen sich nicht auf das konzentrieren, was nicht funktioniert, oder kritisch auf hoffnungslose Patienten reagieren. Sich selbst schützen Therapeuten vor Ansteckung durch Hoffnungslosigkeit, indem sie ihren eigenen Blick für Fortschritte schärfen. Klar operationalisierte kleine Therapieziele und deren kontinuierliche Überprüfung sind hierbei nützlich. Nur sehr wenige Patienten zeigen in der Gruppentherapie wirklich keinerlei Fortschritte oder verschlechtern sich sogar.

Sich-Sorgen-Machen ist ein häufiges Phänomen bei Patienten mit Angst und Zwang. Dessen Funktion ist es, auf alle zukünftigen Schwierigkeiten und Krisen vorbereitet zu sein. Die Annahme ist, dass durch das Vorwegdenken Lösungen erarbeitet werden können, um sich zu schützen, falls die Situation tatsächlich eintritt. Da die Verhaltenstherapie von einem Fertigkeitendefizit als aufrechterhaltendem Faktor für psychische Störungen ausgeht, ist das Nachdenken über mögliche Lösungen, durchaus auch in Form von Sich-Sorgen-Machen, eine funktionale Bewältigungsstrategie. Gruppentherapeuten sollten deshalb die positive Funktion des Sich-Sorgen-Machens in der Gruppe herausarbeiten und validieren. Gleichzeitig ist es wichtig, die Aufmerksamkeit der Patienten darauf zu lenken, dass das Erlernen eines neuen Verhaltens immer nur am Beispiel kleiner Situationen im Hier und Jetzt stattfinden kann. Folgen die Therapeuten dem Inhalt der Sorgen, beziehen sie die ganze Gruppe in den Sorgenprozess mit ein. Sie greifen deshalb nicht auf der kognitiven Ebene die Sorgen-Inhalte der Patienten auf (z. B. durch Pro- und Contra-Listen oder kognitive Umstrukturierung), sondern bringen die Zusammenarbeit auf die Verhaltensebene und suchen nach fehlenden Fertigkeiten, die in der Gruppe mithilfe der Mitpatienten aufgebaut werden können.

Grübeln ist ein Prozess, in dem Patienten Situationen aus der Vergangenheit repetitiv durchdenken. Die Funktion dabei ist, Fehler aus der Vergangenheit zu identifizieren, um daraus für die Zukunft etwas zu lernen. Auch in diesem Fall gilt, dass Lernen nur im Hier und Jetzt stattfinden kann. Ähnlich wie beim Sich-Sorgen-Machen sollten die Therapeuten daher nicht den Inhalten folgen, sondern den Aufbau von Fertigkeiten als Ziel der Therapiesitzung formulieren. Den Fokus in der Therapie auf die Ursachen von Problemverhalten zu richten, beinhaltet das Risiko, Grübelprozesse in der Gruppe zu intensivieren.

Fallbeispiel
(es handelt sich um eine problematische Variante des Vorgehens der Therapeutin in der Sitzung vom 9. Mai (s. S. 80). Im Gegensatz zu dem dort geschilderten Ablauf, handelt es sich jetzt um eine erfundene Situation.)

Dr. Nagy *zu Herrn Wagner:* Sie haben gesagt, es geht um die Beendigung der Beziehung durch Ihre Exfreundin. Wenn wir uns diesem Thema zuwenden, was wäre ein gutes Ergebnis am Ende der Sitzung für Sie?
Herr Wagner: Ich kann nicht verstehen, warum meine Freundin die Beziehung zu mir beendet hat.

Dr. Nagy: Sie sagen, dass Sie nicht verstehen, warum die Freundin die Beziehung beendet hat. Würde es Ihnen helfen, wenn wir ein Brainstorming hierzu machen und jeder sagt, was er vermutet, warum Ihre Exfreundin die Beziehung beendet hat?
Herr Wagner: Ja, vielleicht bekomme ich so eine Antwort.
Dr. Nagy: Ok, dann würde ich jeden, dem hierzu etwas einfällt, bitten, seine Vermutung auszusprechen.
Frau Schneider: Vielleicht habt Ihr einfach nicht mehr zueinandergepasst. Das ist mir auch schon in Beziehungen passiert, dass plötzlich das Gefühl weg war.
Herr Meier: Vielleicht hatte sie eine andere Beziehung und Du hast es nur nicht bemerkt. Das ist mir auch schon mal mit einer Partnerin passiert.
Frau Fischer: Vielleicht hat sie sich überfordert gefühlt. Es gibt ja so eine Angst vor Nähe, die entsteht, wenn es richtig ernst wird.

Kommentar: Dr. Nagy hat es versäumt, mit Herrn Wagner zusammen das Ziel so lange zu präzisieren, bis es tatsächlich im »Hier und Jetzt« beantwortbar ist. Stattdessen schlägt sie vorzeitig die Technik des Brainstormings vor. Darauf folgt, dass die Gruppe ungebremst zu spekulieren anfängt. Gemeinsames Spekulieren in der Gruppe über unbeantwortbare Fragen ist das Analogon zu einem Grübelprozess und insgesamt wenig hilfreich für den Protagonisten.

Ängstliches Vermeidungsverhalten lähmt die Gruppe in ihrer Bereitschaft, Experimente durchzuführen. Der Umgang des Therapeuten mit ängstlichem Vermeidungsverhalten ist deshalb darauf ausgerichtet, in kleinen Schritten die Exposition durchzuführen. Dafür ist es sinnvoll, die Patienten einschätzen zu lassen, wie hoch ihre Angst wäre, wenn sie eine bestimmte Exposition durchführen würden. Der Therapeut steuert immer den mittleren Bereich des Angstniveaus an. Um diesen zu erreichen, wird die gesamte Gruppe zur Unterstützung einbezogen. Der Therapeut setzt veränderungsfördernde Gruppenregeln ein. Er betont und validiert die Anstrengung und den Schmerz, der mit einem Veränderungsprozess einhergeht. Er verstärkt jedes Verhalten, das in Richtung Veränderung gezeigt wird (shaping).

Übergriffiges Verhalten lähmt die Gruppe in ihrer Bereitschaft zu Vertrauen und Offenheit. Es kann in der Gruppe oder außerhalb der Gruppe stattfinden. Wichtige Beispiele sind Augenrollen oder Stöhnen, wenn ein Mitpatient etwas sagt, Eindringen in die Privatsphäre des Mitpatienten (sein Zimmer ohne Anklopfen betreten, seine Post lesen), Klatsch und Tratsch. Die Aktivitäten des Therapeuten müssen darauf ausgerichtet sein, prosoziales, wohlwollendes Verhalten im Umgang miteinander zu fördern und Problemverhalten zu stoppen. Einschlägiges Problemverhalten sollte in der Gruppe unmittelbar angesprochen werden. Löschen durch Nichtbeachten ist in der Regel nur erfolgreich, wenn das Problemverhalten noch nicht die Aufmerksamkeit der Gruppenteilnehmer erhalten hat.

Auch *unterwürfiges Verhalten* beeinträchtigt die instrumentellen Gruppenbedingungen. Die Entwicklung von Akzeptanz für Mitpatienten erfordert Kommunikation auf Augenhöhe. Wenn ein Patient immer nachgibt, abweichende Meinungen in der Gruppe sofort zurückzieht, sich außerhalb der Gruppe darauf beschränkt, anderen zu helfen, aber nie selbst um etwas bittet oder Hilfsangebote annimmt, dann kann das die Gruppe lähmen. Die Aktivitäten des Therapeuten sind darauf ausgerichtet, die interpersonellen Fertigkeiten von Gruppenteilnehmern mit unterwürfigem Verhalten zu fördern.

Arrogant distanziertes Verhalten behindert vor allem die Offenheit in der Gruppe. Beispiele sind Bemerkungen wie: »Das wäre mir nicht passiert«, »Kinderkram«, »Wie kann man so bescheuert sein« oder Verhaltensweisen wie Rückzug aus Gruppenaktivitäten außerhalb der Therapie. Das Therapeutenverhalten ist darauf ausgerichtet, offen feindseliges oder feindselig-dominantes Verhalten zu stoppen. Patienten mit arrogant-distanziertem Verhalten unterstützt der Therapeut dabei, Empathiefertigkeiten zu entwickeln.

In der stationären wie auch teilstationären störungsspezifischen Behandlung oder bei ambulanten Intensivprogrammen ist es sinnvoll, auch bestimmtes Symptomverhalten außerhalb der Gruppe explizit für unerwünscht zu erklären. Das Gleiche gilt für Verhaltensweisen, welche die Zusammenarbeit in der Gruppe beeinträchtigen. Die genaue Ausgestaltung muss sich an den in der Gruppe vorhandenen psychischen Störungen und Problemverhaltensweisen orientieren. Wichtige Beispiele sind:

- gemeinsame Selbstverletzungen außerhalb der Gruppe,
- gemeinsame Essanfälle oder Essen horten außerhalb der Gruppe,
- gemeinsamer Substanzkonsum außerhalb der Gruppe,
- Einbeziehung von Mitpatienten in das Problemverhalten (Mitpatienten zum Einkaufen von Nahrungsmitteln schicken, Mitpatienten zum Einkaufen von Drogen schicken, Mitpatienten auffordern, das Problemverhalten gegenüber dem Stationsteam zu verheimlichen, Mitpatienten bitten, Aufgaben wie z. B. Behördengänge zu übernehmen),
- suizidale Kommunikation außerhalb der Gruppe,
- Kommunikation über Traumata außerhalb der Gruppe,
- gemeinsames Risikoverhalten,
- antisoziales, kriminelles oder bedrohendes Verhalten,
- sexuell provozierendes Verhalten, unangemessene Kleidung,
- Verwahrlosung und mangelnde Körperpflege,
- Eingehen von Paarbeziehungen innerhalb der Gruppe.

Fallbeispiel
Die 23-jährige Patientin Frau Neumann mit einer Anorexia nervosa vom bulimischen Typus, selbstunsicherer Persönlichkeitsstörung und posttraumatischer Belastungsstörung wurde vor zwei Wochen in die stationäre Therapie aufgenommen. In der einzelfallorientierten Gruppe beklagen sich in der Eröff-

nungsrunde mehrere Mitpatientinnen, dass sie von den Mahlzeiten Nahrungsmittel mitnimmt und damit entgegen der Stationsregel handelt.

Frau Dr. Kiss *fragt die Patientin*: Frau Neumann, Sie haben gehört, welche Beobachtungen Ihre Mitpatientinnen schildern. Sind Sie damit einverstanden, wenn wir diese Situation in der Gruppe thematisieren?
Frau Neumann *wirkt ängstlich und verschämt, stimmt aber zu mit einem zaghaften*: Ja.
Dr. Kiss *bietet der Patientin an, sich zu ihr zu setzen und fragt*: Frau Neumann, treffen die Beobachtungen Ihrer Mitpatientinnen zu?
Die Patientin nickt.
Dr. Kiss: Sie nehmen Nahrungsmittel nach den Mahlzeiten mit, obwohl Sie wissen, dass es gegen die Stationsregel ist. Vielleicht ist es so, dass es Ihnen aufgrund Ihrer Essstörung noch nicht gelingt, Nahrungsmittel stehen zu lassen.
Frau Neumann nickt.
Dr. Kiss: Könnte es für Sie sinnvoll sein, die heutige Therapiesitzung dafür zu nutzen, durch die Unterstützung der Gruppe eine Strategie zu erarbeiten, mit der es Ihnen gelingt, Nahrungsmittel stehen zu lassen?
Frau Naumann: Das wäre gut für mich.
Dr. Kiss: Dann lassen Sie uns als Erstes genauer bestimmen, welches Ergebnis Sie sich genau wünschen, und wie wir das gemeinsam erreichen können.

Kommentar: Auch wenn eine Mitpatientin aufgrund der Beobachtung oder Aufforderung von Mitpatienten in die Protagonistenrolle kommt, ist es unumgänglich, die Patientin nach ihrem Einverständnis zu fragen. Die Bearbeitung erfolgt ebenfalls nach dem Modell erwünschtes Ergebnis und Technik zur Zielerreichung. Die Therapeutin vermittelt zwischen der Einzelpatientin und den Mitpatienten, indem sie einerseits den Regelverstoß markiert, andererseits das Verhalten validiert. Da sie sich neben die Patientin setzt, schützt sie die Patientin für den Fall, dass Angriffe oder Vorwürfe von Mitpatienten stattfinden.

Fallbeispiel
In einer Fachklinik für Patienten mit Abhängigkeitserkrankungen ist der überwiegende Teil der Patienten männlich. In einer Gruppe entsteht eine intime Partnerschaft zwischen einem 40-jährigen Mann und einer 35-jährigen Frau. Die Situation erweckt bei den Mitpatienten so starke Sehnsüchte nach einer Beziehung, dass die weitere therapeutische Arbeit sowohl für das neue Paar wie auch die Gesamtgruppe komplett blockiert ist. Die Therapeutin trifft die Entscheidung, das Paar zu entlassen und eine getrennte Weiterbehandlung zu empfehlen.

Kommentar: Das entscheidende Kriterium für die Entlassung war, dass die gesamte Gruppe in ihrer Zielorientierung bezüglich des Aufbaus eines abstinenten Lebens beeinträchtigt war. Derartige Entscheidungen müssen sorgfältig getroffen werden. Die Weiterversorgung der Patienten muss gut geregelt werden.

3.9 Fähigkeit, mit Angst und Scham umzugehen und Selbstwertgefühl aufzubauen

Eine gut funktionierende Gruppe, in der sich die Patienten trauen, über eigene Probleme zu sprechen, erfordert, dass die Interventionen des Therapeuten keine Angst- oder Schamgefühle induzieren. Sinnvolle Interventionen geben der Gruppe Sicherheit.

Angst und Scham sind zentrale Emotionen in der Gruppentherapie, die sowohl bei den Patienten als auch beim Therapeuten bestehen können. Viele Patienten und auch Therapeuten berichten offen darüber, dass ihnen die Gruppe Angst bereitet. Während einer gruppentherapeutischen Sitzung kann der Therapeut Angst- und Schamreaktionen der Patienten aufgrund des Vermeidungsverhaltens leicht erkennen. Während Patienten häufig formulieren »Die Gruppe macht mir Angst«, hören wir fast nie von ihnen »Ich schäme mich, in der Gruppe über meine Probleme zu sprechen.« Auch Therapeuten sprechen seltener über ihre Schamgefühle. Schamgefühle entstehen, wenn die Gefahr droht, »sich als ungenügend zu erweisen«, aus der Gruppe ausgeschlossen zu werden oder der Norm nicht zu entsprechen. Scham in diesem Zusammenhang besteht sowohl bei den Patienten als auch bei den Therapeuten.

Eine erfolgreiche Gruppentherapiesitzung spielt sich in der dialektischen Spannung zwischen den Emotionen Angst und Sicherheit sowie Scham und Selbstwert ab. In der Gruppe Sicherheit zu schaffen, reduziert Angstgefühle und erhöht die Bereitschaft der Patienten, sich aktiv zu beteiligen. Der Aufbau von Selbstwertgefühl reduziert die Scham und führt zur Bereitschaft der Selbstöffnung. Die Gruppentherapie soll ein »sicherer Ort« sein, für viele Patienten ist sie aber so fremd wie die Konfrontation mit einer unbekannten Kultur. Wenn sie die Umgangsregeln nicht kennen und nicht wissen, welches Verhalten erwünscht ist, werden sie Gefahr laufen, sich »daneben zu benehmen«. Dadurch werden sie unsicher, zurückhaltend, inaktiv (Angst) und versuchen, nicht unangenehm aufzufallen (Scham). Die Patienten brauchen Aufklärung darüber, was von ihnen erwartet wird, und wie sie sich verhalten müssen. Zudem benötigen sie eine Information darüber, was sie von der Gruppentherapie erwarten können, um sich keine falschen Vorstellungen zu machen. Ausgestattet mit diesen Informationen, werden sie sich in der Gruppe sicherer fühlen.

Ein guter Gruppentherapeut ist wie ein guter Gastgeber. Er gibt alle notwendigen Informationen und steht den Patienten unterstützend zur Seite. Dabei ist zu beachten, dass zu viel Information auch eine Verunsicherung verursachen kann. Auf das Erläutern von Ausnahmen kann aus diesem Grund verzichtet werden (es sei denn, der Therapeut wurde genau danach gefragt). Patienten haben berechtigterweise Angst und Schamgefühle vor der Gruppentherapie, denn sie werden in der Gruppe viel stärker in der Öffentlichkeit mit ihren Problemen konfrontiert als in der Einzeltherapie. Es wird oft befürchtet, dass die eigenen Emotionen nicht gesteuert werden können, die anderen Teilnehmer der Gruppe lachen könnten, die eigenen Taten, Ansichten und Bedürfnisse verurteilen oder angreifen. Die Befürchtung, von den anderen Gruppenmitgliedern nicht anerkannt oder durch sie ausgeschlossen zu werden, ist besonders groß.

Auf der Therapeutenseite können Angst und Scham ebenfalls eine nachvollziehbare Rolle spielen. Besonders Kollegen, die sich am Anfang ihrer Tätigkeit befinden, stehen oft unvorbereitet vor einer Gruppe. Berufsanfänger finden sich gelegentlich in der Situation, dass sie ihr Wissen aus dem einzeltherapeutischen Setting auf die Gruppentherapie übertragen müssen und keine ausreichende Supervision erhalten.

3.9.1 Woran erkennt der Therapeut Angst in der Gruppe

Auslöser für Angst: Befürchtung, durch Mitpatienten oder Therapeuten angegriffen oder psychisch verletzt zu werden, sich in einer neuen, ungewohnten Umgebung aufhalten zu müssen; Befürchtung von Autonomieverlust; Befürchtung, ausgeschlossen zu sein; vorherige schlechte Erfahrung mit Gruppentherapie; negative Informationen über Gruppentherapie; Befürchtung, durch die psychischen Probleme anderer überlastet zu werden; Befürchtung, sich nicht abgrenzen zu können, wenn Mitpatienten über eigene Probleme berichten oder um Hilfestellung bitten, die man nicht geben möchte; Befürchtung, traumatischen Erinnerungen ausgesetzt zu werden.

Verhalten: Patient sucht im Raum den aus seiner Sicht sichersten Platz (z. B. einen Platz, an dem er vom Therapeuten weniger gesehen werden kann, oder neben der Tür, neben Mitpatienten, zu denen ein guter Kontakt besteht, etwas außerhalb des Patientenkreises). Viele ängstliche Gruppen organisieren sich so, dass jeder Patient einen »Stammplatz« hat und der Therapeut vor ihnen sitzt. Der Patient beteiligt sich bei direkter Ansprache mit kurzen Beiträgen, bei offenen Fragen an die Gruppe folgt keine Beteiligung. Tunnelblick. Sich zusammenkauern. Schweigen oder schnell reden. Zuspitzung der Emotion führt zum Rauslaufen.

Körperliche Reaktionen: Herzklopfen, Atemnot, Atem anhalten, Kältegefühl, Zittern, Hitzegefühl, Schwitzen, Muskelanspannung, nicht schlucken können, Durchfall, Harndrang, Erbrechen, Gänsehaut, Weinen, Appetitlosigkeit

Gedanken: »Ich werde verletzt oder kritisiert werden«, »Ich werde das nicht aushalten«, »Ich werde noch kränker werden«, »Die Gruppe kann mir nicht helfen«, »Der Therapeut kann mich nicht beschützen«, »Ich werde ganz alleine dastehen, niemand wird mir helfen«, »Mir wird wieder das Gleiche passieren«, »Das wird schlimme Erinnerungen hervorrufen«, »Ich will hier raus!«

Wahrnehmung: Es werden nur noch die bedrohlichen Aspekte der Wirklichkeit wahrgenommen. Aspekte der Kommunikation, die nicht eindeutig auf Sicherheit ausgerichtet sind, werden als bedrohlich wahrgenommen (threat monitoring), die Zeitwahrnehmung verlangsamt sich (Dissoziation).

Adaptive Funktion von Angst: Vorsichtiger Umgang miteinander, Vermeiden von unangemessenen Risiken, Mobilisation von sozialer und individueller Unterstützung, im mittleren Bereich schafft Angst einen günstigen Hintergrund für Lernprozesse (Beispiel: Patienten, die Angst haben, bei einem Rollenspiel ausgeprägt emotional erregt zu werden, profitieren mehr von einem erfolgreichen Rollenspiel als Patienten, die dasselbe Rollenspiel ohne jegliche Befürchtungen angehen).

3.9.2 Woran erkennt der Gruppentherapeut Scham in der Gruppe?

Auslöser für Scham: Befürchtung, zu versagen und den Status und die Anerkennung durch die Gruppe zu verlieren; Offenlegung von persönlichen Fehlern, Krankheiten, sexuellen Besonderheiten, Geheimnissen (auch Familiengeheimnissen) oder Traumatisierungen; Befürchtung, ausgelacht, zurückgewiesen, betrogen zu werden; Mängel des eigenen Körpers.

Verhalten: Gebeugte Körperhaltung, Schweigen, Verschweigen von entscheidenden Details oder Sprechen über belanglose oder nur scheinbar bedeutsame Dinge; Blick ausweichen, auf den Boden sehen; Vorwärtsvermeidung durch rasches Offenlegen von Fehlern (es rasch hinter sich bringen); andere beschuldigen (Dritte, Gesellschaft); ausschließliche Zuwendung zu Problemen anderer (exzessive Helferrolle).

Körperliche Reaktionen: Rot werden, blass werden, Herzklopfen, Druck auf der Brust, Übelkeit, weiche Knie.

Gedanken: »Was werden die anderen von mir denken«, »Die werden mit mir nichts mehr zu tun haben wollen«, »Sie werden mich ausschließen«, »Sie werden über mich reden«, »Ich werde Außenseiter und einsam sein«, »Ich werde mich blamieren«, »Ich möchte im Boden versinken«, »Ich habe alles falsch gemacht, ich habe mich nicht so verhalten, wie ich sollte«, »Ich bin fehlerhaft, nicht vorzeigbar, eine Schande«

Wahrnehmung: Die Wahrnehmung wird einseitig auf ablehnende, kritisch negative Reaktionen anderer gerichtet (Selbstverifikation). Uneindeutige Signale werden als Missbilligung gewertet (threat monitoring), der Zuspruch von anderen hat nur verminderten Belohnungscharakter.

Adaptive Funktion von Scham: Für die Gruppentherapie ist Scham von großer Bedeutung, da sie prosoziales Verhalten fördert. Gruppen, in denen Schamgefühle zu wenig vorhanden sind, neigen zu antisozialem Verhalten. Die soziale Anpassung wird gefördert, das Einhalten von sinnvollen Gruppenregeln unterstützt, die Intimsphäre geschützt.

3.9.3 Woran erkennt der Therapeut Selbstwertgefühl bei den Gruppenmitgliedern?

Auslöser für Selbstwertgefühl: Erfolgreiches, werteorientiertes Handeln in schwierigen Situationen; nach Selbstüberwindung, erfolgreichem Wagnis, günstige Bewertung der eigenen Leistung, der eigenen Kompetenz und der eigenen Person; Situationen, die Mut oder Selbstvertrauen erfordern; erfolgreiche Integration von positivem und negativem Feedback in das eigene Selbstbild.

Verhalten: Konstruktive, zielorientierte, der Situation angemessene Mitarbeit, Einhalten von Gruppenregeln, emotionales Mitschwingen, Verzicht auf unangemessenes Vermeidungsverhalten; direkter Blickkontakt, aufrechte Körperhaltung; Fähigkeit zur Reflexion notwendiger Schritte, um emotionales Gleichgewicht herzustellen; zu eigenen Fehlern und Grenzen stehen können, ohne sich selbst oder andere zu verurteilen; Fähigkeit, Konsequenzen aus vorangegangenen Situationen zu ziehen.

Körperliche Reaktionen: Angenehme innere Spannung, Energie, um notwendige Aufgaben zu erledigen, Wahrnehmung von emotionalem Gleichgewicht und Ungleichgewicht.

Gedanken: »Ich habe das Notwendige (das Richtige oder das meinen Werten Entsprechende) getan«, »Ich kann Probleme lösen und Tatsachen akzeptieren«, »Ich kann meine Fähigkeiten einschätzen«, »Ich kann mich schwierigen Situationen und Themen stellen«, »Ich bestimme, wohin es in meinem Leben geht«, »Ich kann mir Hilfe holen, wenn ich alleine nicht weiterkomme«, »Ich tausche mich mit anderen in der Gruppe aus«

Wahrnehmung: Konzentration auf das Wesentliche, flexible offene Aufmerksamkeit (Metapher: ein Auge Mikroskop, ein Auge Weitwinkel).

Adaptive Funktion von Selbstwert: Sichert therapeutische Fortschritte, fördert Weiterentwicklung.

3.9.4 Woran erkennt der Therapeut Sicherheitsgefühl bei den Gruppenmitgliedern?

Viele Aspekte von Sicherheitsgefühl sind bereits beim Selbstwert beschrieben. In der Abgrenzung zum Selbstwert nimmt das Sicherheitsgefühl mehr Bezug auf die Mitpatienten und die Gruppe. Es ist stärker durch die Interaktion mit den Mitpatienten und dem Umfeld bestimmt. In einem unsicheren Umfeld ist es mehr vom Selbstwert abhängig, ob jemand handelt oder vermeidet. In einem sicheren Umfeld ist die Wahrscheinlichkeit höher, dass auch Patienten mit einem geringen Selbstwertgefühl handeln können. Sicherheit in der Gruppe ersetzt aber nicht das individuelle Üben von Fertigkeiten.

Auslöser für Selbstwertgefühl: Körperliche Präsenz und ruhige Stimme des Therapeuten; im Kreis sitzen; entspannte Körperhaltung der Mitpatienten, wohlwollende Kontaktaufnahme durch Mitpatienten; Wissen über die Abläufe in der Gruppe, Einhalten der Gruppenregeln; Einhaltung des Freiwilligkeitsprinzips (Patienten entscheiden, wann sie den Schritt der Selbstöffnung vollziehen, Mitpatienten werden nicht gezwungen, etwas zu tun, was sie nicht wollen); Erfahrung, dass der Therapeut in der Lage ist, unangemessenes Verhalten zu stoppen; Erfahrung, dass der Therapeut, wenn notwendig, angst- und schamreduzierend eingreift.

Verhalten: Konstruktive, zielorientierte Mitarbeit, Einhalten von Gruppenregeln; emotionales Mitschwingen mit den Mitpatienten, Verzicht auf aggressives Verhalten; direkter Blickkontakt, aufrechte Körperhaltung; Ansprechen von Themen, die angst- oder schambesetzt sind.

Körperliche Reaktionen: Angenehme innere Spannung, Mut, Fragen zu stellen oder Bitten abzulehnen.

Gedanken: »Ich fühle mich sicher«, »Ich freue mich auf die Gruppe«, »Die Gruppe hilft mir«, »Ich kann mich auf den Therapeuten und die Mitpatienten verlassen«, »Ich bestimme, wohin es in meinem Leben geht«, »Ich kann mir Hilfe holen, wenn ich alleine nicht weiterkomme«, »Ich tausche mich mit anderen in der Gruppe aus«

Wahrnehmung: Konzentration auf das Wesentliche, flexible offene Aufmerksamkeit (Metapher: ein Auge Mikroskop, ein Auge Weitwinkel).

Adaptive Funktion von Sicherheit: Sichert therapeutische Fortschritte, fördert Weiterentwicklung.

3.9.5 Techniken der Angstreduktion in der Gruppensitzung

Die Gruppe sollte möglichst immer zur selben Zeit am selben Ort stattfinden und mindestens 90 bis 100 Minuten dauern. Variable Gruppenzeiten und wechselnde

Räume wirken verunsichernd. Der Raum sollte eine geeignete Größe haben, sodass die Gruppe im Kreis sitzen kann. Störungen, wie zufälliges Hereinkommen von fremden Menschen, Handyklingeln oder Pieper bringen unnötige Unruhe. Neue Co-Therapeuten oder Videoaufnahmen wirken sich angststeigernd aus und werden deshalb am besten angekündigt und zuvor besprochen. Grundsätzlich sind Videoaufnahmen eine sehr sinnvolle Qualitätssicherung. Je selbstverständlicher sie eingeführt werden, umso weniger störend ist es für den Gruppenablauf.

Entgegengesetztes Handeln zur Angstreduktion

Bewältigung unangemessener Angst oder Begrenzung adaptiver Angst auf ein mittleres Niveau erfolgt durch das Aufsuchen und Üben von Bewältigungsstrategien für gefürchtete Situationen (z. B. gemeinsame Expositionsübungen). Dies ermöglicht auch neue Erlebnisse außerhalb der Gruppe: z. B. Schwimmenlernen und Schwimmen, Sportarten wie Skaten, Eislaufen, Snowboarden, Skifahren, Bergsteigen, Fliegen, Zug- und Autofahren, die Teilnahme an Großveranstaltungen wie Kino, Theater, Volksfest, den Besuch von belebten Fußgängerzonen, Märkten und Kaufhäusern, das Üben von sozialer Kompetenz, von Selbstverteidigung und Kampfsport, den Aufbau unterstützender Sozialkontakte, das Sprechen über eigene Sorgen mit Freunden.

3.9.6 Techniken der Schamreduktion in der Gruppensitzung

Eigene Schwächen oder Traumatisierungen offen und wahrheitsgemäß in einer wohlwollenden Umgebung kommunizieren, hebt den sozialen Status. Expositionsübungen: z. B. Kontakt zu Menschen aufnehmen oder aufrechterhalten, die über die eigenen Schwachpunkte informiert sind, eigene Fehlschläge und Traumatisierungen in der Therapiegruppe thematisieren, dosierter (nicht selbstschädigender) Verstoß gegen soziale Konventionen (shame attack) durch ungewöhnliches Verhalten in der Öffentlichkeit.

3.9.7 Techniken des Aufbaus von Selbstwert in der Gruppensitzung

Menschen, die traumatische Erlebnisse hatten oder in der Kindheit ungünstigen Bedingungen ausgesetzt waren, haben in der Regel ein geringes Selbstwertgefühl. Ein niedriges Selbstwertgefühl hat unter diesen Umständen einen hohen Überlebenswert, da es kognitive Dissonanzen reduziert und die Anpassung an ein feindseliges Umfeld ermöglicht. Menschen, die als Kinder geschlagen werden, können diese Situation kurzfristig besser bewältigen, wenn sie denken, dass sie wertlos oder selbst an der Situation schuld sind. Im Erwachsenenalter führt schemakonformes Verhalten bei niedrigem Selbstwert dann zu realen Misserfolgen im Verhalten und damit zur Chronifizierung. Beim Aufbau von Selbstwert müssen deshalb die Ebenen Verhalten, Emotionen und Denken berücksichtigt werden. Die dazugehörigen Techniken sind das »entgegengesetzte Handeln« und das Erleben von Erfolg durch geschicktes werteorientiertes Handeln in interpersonellen, beruflichen, kreativen, sportlichen und anderen Bereichen. Selbstwert darf nicht auf ein Bewertungsproblem reduziert werden. Selbstwert ist das Produkt von Selbstwirksamkeitserfahrung.

3.9.8 Techniken des Aufbaus von Sicherheit in der Gruppensitzung

Es wirkt sich angstreduzierend aus, wenn der Therapeut frühzeitig die Patienten über die Funktion und die Abläufe der Gruppentherapie informiert. Bezüglich der Funktion können die Wirkfaktoren angesprochen werden. Ein Ziel der störungsspezifischen Gruppen ist es, Mitpatienten kennenzulernen, die an der gleichen Erkrankung leiden. Dies bedeutet, Experte in eigener Sache zu werden. Allerdings kann der Hinweis, dass auch andere Patienten mit derselben Erkrankung da sind, auch angststeigernd sein. Patienten könnten dann denken, der Leidensdruck der anderen könne ihr psychisches Leid verstärken. Zu beachten ist dabei, dass die Patienten nur so viel Information bekommen, wie erforderlich. Zu detaillierte Informationen bedeuten eine Angststeigerung, zu wenig Informationen ebenfalls eine Angststeigerung. Sinnvoll ist es, allgemeine Abläufe zu benennen (z. B. die Zeiten der Gruppe, wer die Gruppe leitet, dass es Gruppenregeln gibt, auf deren Einhaltung die Therapeuten achten; das Prinzip der Freiwilligkeit, nicht mehr Information von sich preiszugeben, als die Patienten wirklich wollen; wenn Patienten sich in der Gruppe überfordert fühlen, dürfen sie auch außerhalb der Gruppe mit der Unterstützung des Therapeuten rechnen). Dagegen sind Informationen, die zum Beispiel beschreiben, mit welchen Techniken in der Gruppe gearbeitet wird, eine Überforderung für den Patienten und wirken sich angststeigernd aus.

3.10 Auswahl der Gruppenmitglieder

3.10.1 Zielgruppen

Bei der Auswahl von Gruppenmitgliedern stellen sich dem Therapeuten vor allem folgende Fragen: 1. Kann der Patient von der geplanten Gruppe profitieren?; 2. Kann die Gruppe von dem Patienten profitieren? Prinzipiell gibt es keinen »gruppenungeeigneten« Patienten. In vielen Situationen muss der Therapeut seinen Leitungsstil auf die Gruppenmitglieder einstellen. Wenn aber die Möglichkeit besteht, die Teilnehmer auszuwählen, kann die Auswahl anhand folgender Kriterien erfolgen:

1. Homogenität bezüglich der psychischen Störung oder anderer Merkmale, wie Alter, Geschlecht, Lebenssituation. Die Entwicklung zum Experten in eigener Sache wird besonders dadurch gefördert, dass der Patient am Modell anderer Patienten lernen kann, wie diese mit einer Störung oder Lebenssituation umgehen. In einer störungsspezifischen Gruppe beispielsweise für Frauen mit einer Essstörung lernt die Patientin die Einzelheiten der Erkrankung bei einer Vielzahl von anderen Patientinnen kennen. Erfahrungsgemäß ist die Wahrnehmung angemessener Problemlösungen bei anderen einfacher als bei einem selbst. Ärzte und Psychologen werden durch die persönliche Kenntnis einer ganzen Reihe von Betroffenen zu Experten. Ein ähnlicher Prozess erfolgt auch bei den Patienten. Eine gewisse Heterogenität in der Krankheitsschwere oder bei den Bewältigungsstufen ist dabei eher nützlich als hinderlich. Außenseiterrollen sind weniger wahrscheinlich, wenn sich jeder Patient mindestens mit einem anderen Patienten identifizieren kann. Wenn dies nicht der Fall ist, hat der Therapeut umso mehr die Aufgabe, diese Patienten zu integrieren.
2. Je heterogener eine Gruppe ist, umso mehr ist sie ein Abbild der äußeren sozialen Realität. Das Prinzip der Selbstähnlichkeit bedeutet, dass sich interpersonelle Strukturen, die sich in sozialen Gruppen ergeben, in der Gesellschaft wiederholen. Auf diese Weise geben heterogene Gruppen die Strukturen des realen Lebens wieder. Dies ist vor allem für das Üben sozialer Kompetenz und interpersonelle Problemlösungen potenziell hilfreich. Heterogenität bezüglich Geschlecht, Alter, Lebenssituation und Störung ist im Sinne dieses Arguments erwünscht, um die äußere Realität gut abzubilden. Der gezielte Aufbau von Gruppenkohäsion ist in diesen Gruppen stärker die Aufgabe des Therapeuten als in homogenen Gruppen. Um die Funktionsfähigkeit der Gruppe aufrechtzuerhalten, sind Strukturierung durch den Therapeuten und Feedback-Regeln beim Aufbau von sozialer Kompetenz unumgänglich.
3. Die Fähigkeit, Grundregeln der Gruppe einzuhalten. Patienten, die (noch) nicht in der Lage sind, Grundregeln von Pünktlichkeit, Gewaltlosigkeit oder wohlwollenden Umgang miteinander einzuhalten oder extrem misstrauisch sind, lassen sich schwerer in gemischte Gruppen integrieren. Sie können zunächst in Gruppen behandelt werden, in denen die Etablierung von Gruppenfähigkeit und Informationsvermittlung das Hauptziel der Intervention ist.

Die Realität in vielen psychosomatischen, psychiatrischen oder forensischen Kliniken ist allerdings, dass der Therapeut nicht in der Position ist, Patienten auszuwählen. Er bekommt Patienten von anderen Entscheidern zugewiesen und steht vor der dichotomen Entscheidung, den Patienten in die Gruppe zu integrieren oder in seltenen Fällen – bei Unmöglichkeit der Integration – wieder auszuschließen. Dies ist prinzipiell in störungsspezifischen Gruppen möglich, nicht jedoch in einzelfallorientierten Gruppen. Der Ausschluss von Patienten aus der Gruppe ist im stationären Setting mit besonderen Schwierigkeiten verbunden, da die Betreuung des Patienten während der Gruppenzeit unklar ist. Empfehlenswert ist, dass die Entscheidung über Ausschluss oder Verbleib der zuständige Gruppentherapeut fällt und nicht der Therapeut, der die Patienten nur aus Einzelkontakten kennt. Das Verhalten von Patienten im Kontext von Gruppe und Einzeltherapie ist zu unterschiedlich, als dass diese Entscheidung delegiert werden könnte. Kollegen im niedergelassenen Bereich haben häufig für sich alleine kein ausreichendes Einzugsgebiet, um homogene Gruppen zusammenzustellen. In diesem Fall empfiehlt sich eher eine heterogene Gruppe nach den genannten Kriterien. Bei sehr schwer kranken Patienten mit hoher Symptombelastung und nur kurzen Behandlungszeiten wird im Bereich der Verhaltenstherapie das Argument der Homogenität sehr hoch gewichtet. Der Manualisierungsgrad und die Evidenzbasierung dieser indikationsspezifischen Gruppenangebote sind besonders hoch. Die Integration von komorbiden Patienten ist dadurch jedoch erschwert. In allen anderen Bereichen überwiegen die Vorteile der heterogenen Gruppen mit einem einzelfallorientierten Ansatz. Bei längerlaufenden störungsspezifischen homogenen Gruppen stehen zunächst typischerweise manualisierte, psychoedukative Elemente im Vordergrund, langfristig können auch einzelfallorientierte Elemente zielführend sein. Themen für die einzelfallorientierten Elemente ergeben sich typischerweise aus der Komorbidität und der unterschiedlichen Lebenssituation der Gruppenteilnehmer.

3.10.2 Voruntersuchung

Für einzelfallorientierte Gruppen bei Patienten mit nur leichtgradiger Einschränkung der psychosozialen Funktionsfähigkeit wurde in der Vergangenheit häufig auf eine aufwendige Diagnostik verzichtet. Für die Planung indikationsspezifischer Gruppen ist es allerdings außerordentlich hilfreich, Diagnosen, psychische und medizinische Komorbidität sowie das Funktionsniveau genau zu erfassen. Dies erfolgt am besten durch den Einsatz von strukturierten Interviews wie dem SCID-I und -II. Die Kenntnis der Komorbidität ist besonders bei manualisierten Gruppen hilfreich, da sich die Therapeuten so auf die zusätzlichen Probleme der Patienten einstellen können. Persönlichkeitsstörungen spielen eine wichtige Rolle, denn diese Diagnosen verlangsamen in der Regel das Vorankommen in der Bearbeitung eines Manuals. Dabei sind Patienten mit Cluster B Persönlichkeitsstörungen eher geneigt mit impulsiven Verhaltensweisen den Ablauf zu behindern, Patienten mit Cluster C Persönlichkeitsstörungen dagegen fallen durch ihr ängstlich zurückhaltendes Verhalten auf. Patienten mit Cluster A bremsen durch Misstrauen, Zurückhaltung oder interpersonelle Ungeschicklichkeit.

3.10.3 Vorgespräche

Vorgespräche geben Gelegenheit zur Diagnose und Indikationsstellung (s. o.). Weiterhin bieten sie die Möglichkeit, den Patienten auf die Gruppentherapie vorzubereiten und seine Erwartungen in Bezug auf die Gruppe abzuklären.
Fehlerhafte Erwartungen und eine unrealistische Angst vor der Gruppentherapie können korrigiert werden. Unrealistische Befürchtungen beziehen sich darauf, dass der Patient bei einer Gruppentherapie weniger Kontrolle über den Ablauf der Sitzung hat als in einer Einzeltherapie und gegen seinen Willen zu Selbstöffnung

gezwungen werden könnte. Patienten, die zu impulsiven Verhaltensweisen neigen, sollten schon in den Vorgesprächen auf die Gruppenregeln hingewiesen werden. Es ist sinnvoll, von ihnen bereits an dieser Stelle eine Selbstverpflichtung einzufordern, die sich auf das Einhalten der Regeln bezieht. Sollten die Patienten verdeutlichen, die Gruppenregeln nicht einhalten zu wollen, ist zu überlegen, ob sie zu einem späteren Zeitpunkt in die Gruppentherapie aufgenommen werden. Wenn in solchen Situationen der Zugang zu der Gruppe erschwert wird, dann kann die Teilnahme auch als Belohnung für die Therapiefortschritte eingesetzt werden. Eine Teilnahmepflicht zu dem früheren Zeitpunkt kann dagegen die Abneigung vor der Gruppe steigern und damit die Zunahme von unerwünschtem Verhalten. Ein Beispiel: In einer der störungsspezifischen Gruppen zeigten die Patienten die Therapie störende Verhaltensweisen, indem sie häufig Termine nicht wahrnahmen. Nachdem die Therapieplätze reduziert wurden und nur noch Patienten teilnehmen durften, die sich verpflichtet hatten, die Regeln einzuhalten, ist diese Gruppe zu einer der begehrtesten der Station geworden.

Häufig wird angenommen, die Gruppentherapie sei weniger wirksam als die Einzeltherapie. Diese Patienten gehen oft davon aus, dass die Wirksamkeit der Therapie direkt proportional zur persönlichen Zuwendung durch den Therapeuten ist. Manche Patienten befürchten auch, dass die Anwesenheit anderer Patienten mit einer ausgeprägten psychischen Störung ansteckend wirkend könnte. Antizipation von Problemen bei der Gruppentherapie ist ebenfalls ein wichtiges Thema. Die Gruppentherapie bietet weniger unmittelbares Wohlbefinden als die Einzeltherapie. Ein günstiger Umgang hiermit besteht nicht nur aus »Aushalten«, sondern begreift die Behandlung als Übungsprozess, bei dem gelernt wird, auch mit aversiven Emotionen wie Unsicherheit, Scham oder Angst umzugehen. Gelegentlich kann der »Sinn« der Gruppentherapie von den Patienten erst mit einer zeitlichen Verzögerung tatsächlich erfasst werden. Auch in störungsspezifischen Gruppen wird der Patient mit Themen konfrontiert, die nicht unmittelbar auf ihn zutreffen, und in der einzelfallorientierten Gruppentherapie wird es erwartet, dass sich der Patient mit Themen der anderen Patienten auseinandersetzt. Dass er hierbei auch etwas für sich selbst Sinnvolles erlernt, wird möglicherweise erst später sichtbar. Auch die spezifischen Wirkfaktoren wie Universalität des Leidens, Lernen am Modell oder Altruismus werden häufig nicht unmittelbar erlebt. Die kognitive Vorbereitung des Patienten auf die Gruppentherapie vermittelt eine kognitive Struktur, die einen konzeptuellen Rahmen für typische Erfahrungen eines Anfängers in einer Gruppe bietet. Sie vermittelt realistische positive Erwartungen bezüglich der Gruppentherapie und erleichtert so die Teilnahme an der Gruppe.

3.11 Umgang mit Werten und Zielen

Werte sind ein zentraler Faktor in der Motivation von Verhalten. Grundlegende Werte werden von Menschen in allen Kulturen erkannt. Manche Werte widersprechen sich, z. B. Wohlwollen und Macht, andere Werte wie Konformität und Sicherheit sind gut miteinander vereinbar. Gruppen und einzelne Personen unterscheiden sich erheblich in ihrer Wertehierarchie, d. h. der Rangfolge oder relativen Bedeutung, die einzelnen Werten zugeordnet wird (Schwartz 2012).

Werte beschreiben, was uns im Leben wichtig ist. Die Bedeutung von grundlegenden Werten ergibt sich a priori. Wenn für einen Menschen Partnerschaft ein zentraler Wert ist, dann kann er die Frage »Warum Partnerschaft und nicht Macht?« häufig nur tautologisch beantworten mit »Weil es eben so ist, weil ich die Erfahrung gemacht habe, dass es für mich wichtig ist« (Hayes et al. 1999). Werte sind eng an Emotionen gebunden. Ein Mensch, für den Macht ein zentraler Wert ist, ist glücklich, wenn er Macht hat, und er hat Angst, wenn sein Einfluss bedroht ist. Werte sind typischerweise abstrakt und spezifischen Verhaltensweisen und Situationen übergeordnet. Sie stehen aber in enger Beziehung zu Zielen, die man als konkrete Wegpunkte bei der Ausrichtung des eigenen Verhaltens auf bestimmte Werte konzeptionalisieren kann. Werte leiten die Auswahl und Bewertung des eigenen Verhaltens und das anderer Menschen oder Institutionen. Werte beeinflussen das Alltagsverhalten und Alltagsentscheidungen, ohne dass dies explizit gemacht wird. Personen unterscheiden sich in der Hierarchie, die einzelne Werte für sie einnehmen. Diese relative Bedeutung verschiedener Werte und die Aktivierung von Werten durch kontextuelle Faktoren sind entscheidend für die Verhaltenssteuerung.

Shalom Schwartz definiert zehn Werte, die auf der Grundlage seiner Forschung eine universelle Bedeutung haben:

- Selbstbestimmung (Kreativität, Freiheit, Möglichkeit, sich eigene Ziele zu setzen, Neugierde, Unabhängigkeit)
- Stimulation (abwechslungsreiches, aufregendes Leben voller Herausforderungen)
- Hedonismus (Lust, Lebensfreude, Selbstverwöhnung)
- Leistung (Ehrgeiz, Erfolg, Fähigkeit, Einfluss, Intelligenz, soziale Anerkennung)
- Macht (Autorität, Reichtum, sozialer Einfluss)
- Sicherheit (Sicherheit, Harmonie, Stabilität von Beziehungen und der Gesellschaft)
- Wohlwollen (Hilfsbereitschaft, Ehrlichkeit, Vergebung, Verantwortungsgefühl, Loyalität, echte Freundschaft und Liebe, Zugehörigkeit, Sinnhaftigkeit)
- Universalismus (Aufgeschlossenheit, soziale Gerechtigkeit, Gleichheit, Weltfrieden, Schönheit, Weisheit, Spiritualität, Einheit mit Natur und Umwelt).

Eine weitere Möglichkeit ist es, Wertebereiche zu definieren (Hayes et al. 1999; Sipos und Schweiger 2012):

- Liebe, romantische Beziehungen und Sexualität
- Freundschaften und andere zwischenmenschliche Beziehungen
- Arbeit
- Bildung und Ausbildung
- Beziehung zur Ursprungsfamilie
- Eigene Familie, Elternrolle
- Hobbys
- Natur (Erlebnisse in der Natur, Leben im Einklang mit der Natur)
- Spiritualität und Religion
- Soziales und politisches Engagement (Mitarbeit in Parteien, sozialen Projekten, Nichtregierungsorganisationen wie Amnesty International)
- Selbstfürsorge im Bereich Sport
- Selbstfürsorge im Bereich gesunde Ernährung
- Selbstfürsorge im Bereich Entspannung und Körperpflege

Bei Patienten sind Werte häufig unklar, unscharf, verwirrt. Psychische Störungen führen dazu, dass das Leben nicht mehr auf Werte ausgerichtet wird. Aufgrund der engen Beziehung zwischen Werten und Emotionen behindert Emotionsvermeidung die oft schmerzliche Auseinandersetzung mit Werten. Für das Planen von Verhaltensaktivation und die Verbesserung der Fertigkeiten im Emotionsmanagement kann deshalb eine Werteklärung ein entscheidender Schritt sein: Welche Anliegen sind mir wirklich wichtig? Welche Personen sind mir wirklich wichtig? Wofür soll mein Leben stehen? In welche Bereiche soll meine Lebensenergie fließen? Wofür möchte ich mich einsetzen? Wichtige Schritte dabei sind:

1. Das Konzept von Werten und Zielen erklären. Wichtige Metaphern dabei sind: Werte sind wie Leuchttürme, Himmelsrichtungen oder Sterne, in deren Richtung wir uns drehen können. Werte sind niemals erreichbar. Wie man in der Seefahrt mehrere Leuchttürme braucht, so sind auch mehrere Werte erforderlich. Das Erleben des eigenen Lebens als sinnhaft entsteht dadurch, dass man sich in eine wertgeschätzte Richtung bewegt, nicht nur dadurch, dass Ziele erreicht werden.
2. Den Patienten dabei anleiten, Ziele zu entwickeln. Ziele sind konkrete Wegpunkte. Für sie gelten die Kriterien von Konkretheit, Realismus (liegt innerhalb des Verhaltensrepertoires des Patienten) und Erreichbarkeit (der Patient weiß aus Erfahrung, dass etwas in einem konkreten Kontext funktioniert). Sie müssen in Raum und Zeit verhaltensbezogen beschreibbar sein. Sie müssen den eigenen Fähigkeiten entsprechen und in Übereinstimmung mit meinen Erfahrungen mit meinem konkreten Umfeld stehen. Ziele sollen so proximal wie möglich zum gegenwärtigen Zustand angeordnet sein. Das Entwickeln von Zielen ist ein dynamischer Prozess, in dem die Ziele definiert, entsprechende Verhaltensweisen geplant und durchgeführt und anschließend die Erfahrungen und Ergebnisse ausgewertet werden.

In der Einzeltherapie begegnen sich die Wertesysteme von Therapeut und Patient. Bereits hier kann es zu Schwierigkeiten kommen, wenn sich die Werteprioritäten zu sehr unterscheiden. In der Gruppentherapie begegnen sich die Wertevorstellungen von vielen Menschen. Um den Überblick nicht zu verlieren, ist es hier von besonderer Bedeutung, dass die Werte, um die es bei dem Einzelnen geht, explizit formuliert werden. An dieser Stelle wird erneut die Bedeutung der instrumentellen Gruppenbedingungen deutlich. Besonders wichtig ist der Faktor Akzeptanz.

Fallbeispiel aus einer einzelfallorientierten Gruppe
Patientin Frau DeJongh ist 27 Jahre alt, sie hat eine Borderline-Persönlichkeitsstörung und eine Essstörung. Während der letzten Jahre in Behandlung hat sie ihre Fertigkeiten im Emotionsmanagement erheblich verbessert, sie verletzt sich nur noch selten, war schon länger nicht mehr stationär in Behandlung und macht zurzeit ein Praktikum.

Die Gruppe wird von Herrn Dr. Stiller geleitet. Frau DeJongh hat in der Eröffnungsrunde den Wunsch geäußert, ihr Thema zu bearbeiten. Auch die anderen Teilnehmer der Gruppe sind therapieerfahrene Patientinnen, die alle die Kriterien einer Borderline-Persönlichkeitsstörung erfüllen.

Frau DeJongh: Das Anliegen, das ich heute bearbeiten möchte, ist: Ich möchte endlich wieder ein normales Leben führen.

Dr. Stiller *setzt sich neben Frau DeJongh*: Wenn wir uns diesem Thema zuwenden, können Sie der Gruppe und mir deutlich machen, wie ein normales Leben für Sie aussehen würde? Welche Aktivitäten und Verhaltensweisen würden wir sehen? Welche Anliegen und Personen wären wichtig?

Frau DeJongh: Zwei Sachen sind besonders wichtig: Ich hätte gerne eine richtige Stelle, vielleicht in der Firma, in der ich gerade Praktikum mache, und ich hätte gerne eine richtige Partnerschaft.

Dr. Stiller: Ok; Sie benennen zwei wichtige Wertebereiche, das gibt eine Richtung vor. Was wäre denn am Ende der Gruppe ein gutes Ergebnis für Sie, was würden Sie sich wünschen?

Frau DeJongh: Eigentlich gibt es ein ganz konkretes Problem und ich brauche dazu Ihren Rat und den Rat der Gruppe. Ich habe bei meinem Praktikum einen Mann kennengelernt. Er ist zwei Jahre älter. Er ist total schüchtern und damit ganz anders als die Männer, die ich mir sonst herausgesucht habe. Ich finde ihn total sympathisch und er sucht auch offensichtlich meine Nähe. Aber ich schäme mich furchtbar bei dem Gedanken, dass er herausfindet, dass ich psychisch krank bin. Ich habe entsetzliche Angst, dass ich wieder abstürze, wenn er mich zurückweist. So eine ähnliche Situation hat ja vor drei Jahren dazu geführt, dass ich monatelang auf der geschlossenen Station war.

Dr. Stiller: Angesichts ihrer Vorerfahrungen, die Sie ja schon in der Gruppe berichtet haben, ist es völlig logisch, dass Sie Scham und Angst vor Zurückweisung empfinden. Andererseits bin ich begeistert davon, dass Sie sich einem Thema zuwenden, das einem Ihrer wichtigen Wertebereich entspricht. Haben Sie eine Vorstellung, was Ihr nächster konkreter Schritt sein könnte, und was hierzu in der Gruppe ein gutes Ergebnis sein könnte?

Frau DeJongh: Er ist, wie gesagt, sehr schüchtern. Ich glaube, wenn wir uns näherkommen wollen, muss ich den ersten Schritt machen und ihm vorschlagen, zusammen auszugehen. Ich würde gerne der Gruppe die Situation genauer schildern und mich beraten, ob das klug ist. Wenn ich mich dafür entscheide, brauche ich im zweiten Schritt Unterstützung, damit ich nicht vor Scham und Angst sterbe.
Dr. Stiller: Ok, fangen wir mit dem ersten Schritt an....

Kommentar: Das Verhalten von Dr. Stiller wird durch das Rahmenkonzept von Werten und Zielen geleitet. Er validiert die emotionale Reaktion von Frau DeJongh auf die neue Situation, gleichzeitig leitet er sie dabei an, konkrete Ziele entlang ihrer prioritären Werte zu entwickeln.

3.12 Patienten mit Persönlichkeitsstörungen in der Gruppentherapie

Persönlichkeitsstörungen sind gekennzeichnet durch tief greifende, langzeitig bestehende Muster von Denken, Fühlen und Handeln. Diese führen zu Problemen im Umgang mit sich selbst (Selbstkonzept, Selbstfürsorge) und zu Schwierigkeiten in zwischenmenschlichen Beziehungen, insbesondere in Gruppen. Interpersonelle Probleme resultieren aus eingeschränkten Fertigkeiten im Bereich Empathie, Intimität und Kooperationsfähigkeit sowie aus einer unzureichenden Komplexität oder mangelnden Integration der mentalen Repräsentation anderer Menschen. Persönlichkeitsstörungen gehören zu den häufigen psychischen Störungen (Torgersen et al. 2001).

Ziel ist es, Patienten mit Persönlichkeitsstörung die Möglichkeit zu bieten, Fertigkeitendefizite durch Üben auszugleichen und ihr Verhalten so zu verändern, dass es besser an die sozialen Realitäten angepasst ist. Der Therapeut plant die Priorität seiner Interventionen vor dem Hintergrund der notwendigen Lernprozesse des Protagonisten und der Gruppe. Problemverhalten, das die Arbeitsfähigkeit der Gruppe beschädigt, hat immer eine höhere Priorität als Problemverhalten, das sich ausschließlich auf das Individuum beschränkt. Die nachfolgenden Beispiele verdeutlichen dieses Prinzip.

3.12.1 Umgang mit externalisierenden Verhaltensweisen

Externalisierende Verhaltensweisen sind offensichtlich und beschädigen die instrumentellen Gruppenbedingungen direkt. Es handelt dabei sich um Verhaltensweisen, welche die instrumentellen Gruppenbedingungen tatsächlich stören und die soziale Norm überschreiten. Der Gruppentherapeut erkennt dies, indem er seine eigene Reaktion wahrnimmt und die Reaktion der Gruppenmitglieder beobachtet. Grenzüberschreitende externalisierende Verhaltensweisen müssen markiert, gestoppt und sanktioniert werden. Auf geringgradig abweichende Verhaltensweisen, bei denen keine Störung der instrumentellen Gruppenbedingungen angenommen wird, kann auch mit Löschung reagiert werden. Wichtige Beispiele für Verhalten, das die instrumentellen Gruppenbedingungen stört, sind:

- feindselig-aggressives Verhalten (z. B. Bedrohung von Mitpatienten),
- überhebliches Verhalten (z. B. herabsetzende Äußerungen über Einzelne, Gruppen, Behandlungsteams),
- histrionisches Verhalten (z. B. Berichte über intime Erlebnisse, bevor Offenheit und Vertrauen in der Gruppe hergestellt sind, ohne sich über diese Vorbedingungen zu vergewissern oder ohne Anzeichen von Irritation aus dem Umfeld wahrzunehmen, sexualisierte Kommentare oder unangemessene Kleidung),
- Oppositionalität (z. B. pauschale Kritik gegenüber Behandlungskonzepten, Vernachlässigung von Hausaufgaben),
- arglistiges Verhalten (z. B. Mitpatienten Drogen oder Alkohol verkaufen, Prostitution fördern),
- Impulsivität (z. B. aus der Gruppe laufen, andere anschreien, mit Gegenständen werfen, Selbstverletzungen, suizidale Äußerungen machen, Suizidversuche durchführen),
- Rücksichtslosigkeit und Verantwortungslosigkeit (z. B. Geld von Mitpatienten leihen und nicht zurückgeben, »Scherze« zulasten von Mitpatienten, üble Nachrede, ungeschützter Sex).

Beim Umgang mit externalisierenden Verhaltensweisen sind drei Punkte zu beachten:

1. Spezifisch auf die Gruppe abgestimmte Gruppenregeln. Wenn externalisierendes Verhalten in einer Gruppe aufgrund der Erkrankungen der teilnehmenden Patienten zu erwarten ist, dann ist es notwendig, Gruppenregeln zu haben, die von vornherein diese Verhaltensweisen einschränken. So ist z. B. bei einer Therapie mit Patientinnen mit einer Borderline-Persönlichkeitsstörung abruptes Herausrennen aus der Gruppe nicht akzeptiert, das Hinausgehen aus der Gruppe zur Spannungsreduktion als Alternative jedoch akzeptabel (Hinausgehen, bedeutet, dass ein Blickkontakt mit dem Therapeuten erfolgt und der Patient vor der Abschlussrunde wiederkommt). Bei Gruppen mit einem hohen Anteil von Patienten mit antisozialem Verhalten müssen Bedrohung und Abwertung der Mitpatienten, das Leihen von Geld und Beschaffen von Substanzen durch Gruppenregeln reguliert werden. Weitere Verhaltensregeln können nach Bedarf festgelegt werden. Der Therapeut stellt sicher, dass alle Teilnehmer die Gruppenregeln kennen und darüber hinaus die Verpflichtung eingehen, diese einzuhalten.
2. Die Fertigkeit des Therapeuten, das störende Verhalten zu sanktionieren. Für die Gruppentherapie gelten die lerntheoretischen Prinzipien. Verhaltensweisen, die

unerwünscht sind, müssen folglich sanktioniert werden. Die Spannbreite der Sanktion kann von Humor, dem Markieren des Verhaltens als störend oder dem Einfordern einer Veränderung des Verhaltens bis hin zum Setzen negativer Konsequenzen reichen, wie dem zeitweisen oder dauerhaften Ausschluss aus der Gruppe. Je früher die Reaktion des Therapeuten erfolgt, umso eher kann störendes Verhalten mit einer niedrigschwelligen Intervention reguliert werden. Wenn der Therapeut sehr spät auf das unerwünschte Verhalten reagiert, ist in vielen Fällen die Notwendigkeit stärkerer Sanktionen gegeben, um das unerwünschte Verhalten abzustellen. Aus diesem Grund ist es wichtig, dass der Therapeut frühzeitig (sobald das störende Verhalten nicht nur von ihm, sondern – für ihn beobachtbar – auch von den Mitpatienten registriert wurde) reagiert. Störendes Verhalten in dem Sinne zu validieren, dass eine Beziehung zwischen der Lerngeschichte oder der Erkrankung zu dem Verhalten hergestellt wird, ist im Rahmen der Arbeit mit dem Protagonisten sinnvoll. Damit stellt der Therapeut Verständnis für das Auftreten eines Verhaltens her. Wenn es darum geht, ein Verhalten abzustellen, um die Funktionsfähigkeit der Gruppe im Allgemeinen aufrechtzuerhalten, bietet sich eine Validierung nicht an.
3. Dialektik zwischen der Sanktion des Einzelnen und der Aufrechthaltung der instrumentellen Gruppenbedingungen. Der Therapeut muss eine Brücke zwischen der Arbeitsfähigkeit der Gruppe und der Integration des Einzelnen spannen. Die Sanktionierung bestimmter Verhaltensweisen kann grundsätzlich eine Gruppe spalten. Dies gilt vor allem, wenn diese extrem ist. Mitpatienten können dann Angst bekommen und denken: Was würde mir passieren, wenn mich eine derartige Sanktion treffen würde. Das hat den Vorteil, dass der sanktionierte Patient nicht so leicht Außenseiter wird, da eine Identifikation mit ihm stattfindet und die Gruppenteilnehmer Mitgefühl mit ihm haben. Dieser Ablauf kann aber auch dazu führen, dass sich die Gruppe gegen den Therapeuten wendet. Es ist daher auch aus diesem Grund sinnvoll, dysfunktionale Verhaltensweisen frühzeitig zu markieren. Ein zu zurückhaltender Umgang mit Sanktionen führt andererseits zu einem Exzess von Problemverhalten und zu verstärkter Angst bei den Gruppenteilnehmern, die vom Therapeuten beschützt werden müssen.

In den folgenden Fallbeispielen werden charakteristische Problemsituationen dargestellt, die sich aus externalisierendem oder internalisierendem Verhalten von Gruppenteilnehmern ergeben. Im anschließenden Kommentar wird transparent gemacht, durch welche Prioritäten sich der Therapeut in seinem Verhalten leiten ließ. Dies dient dazu, den Hypothesenbildungsprozess des Therapeuten nachvollziehbar zu machen und eine Generalisierung erfolgreicher Problemlösungen in diesen schwierigen Gruppensituationen zu ermöglichen. Die Abfolge der Prioritäten ist als Reihenfolge zu verstehen, in der der Therapeut diese Ziele abgearbeitet hat. Im Anschluss werden aus unserer Sicht problematische Varianten des Therapeutenverhaltens diskutiert.

Fallbeispiel 1
Herr Nemec nimmt an einer stationären Behandlung wegen seiner Alkoholabhängigkeit teil. In der Stadt wird er von einem Mitpatienten aus seiner Therapiegruppe zufällig beim Alkoholkonsum beobachtet. Er droht diesem: »Wenn Du etwas sagst, schlag ich Dir die Fresse ein.« Der Mitpatient, Herr Pichler, berichtet dies in der einzelfallorientierten Therapie in der Eröffnungsrunde (beide Patienten sind in der Sitzung anwesend). Frau Dr. Kiss unterbricht die Fortführung der Eröffnungsrunde und sagt zu dem Mitpatienten: »Was hat er Ihnen gesagt? Er hat Ihnen gedroht?« Die Therapeutin wendet sich an Herrn Nemec: »Herr Nemec, ist das wahr? Sie haben Herrn Pichler gedroht, ihm die Fresse einzuschlagen?« Herr Nemec nickt. Dr. Kiss: »Herr Nemec, die Androhung von körperlicher Gewalt ist absolut inakzeptabel. Ich möchte dieses Verhalten unter keinen Umständen in meiner Gruppe haben. Körperliche Gewalt führt zu sofortiger Entlassung aus der Behandlung. Der einzige Grund, warum Sie die heutige Sitzung fortführen dürfen, ist die Tatsache, dass Sie noch nie anderen gegenüber gewalttätig geworden sind. Ich möchte Sie jetzt bitten, Ihr Verhalten zu korrigieren und sich bei Ihrem Mitpatienten zu entschuldigen. Über das weitere Vorgehen möchte ich nach der Sitzung mit Ihnen ausführlich sprechen.« Therapeutin zu Herrn Pichler: »Herr Pichler, Sie haben viel Mut bewiesen, indem Sie diese Situation hier berichtet haben. Ich möchte Ihnen versichern, dass nicht nur ich, sondern auch die Klinikleitung alles dafür tun, dass hier niemandem Gewalt angetan wird.«

Kommentar: Es handelt sich um eine Gewaltandrohung, die vonseiten der Therapeutin sehr ernst genommen werden muss. Gewalt oder Gewaltandrohung beschädigt die Funktionsfähigkeit der Gruppe, indem sie die instrumentellen Gruppenbedingungen zerstört, die Angst steigert und das Sicherheitsgefühl der Gruppenteilnehmer reduziert. Bedrohung oder Gewalt bzw. Gewaltandrohung macht die therapeutische Arbeit in der Gruppe unmöglich. Aus diesem Grund muss die Therapeutin die Sicherheit in der Gruppe wiederherstellen. Würde sie an dieser Stelle zögern und Herrn Nemec nicht eindeutig begrenzen, so wäre auch die Etablierung der Therapeutin in der Gruppe gefährdet. Die Gruppe würde sich nicht ausreichend beschützt fühlen. Die Teilnehmer würden annehmen, dass die Therapeutin nicht stark genug ist, sich gegenüber Herrn Nemec zu behaupten. Die implizite Leitung könnte an Herrn Nemec übergehen.

Ob ein Ausschluss von Herrn Nemec aus der Gruppe erfolgen muss, hängt davon ab, inwieweit eine Vorgeschichte von Gewalt vorhanden ist.

Die Interventionen der Therapeutin erfolgen nach folgenden Prioritäten:

- Erste Priorität: Herstellen von Sicherheit in der Gruppe (instrumentelle Gruppenbedingungen). Dabei ist entscheidend zu berücksichtigen, wie stark das unerwünschte Verhalten die Sicherheit reduziert und Angst erzeugt hat.
- Zweite Priorität: Einfordern von Korrektur des unerwünschten Verhaltens.
- Dritte Priorität: Herrn Pichler für Zivilcourage und Mut loben.

Falsche Prioritäten oder Interventionen in dieser Situation:

- Fortführen der Eröffnungsrunde, ohne auf die Situation einzugehen. Diese Intervention folgt einer Regel, die in Standardsituationen richtig ist, jedoch nicht in der Situation einer Gewaltandrohung.
- Herrn Pichler zurechtweisen, weil er die Schweigepflicht verletzt (er »petzt« das Trinken von Herrn Nemec). Diese Intervention folgt der Regel, keine Information über andere weiterzugeben, ist jedoch in diesem Fall falsch. Es handelt sich dabei nicht um vertrauliche Informationen, die in der Gruppe bearbeitet wurden, sondern um einen »Rückfall« in das Problemverhalten mit Gewaltandrohung. Diese Intervention ist auch dann falsch, wenn der Therapeut versucht, seine Patienten vor gegenseitigen Beschuldigungen oder »Anschwärzen« zu schützen.
- Herrn Nemec, ohne zu fragen, ob er Gewalt angedroht hat, zu ermahnen oder ihn in Schutz zu nehmen. Diese Intervention folgt der Hypothese des Therapeuten: »Es ist wahr/nicht wahr, was Herr Pichler berichtet«. Diese Hypothese muss aber explizit geprüft werden, indem Herr Nemec gefragt wird, was bzw. ob er das Verhalten gezeigt hat.
- Ohne Verstärkung oder Lob zu dem erwünschten mutigen Verhalten des Herrn Pichler einfach fortzufahren. Hierbei würde der Einsatz von Verstärkern nicht genutzt werden.
- Herrn Nemec auffordern zu erklären, warum er getrunken hat, und damit den Fokus von der Gewaltandrohung (Beschädigung der Funktionsfähigkeit der Gruppe) zu dem individuellen Problemverhalten des Trinkens von Herrn Nemec lenken. Auch Herrn Nemec aufzufordern zu erklären, warum er Gewalt angedroht hat, wäre an dieser Stelle nicht sinnvoll. Begründungen führen nicht zu einem funktionalen Modell des Umgangs der Gruppe mit der Gewaltandrohung.

Fallbeispiel 2
Ein Mitpatient hat große Schwierigkeiten in einem Rollenspiel, in dem es um das Nein-Sagen geht. Herr Steiner sagt: »In der Situation Nein sagen, kann doch jeder.« Herr Dr. Stiller greift sofort ein: »Herr Steiner, mit diesem Kommentar verletzen Sie die Feedback-Regeln. Ich möchte nicht, dass in der Form in der Gruppe Rückmeldungen gegeben werden. Bei Rollenspielen erwarte ich, dass alle Patienten die Rückmelderegeln genau so befolgen, wie wir sie festgelegt haben.«

Kommentar: Der Therapeut hat auf ein Problemverhalten schnell reagiert und es unterbrochen. Er hat die Einhaltung der Feedback-Regeln eingefordert und damit die Arbeitsfähigkeit der Gruppe wiederhergestellt. Es handelt sich hierbei um eine Regelverletzung im mittleren Intensitätsbereich, das Verhalten wird als unerwünscht markiert, es wird aber auf keine weitere Konsequenz hingewiesen.

Die Interventionen des Therapeuten erfolgen nach folgenden Prioritäten:

- Erste Priorität: Aufforderung zur kooperativen Arbeitshaltung.
- Zweite Priorität: Einfordern von gegenseitiger Akzeptanz bei unterschiedlichen Fertigkeiten.
- Dritte Priorität: Kurze, klare Intervention auf der Verhaltensebene, die nur beschränke Aufmerksamkeit auf das unerwünschte Verhalten lenkt.

Falsche Prioritäten oder Interventionen in dieser Situation:

- Herrn Steiner sagen, dass es für ihn vielleicht leicht ist, Nein zu sagen, aber nicht für den Protagonisten. Herr Steiner erhält dabei eine Verstärkung, indem er kompetenter dargestellt wird als der Protagonist. Das geht an dem Ziel vorbei, ein unerwünschtes Verhalten zu stoppen und die angemessene Arbeitshaltung einzufordern.
- Herrn Steiner bitten, dass er das Rollenspiel vormacht. Diese Intervention könnte auf eine Hypothese der Therapeutin zurückgehen, dass Herr Steiner ebenfalls Schwierigkeiten mit dem Rollenspiel hat. Die Intervention beinhaltet aber, dass Herr Steiner in die Protagonistenrolle wechselt, dass der eigentliche Protagonist nicht mehr übt, dass Herr Steiner nicht lernt, angemessen Rückmeldungen zu geben, dass er ein unerwünschtes Verhalten in der Gruppe nicht lernt zurückzustellen. Auch in dem Fall könnte er eine (falsch eingesetzte) positive Verstärkung erhalten, indem er ein Modellrollenspiel durchführt, aber nicht lernt, die eigenen Verhaltensdefizite in der Interaktion mit anderen Menschen zu korrigieren. Wenn der Therapeut davon ausgeht, dass Herr Steiner das Rollenspiel auch nicht kann und ihm deshalb das Angebot macht, selber das Rollenspiel durchzuführen, dann ist dies ein aggressiver Akt vonseiten des Therapeuten und als Intervention nicht angemessen.
- Die Bemerkung von Herrn Steiner nicht beachten. Diese Intervention würde der Strategie der Löschung entsprechen, kann aber in dieser Situation nicht eingesetzt werden, da die abwertende Aussage von Herrn Steiner für alle Gruppenmitglieder deutlich hörbar war. In einem solchen Fall wird keine Löschung stattfinden, da die Aufmerksamkeit der Gruppe an sich die Verhaltensweisen der Gruppenmitglieder verstärkt und nicht nur die Aufmerksamkeit des Therapeuten.

Fallbeispiel 3
Frau Rossi sagt in der Essstörungsgruppe: »Ich habe keine Lust, Essprotokolle anzufertigen. Ich bin ja schließlich nicht in der Schule.« Frau Dr. Kiss: »Frau Rossi, ich kann gut verstehen, dass die Anfertigung der Essprotokolle Sie an die Schulzeit erinnert. Es ist hier auch ein bisschen so wie in der Schule, nur mit dem Ziel, Experte für die eigene Erkrankung zu werden und nicht eine möglichst gute Note zu bekommen. Die Essprotokolle dienen dazu, das Ausmaß Ihrer Essstörung genau zu erfassen und Sie bei den Veränderungen zu unterstützen. Es ist

damit ein notwendiges Instrument, und ich möchte Sie bitten, aktiv mitzuarbeiten, um Ihre erwünschten Ziele zu erreichen.«

Kommentar: Frau Rossi zeigt oppositionelles Verhalten. Die Therapeutin validiert zunächst den Inhalt ihrer Aussage, erklärt die Funktion der Essprotokolle und fordert die aktive Mitarbeit ein.

Die Interventionen der Therapeutin erfolgen nach folgenden Prioritäten:

- Erste Priorität: Validieren der Erinnerung an die Schulzeit, indem der Zusammenhang, den die Patientin herstellt, für nachvollziehbar erklärt wird (Akzeptanz).
- Zweite Priorität: Aufforderung zur kooperativen Arbeitshaltung.

Falsche Prioritäten oder Intervention in dieser Situation:

- Die Patientin vor die Wahl stellen, ob sie die Essprotokolle führen will oder an der Gruppe nicht mehr teilnimmt.
- Die Patientin fragen, warum sie keine Essprotokolle anfertigen möchte und dies zum Thema machen. Lenkt von der kooperativen Arbeitshaltung ab und wechselt in die individuelle Problembearbeitung, was in störungsspezifischen Gruppen den Rahmen sprengt.
- Der Patientin den Unterschied zwischen Gruppentherapie und Schule erklären. Dadurch findet eine Invalidierung statt (das ist ihr bestimmt schon bekannt), und das oppositionelle Verhalten der Patientin könnte sich intensivieren.

Fallbeispiel 4
Frau Korhonen ist auf einer Station für Patientinnen mit Borderline-Persönlichkeitsstörung. Für eine der Mitpatientinnen, die Ausgangseinschränkung hat, kauft sie Rasierklingen. Die Gegenstände werden bei einer Zimmerkontrolle gefunden. Frau Korhonen gibt in der Gruppe selber an, die Rasierklingen eingekauft zu haben. Sie berichtet, die Mitpatientin habe ihr leidgetan, da sie keine angemessene Möglichkeit mehr zur Spannungsreduktion hatte.
Frau Dr. Kiss: »Frau Korhonen, ich erkenne an, dass Sie von sich aus den Einkauf der Rasierklingen ansprechen. Ich verstehe, dass Sie damit Hilfe leisten wollten und aus Mitgefühl Ihrer Mitpatientin gegenüber gehandelt haben. Sie konnten es möglicherweise nicht aushalten, dass es der Mitpatientin so schlecht ging. Andererseits handelt es sich dabei um eine unangemessene Form der Hilfeleistung. Der Einsatz von Rasierklingen zur Spannungsregulation widerspricht den Zielen der Behandlung. Ich muss Sie auffordern, solche Verhaltensweisen zu unterlassen.«

Kommentar: Vor dem Hintergrund, dass Frau Korhonen ihr Verhalten selbst einräumt, die Rasierklingen bei einer Zimmerkontrolle gefunden wurden, aber die Patientin mit guter Absicht gehandelt hat und das Problemverhalten eigenständig anspricht, verzichtet die Therapeutin auf unmittelbare Konsequenzen. Die Therapeutin erkennt die Ehrlichkeit und die Motivation der Patientin an, das problematische Verhalten selbst (Einkauf der Rasierklingen) wird missbilligt und gestoppt.

Die Interventionen der Therapeutin erfolgen nach folgenden Prioritäten:

- Erste Priorität: Patientin für angemessenes Verhalten (aktives Ansprechen des Einkaufs der Rasierklingen) verstärken und die gute Absicht der Handlung validieren.
- Zweite Priorität: Einfordern von angemessenem Handeln bezüglich der Unterstützung von Mitpatienten.

Falsche Prioritäten oder Interventionen in dieser Situation:

- Der Patientin ausschließlich negative Konsequenzen setzen. Dadurch könnte eine Diskrimination von angemessenem und unangemessenem Verhalten nicht erlernt werden.
- Das Problemverhalten als »gut gemeint« bagatellisieren.

Fallbeispiel 5
Frau Hahn nimmt an einer Gruppe für Patientinnen mit einer Borderline-Persönlichkeitsstörung teil. Die Gruppenregel ist, nicht aus der Gruppe hinauszulaufen. Gruppenmitglieder dürfen allerdings nach Ankündigung die Gruppe zur Spannungsreduktion verlassen, müssen jedoch vor der Abschlussrunde zurückkehren. Frau Hahn ruft mitten in der Abschlussrunde: »Scheißgruppe, ich habe keinen Bock mehr!«, und rennt nach draußen. Herr Dr. Stiller sagt: »Frau Hahn ist aus der Gruppe rausgelaufen und hat die Gruppe abgewertet. Ich schlage vor, wir beenden die Abschlussrunde und ich spreche anschließend mit Frau Hahn.« (Auf der Station spricht der Therapeut anschließend kurz mit Frau Hahn und kündigt dabei an, die Angelegenheit in der folgenden Gruppensitzung zu besprechen). In der nächsten Gruppensitzung spricht Dr. Stiller Frau Hahn erneut auf ihr Verhalten an: »Frau Hahn, Sie sind aus der letzten Gruppe während der Abschlussrunde rausgelaufen und haben die Gruppe abgewertet. Die Gruppenregeln, nicht hinauszulaufen und auf Abwertungen zu verzichten, sind Ihnen bekannt. Ich möchte Sie bitten, Ihr Verhalten zu erklären und zu korrigieren.«

Kommentar: Durch vorhandene Gruppenregeln alleine lässt sich Problemverhalten nicht stoppen. Bei Verletzung der Gruppenregeln ist es einerseits wichtig, das gezeigte unerwünschte Verhalten nicht zu verstärken (das wäre passiert, wenn ein Mitglied des therapeutischen Teams hinter der Patientin hergelaufen wäre), und andererseits eine negative Konsequenz zu erteilen, indem das Verhalten erklärt werden muss und eine Korrektur eingefordert wird. Dadurch lernt die Gruppe, dass die Missachtung einer Gruppenregel nicht übersehen wird. Die Patientin lernt, Verantwortung für ihr Verhalten zu übernehmen und sich zu korrigieren.

Die Interventionen des Therapeuten erfolgen nach folgenden Prioritäten:

- Erste Priorität: Gruppenregeln in der Gruppe bekräftigen, indem das unerwünschte regelverletzende Verhalten markiert wird (dient dem Erhalt der Gruppenregel).
- Zweite Priorität: Die Gruppe darüber informieren, dass mit Frau Hahn ein Gespräch stattfinden wird (dient der Beruhigung der Gruppenmitglieder, die sich um Frau Hahn Sorgen machen, annehmen, es könnte ihr schlecht gehen, da sie rausgelaufen ist).
- Dritte Priorität: Verantwortungsübernahme für die Regelverletzung einfordern (stabilisiert die Gruppenregeln, hebt die Schwelle für Regelverletzung, hilft Frau Hahn zu lernen, ihr Verhalten auf Ziele und Konsequenzen auszurichten, statt bei impulsivem Verhalten zu bleiben).

Falsche Prioritäten oder Interventionen in dieser Situation:

- Der Patientin hinterherzulaufen würde in dieser Situation eine Verstärkung bedeuten, Regelverletzungen könnten dann bei den Gruppenteilnehmern zunehmen.
- Die Patientin in der kommenden Sitzung nicht auf das Problemverhalten in der Gruppe anzusprechen, würde bedeuten, dass die negative Konsequenz ausbleibt. Damit steigt das Risiko, dass sich das unerwünschte Verhalten stabilisiert.
- Die Patientin von der weiteren Gruppenteilnahme auszuschließen, wäre eine zu harte Regelung.

Fallbeispiel 6
Herr Martin nimmt an einer stationären Gruppe für Patienten mit pathologischem Spielen teil. Er hat sich mittlerweile so viel Geld von anderen Gruppenmitgliedern geliehen, dass eine Rückzahlung unmöglich ist. Die Gruppenregel, dass das Leihen und Verleihen von Geld untersagt ist, wurde von allen Patienten vor Beginn der Therapie unterschrieben. Die Situation wird von mehreren anderen Mitpatienten in der Gruppentherapie angesprochen. Frau Dr. Kiss sagt: »Alle an der Situation Beteiligten haben die Gruppenregel nicht eingehalten. Das Verbot, etwas zu leihen oder zu verleihen, ist genau dazu da, dass solche Situationen nicht entstehen. Diejenigen, die Geld verliehen haben, müssen die Konsequenz daraus ziehen und lernen, dies zukünftig nicht mehr zu tun. Die Klinik ist nicht dafür zuständig, dass Sie Ihr Geld zurückbekommen. Herr Martin, ich möchte Sie darauf hinweisen, dass Geld leihen, obwohl Sie vorhersehen konnten, dass Sie nicht in der Lage sein werden, es zurückzuzahlen, Betrug ist. Betrug ist ein kriminelles Verhalten, das wir auf der Station nicht dulden können. Bei Wiederholung erfolgt Ihre Entlassung. Ich möchte Sie bitten, die Sozialberatung der Klinik aufzusuchen, um Ihre finanzielle Situation zu klären. Weiterhin möchte ich Sie auffordern, in den nächsten zwei Wochen zur Wiedergutmachung gegenüber den Mitpatienten den Aufräumdienst zu über-

nehmen. Wir müssen in der Einzeltherapie noch besprechen, was Sie mit dem Geld gemacht haben und wie sich das auf Ihre weiteren Therapieziele auswirkt.«

Kommentar: Da sich alle Beteiligten nicht an die Gruppenregel gehalten haben, ist rückwirkend keine finanzielle Wiedergutmachung möglich. Herr Martin hat kein Geld, so sind auch rechtliche Schritte völlig unrealistisch. Die Mitpatienten müssen an diesem Beispiel die Notwendigkeit der Gruppenregel erkennen. Sie zahlen dafür »Lehrgeld«. Herr Martin muss lernen, dass sein Verhalten keine Bagatelle ist, sondern eine kriminelle Handlung. Wenn Menschen in einem antisozialen Milieu aufgewachsen sind, ist ihnen dieser Umstand oft nicht klar. Deswegen ist es wichtig, dass dies von der Therapeutin deutlich benannt wird.

Die Interventionen der Therapeutin erfolgen nach folgenden Prioritäten. Dabei ist die zentrale Frage: Was lernt jeder Beteiligte aus der Situation?

- Erste Priorität: Therapeutin weist auf die Verletzung der Gruppenregeln durch alle Beteiligten hin.
- Zweite Priorität: Hinweis darauf, dass an dieser Stelle nicht Dritte (Klinik) den Schaden ausgleichen können, sondern die Beteiligten selbst aus der Situation lernen müssen.
- Dritte Priorität: Herr Martin wird gesondert darauf hingewiesen, welche Folgen sein Verhalten hat, und er erhält einen konstruktiven Lösungsvorschlag im Umgang mit seiner Geldnot. Als negative Konsequenz muss er den Aufräumdienst übernehmen. Diese Intervention ist notwendig, da Herr Martin durch das Leihen von Geld und nicht Zurückzahlen können keinen finanziellen Schaden erlitten hat. Die Gruppenmitglieder werden auf ihn ärgerlich sein. Damit er überhaupt wieder ein Mitglied der Gruppe werden kann, ist es wichtig, dass er auch eine negative Konsequenz erhält. Dabei ist es nicht primär entscheidend, was er zur Wiedergutmachung tun wird, sondern, dass überhaupt eine Handlung in dieser Absicht erfolgt. In seiner weiteren Behandlung wird berücksichtigt, was er mit dem Geld gemacht hat.

Falsche Prioritäten oder Intervention in dieser Situation:

- Die Therapeutin sorgt dafür, dass die Geschädigten ihr Geld zurückbekommen, in dem sie beispielsweise Herrn Martin einen Rückzahlungsplan vorschlägt. Dies ist in der Situation nicht erreichbar. Die Geschädigten lernen nicht, dass auch ihr Verhalten Konsequenzen hat.
- Die Therapeutin kritisiert ausschließlich Herrn Martin wegen der Regelverletzung.
- Die Therapeutin bietet Herrn Martin keinen adäquaten Lösungsvorschlag an.
- Therapeutin überlässt es der Gruppe, Herrn Martin mit seinem Problemverhalten zu konfrontieren. Dies wäre ein Wechsel in eine interaktionsorientierte Gruppe. Die Geschädigten würden nicht lernen, ihre Eigenanteile zu erkennen und ihr Problemverhalten zu korrigieren.

Fallbeispiel 7
Frau Fernandez nimmt an einer störungsspezifischen Gruppe für depressive Patienten teil. Sie ist sehr abgelenkt, kommt ständig zu spät, bemüht sich aber sehr, ihre Pünktlichkeit zu verbessern. In der Gruppe hat sie bereits darüber berichtet, dass sie sich für das ständige Zuspätkommen sehr schämt. In der aktuellen Gruppensitzung kommt sie erneut 10 Minuten zu spät. Herr Dr. Stiller sagt: »Frau Fernandez, Sie haben von Ihrem Problem mit dem pünktlichen Erscheinen in der Gruppe bereits berichtet und die Gruppe hat Ihnen Techniken zur Verbesserung der Pünktlichkeit vorgeschlagen. Sie haben sich heute wieder verspätet. Liegt das daran, dass die Vorschläge noch nicht ausreichen?«

Kommentar: Das Problemverhalten der Patientin wird durch den Therapeuten aktiv angesprochen. Er erinnert an die bereits erfolgte Bearbeitung des Problemverhaltens in der Gruppe und an die erarbeiteten Veränderungsvorschläge. Der Therapeut geht davon aus, dass die Patientin sich um Veränderung bemüht, jedoch noch nicht ausreichend erfolgreich ist. Das weitere Vorgehen des Therapeuten wird sich an dem orientieren, was die Patientin antwortet. Wenn die Techniken nicht ausreichen, oder nicht die richtigen sind, wird in einer der kommenden Sitzungen die Patientin als Protagonistin dieses Thema erneut bearbeiten können. Wenn es andere Gründe für das Zuspätkommen gibt, dann kann sie diese jetzt benennen.

Die Interventionen des Therapeuten erfolgen nach folgenden Prioritäten:

- Erste Priorität: Der Therapeut spricht das noch bestehende Problemverhalten aktiv und veränderungsorientiert an. Die Gruppe lernt daraus, dass sich der Therapeut für die Einhaltung von Vereinbarungen zuständig sieht.
- Zweite Priorität: Die Gruppe und die Patientin werden daran erinnert, dass das Problemverhalten bereits bearbeitet wurde, dass die Veränderung des Verhaltens noch geübt werden muss und die dazu notwendigen Techniken möglicherweise noch ergänzt werden müssen.
- Dritte Priorität: Die Patientin kann zu dem noch bestehenden Problemverhalten Stellung nehmen, ohne gleich in eine neue Bearbeitungsphase gehen zu müssen.

Falsche Prioritäten oder Interventionen in dieser Situation:

- Der Therapeut bittet die Gruppe, Frau Fernandez zu sagen, wie sie das Zuspätkommen bewerten. Damit würde ein Wechsel zur Vorgehensweise der interaktionsorientierten Gruppen stattfinden. Die Patientin könnte als in ihren Veränderungsbemühungen unwillig erscheinen. Durch die Konfrontation mit der Gruppe könnte sie zur Außenseiterin werden.
- Der Therapeut spricht das unerwünschte Verhalten nicht an. Die Gruppe könnte lernen, dass es nicht wichtig ist, pünktlich zu kommen. Die Gruppe könnte lernen, dass die allgemeinen Regeln für Frau Fernandez nicht gelten.

3.12.2 Umgang mit internalisierenden Verhaltensweisen

Internalisierende Verhaltensweisen sind weniger offensichtlich, stören aber den Aufbau der instrumentellen Gruppenbedingungen ebenfalls erheblich. Wichtige Beispiele sind:

- ängstliches Verhalten (z. B. der Patient vermeidet die Protagonistenrolle, er nimmt nicht teil, wenn eigene Themen berührt werden),
- unterwürfiges Verhalten (z. B. der Patient weist Aggression nicht zurück, gibt der Kritik anderer unreflektiert recht),
- emotionale Labilität (z. B. der Patient ist immer stark von emotionalen Themen berührt, weint schnell mit, arbeitet nur stimmungsabhängig mit),
- pessimistisches Verhalten (z. B. der Patient sagt bei Veränderungsvorschlägen regelmäßig »Das bringt sowieso nichts«),
- schamhaftes Verhalten (z. B. der Patient vermeidet Themen, bei denen Schwäche, Versagen oder Peinlichkeit deutlich werden könnte),
- niedriges Selbstwertgefühl, d. h. mutloses Verhalten (z. B. der Patient sagt »Ich traue mir das nicht zu«),
- Fremdattribution von Erfolg (z. B. der Patient weist Lob zurück, betont bei erfolgreicher Bewältigung einer Aufgabe, dass der Erfolg nur an den günstigen Umständen lag),
- Depressivität (z. B. der Patient ist antriebslos, er schweigt, macht keine Hausaufgaben),
- repetitives Denken (der Patient artikuliert Grübelprozesse »Warum ist das nur passiert?« oder Sorgen »Was, wenn dieser Vorschlag nicht funktioniert?«),
- ausbleibende Umsetzung erarbeiteter Ergebnisse,
- fehlende Freude bei angenehmen Ereignissen,
- Gleichgültigkeit (z. B. der Patient sagt in der Abschlussrunde »Das Thema heute hat mich nicht interessiert«),
- Ablenkbarkeit (z. B. der Patient sieht aus dem Fenster, er malt Bilder in seine Arbeitsmaterialien, er reagiert auf Nebensächlichkeiten),
- Zwanghaftigkeit (z. B. der Patient besteht auf 100-prozentige Einhaltung der Regeln, reagiert beispielsweise bei begründeter Verspätung von Mitpatienten mit Aggression),
- Rigidität (z. B. der Patient zeigt wenig Bereitschaft, über Veränderungen oder Alternativen nachzudenken),
- Vermeidung von Risiko (z. B. der Patient vermeidet Verhaltensexperimente oder Exposition),
- Misstrauen (z. B. der Patient beteiligt sich nicht mit eigenen Themen, unterstellt anderen, dass sie nicht vertrauenswürdig sind, zweifelt an Sicherheitszusagen),
- sozialer Rückzug (z. B. der Patient vermeidet gemeinsame Aktivitäten),
- Dissoziation (z. B. der Patient berichtet schwerwiegende Erlebnisse ohne entsprechende Mimik, fixiert den Boden oder die Wand, zeigt keine Reaktion auf Ansprache oder Ereignisse in der Gruppe, »vergisst« Inhalte vergangener Gruppensitzungen),

- ungewöhnliche Überzeugungen und Wahrnehmungen (z. B. der Patient führt Verhaltensübungen nur mit Talisman durch, benutzt esoterische Erklärungsmodelle für eigene Erkrankungen oder Probleme, stellt »magische« Verbindungen zu einzelnen Gruppenmitgliedern her, beispielsweise über Sternzeichen oder »Schwingungen«),
- exzentrisches Verhalten (z. B. der Patient macht ungewöhnliche Handbewegungen oder zeigt eine auffällige Stimmführung),
- kognitive Dysregulation (z. B. der Patient kommt nicht zum Punkt und kann wichtige von unwichtigen Inhalten nicht unterscheiden).

Während bei externalisierenden Verhaltensweisen zunächst das Problemverhalten gestoppt werden muss, bevor ein Verhaltensaufbau erfolgen kann, ist es bei internalisierenden Verhaltensweisen häufig so, dass das Verhalten im Verborgenen bleibt und der Therapeut dem Patienten erst »eine Brücke bauen muss«, damit eine Verhaltensänderung möglich wird. Auch bei internalisierenden Verhaltensweisen benennt der Therapeut klar, welche Verhaltensweisen er erwartet.

Folgende drei Punkte sind bei internalisierenden Verhaltensweisen besonders zu beachten:

1. Die Gruppenregeln müssen darauf abgestimmt sein, dass die Patienten einen Zustand von Sicherheit in der Gruppe erleben können. Dazu gehören:
   – Die Erlaubnis, dass Emotionen vorhanden sein und ausgedrückt werden dürfen (»Gefühle sind erlaubt«).
   – Die Erlaubnis, dass jeder – auch bei Einschränkungen in der Fähigkeit zur Mitarbeit – in der Gruppe sein darf, ohne von den anderen Gruppenteilnehmern abgelehnt zu werden (»sich gegenseitig akzeptieren, ernst nehmen, nicht auslachen«).
   – Jeder strengt sich im Rahmen seiner Möglichkeiten maximal an.
   – Niemand wird zu etwas gezwungen (Akzeptanz und Einhalten der Freiwilligkeit).
   – Verschwiegenheit gegenüber Dritten.
2. Eine Fertigkeit des Gruppentherapeuten besteht darin, zu jedem einzelnen Gruppenteilnehmer einen guten Kontakt aufzubauen und ihm Sicherheit zu vermitteln. Der Kontakt soll eine ähnliche Qualität haben wie in der Einzeltherapie. Der Therapeut vermeidet dabei dominantes Verhalten, er dosiert Interventionen so, dass sowohl der Einzelne als auch die Gruppe weder unterfordert noch überfordert werden. Der Therapeut setzt die positive Verstärkung von erwünschtem Verhalten ein und das Shaping von Verhaltensweisen, die bereits in die erwünschte Richtung gehen.
3. Die dialektische Spannung ergibt sich aus der gleichzeitigen Validierung von vorhandenem Verhalten, Emotion und Kognition einerseits sowie dem Einfordern von Veränderung und damit Risikobereitschaft andererseits.

Fallbeispiel 8
Frau Varga beteiligt sich in einer einzelfallorientierten Gruppe immer in der Eröffnungsrunde und benennt ein eigenes Thema. Sie konnte sich bislang jedoch nie dazu entscheiden, ihr Thema in der Protagonistenrolle ausführlich zu bearbeiten. In der heutigen Sitzung sagt Frau Dr. Kiss zu ihr: »Frau Varga, ich erinnere mich, dass Sie in den vergangenen Sitzungen mehrfach dieses Thema benannt haben. Sie haben es aber bisher abgelehnt, in sich der Protagonistenrolle Zeit für die Bearbeitung des Themas zu nehmen. Könnte es vielleicht heute ein guter Zeitpunkt für Sie sein? Gibt es irgendetwas, wie die Gruppe Sie darin unterstützen könnte, Ihr Thema zu bearbeiten?«

Kommentar: Um der ängstlich-vermeidenden Patientin eine »Brücke« zu bauen und ihre Angst vor der Protagonistenrolle zu reduzieren, weicht die Therapeutin von dem Standardvorgehen ab, dass Patienten ohne weitere Unterstützung die Entscheidung darüber treffen, ob sie die Protagonistenrolle einnehmen wollen oder nicht. Ihr Vorgehen begründet sich darin, dass Frau Varga ihr Thema mehrfach benannt hat, offensichtlich aber nicht den Mut findet, es zu bearbeiten. Die Therapeutin gibt ihr jetzt Gelegenheit, den Schweregrad der Exposition zu reduzieren. Diese Strategie ist nur zu empfehlen, wenn die Patientin bereits mehrfach ein Thema benannt hat. Aus diesem vorausgegangenen Verhalten kann die Gruppe die kooperative Arbeitshaltung bei der Mitpatientin ersehen.

Die Interventionen der Therapeutin erfolgen nach folgenden Prioritäten:

- Erste Priorität: Therapeutin verändert das Standardvorgehen in der Eröffnungsrunde erst nachdem sich die Patientin mehrmals, entsprechend den Regeln, an der Eröffnungsrunde beteiligt hat, es aber offensichtlich nicht schafft, die Angst vor der Selbstöffnung zu überwinden.
- Zweite Priorität: Die Therapeutin erinnert (die Patientin und die Gruppe) daran, dass das Thema schon mehrmals benannt wurde, also schon länger aktuell ist.
- Dritte Priorität: Angebot der Therapeutin, erst den Schweregrad zu verändern und dann das Thema zu bearbeiten. Die Veränderung des Schweregrades kann ebenfalls als Anliegen in der Protagonistenrolle besprochen werden.

Falsche Prioritäten oder Interventionen in dieser Situation:

- Die Therapeutin folgt den Standards (belässt es dabei, dass sich die Patientin nicht in die Protagonistenrolle begeben wird) und unterstützt die Patientin nicht in der Veränderung des Schweregrades im Hinblick auf die Exposition.
- Die Therapeutin fordert die Mitglieder der Gruppe auf zu sagen, wie es ihnen damit geht, dass die Patientin ihre Themen nicht bearbeiten will. In einer wohlwollenden Gruppe könnte Ermutigung aufkommen und die Patientin sich dann vielleicht trauen. Es ist aber nicht sicher, ob sie das tatsächlich auch tun möchte, oder nur einwilligt, weil sie Angst hat, abgelehnt zu werden. Unklar ist auch, was die übrigen Gruppenmitglieder aus dieser Situation lernen. Sie

könnten auch lernen, dass die Entscheidung, als Protagonist zu arbeiten, doch nicht freiwillig ist. In einer weniger kooperativen Gruppe könnte die Patientin durch die Aufforderung der Therapeutin unter Beschuss durch die Teilnehmer geraten. Es könnte eine Aufspaltung der Gruppe folgen in Teilnehmer, die »arbeiten« und solche, die »nur schweigen«. Dieses Phänomen würde die instrumentellen Gruppenbedingungen zerstören. Folge ist in vielen Fällen die Aussage der Teilnehmer: »Wenn sie nichts sagt, dann sage ich auch nichts mehr.«

Fallbeispiel 9
Herr Schubert wird von einer Mitpatientin regelmäßig aufgefordert, für sie einkaufen zu gehen, bei Patientenvorträgen einen Platz frei zu halten oder Pflichten für sie zu übernehmen. In der Gruppensitzung wird die Therapeutin Zeugin, wie die Mitpatientin erneut Herrn Schubert auffordert, für sie Einkäufe zu erledigen. In der folgenden Gruppensitzung berichtet der Patient, dass er seine Hausaufgaben nicht erledigen konnte, da er der Mitpatientin einen »Gefallen« getan habe, der ihn zeitlich sehr in Anspruch genommen habe. Frau Dr. Kiss sagt: »Herr Schubert, ich habe bereits in den letzten Therapiesitzungen verfolgt, dass sie gegenüber Ihren Mitpatienten sehr hilfsbereit sind. In der letzten Sitzung hatte ich sogar den Eindruck, dass es Ihnen schwerfällt, eine konkrete Bitte einer Mitpatientin, für sie Einkaufen zu gehen, abzulehnen. Möglicherweise kennen Sie ähnliche Schwierigkeiten auch aus anderen Situationen, vielleicht von Ihrem Alltag mit Freunden oder aus Ihrem Berufsleben. Ich würde Ihnen gerne anbieten, Ihre Verhaltensweise mit meiner Unterstützung in der Gruppe zu bearbeiten.«

Kommentar: Die Therapeutin beobachtet das Problemverhalten von Herrn Schubert in verschiedenen Situationen. Er ist nicht in der Lage, sich gegenüber den Bitten anderer abzugrenzen und geht so weit, eigene Aufgaben zu vernachlässigen. Die Therapeutin bietet dem Patienten eine Möglichkeit, alternative Verhaltensweisen zu erlernen. Besonders wichtig ist es dabei, dass sie ihm anbietet, das unterwürfige Verhalten mit ihrer Unterstützung in der Gruppe zu thematisieren.

Die Interventionen der Therapeutin erfolgen nach folgenden Prioritäten:

- Erste Priorität: Die Therapeutin markiert das Problemverhalten des Patienten in einer freundlich wertschätzenden Weise.
- Zweite Priorität: Die Therapeutin stellt die Verbindung zwischen dem Problemverhalten in der Gruppe mit Situationen außerhalb der Gruppe her.
- Dritte Priorität: Die Therapeutin bietet dem Patienten Hilfe zur Veränderung an. Indem die Verbindung zum Alltag des Patienten hergestellt ist, können in der Gruppe Situationen aus dem Alltag des Patienten in der Gruppe bearbeitet werden. Der Aufbau des alternativen Verhaltens kann durch Übungen innerhalb der Gruppe erfolgen, ohne dabei den Patienten in die Situation zu bringen, die interpersonelle Problematik mit der Mitpatientin zu bearbeiten. Später kann der Patient Situationen aufgreifen, die er mit seinen Mitpatienten erlebt. In der aktuellen Situation würde das jedoch den Schweregrad für den Patienten

erhöhen. Der Patient würde möglicherweise die Bearbeitung ablehnen. Über die schrittweise Erhöhung des Schweregrades wird der Transfer des Gelernten auf neues Verhalten außerhalb der Therapie gefördert. Die Abgrenzung gegenüber der Mitpatientin wird in einen höheren Kontext der allgemeinen Veränderung eingebunden.

Falsche Prioritäten oder Interventionen in dieser Situation:

- Die Therapeutin fordert Herrn Schubert auf, für die Mitpatientin keine Aufgaben mehr zu übernehmen. Bei dieser Intervention könnte es Herrn Schubert schwerfallen zu verstehen, warum er sein Verhalten verändern sollte und in welcher Weise er sich mit seiner hilfsbereiten unterwürfigen Art selbst schädigt. Er könnte die Intervention der Therapeutin unterlaufen oder würde kein neues Verhalten erlernen, da er in keine Übungssituation käme, sondern nur eine Anweisung befolgen würde. Damit würde die Therapeutin genau das veränderungsbedürftige, unterwürfige Verhalten stärken.
- Herrn Schubert rügen, dass er sich nicht um seine Aufgaben kümmert. Dadurch könnte genau sein Verhaltensdefizit übersehen werden und unbehandelt bleiben. Herr Schubert kann sich nicht abgrenzen. Er muss erst verstehen, warum für ihn eine Abgrenzung wichtig ist und dann die Möglichkeit erhalten, ein neues Verhalten zu erlernen.
- Die Mitpatientin damit konfrontieren, dass sie Herrn Schubert in Ruhe lassen soll. Dadurch würde eine Lernmöglichkeit für Herrn Schubert verloren gehen. Außerdem ist es fraglich, wie sich die Mitpatientin dann gegenüber Herrn Schubert verhalten würde.

Fallbeispiel 10
In einer einzelfallorientierten Gruppe wurde für die aktuelle Gruppensitzung die Bearbeitung von zwei Themen geplant. Die erste Protagonistin berichtet über eine emotional sehr belastende Situation. Die Gruppe zeigt ausgeprägtes Mitgefühl. Die Patientin, die nachfolgend als Protagonistin ihr Thema bearbeiten möchte, weint laut. Nach der Bearbeitung des ersten Themas schließt die Therapeutin eine Achtsamkeitsübung an. Frau Dr. Kiss: »Das bearbeitete Thema hat bei vielen von Ihnen starke Emotionen ausgelöst. Bevor wir uns dem nächsten Thema zuwenden, möchte ich Sie bitten, dass sie alle aufstehen. Wir werden die Fenster öffnen und ich möchte Sie bitten, dass Sie sich auf Ihren eigenen Körper konzentrieren, sich im Raum bewegen, Kontakt mit Ihrem Atem aufnehmen, beim Einatmen und Ausatmen Gedanken und Gefühle loslassen.« Die Therapeutin lässt der Gruppe Zeit, sich auf die Übung einzulassen, dann sagt sie zu den Teilnehmern: »Ich möchte Sie jetzt bitten, sich im Raum auf einen Platz zu setzen, auf dem Sie bisher noch nicht gesessen sind.« Die Therapeutin setzt sich neben die Patientin, die nun in die Protagonistenrolle gehen wird, und fragt sie: »Frau Hansen, können Sie sich vorstellen jetzt Ihr Thema zu bearbeiten, oder gibt es etwas, das Sie sich vorher noch zur Unterstützung wünschen?«

Kommentar: Die Therapeutin hat bereits bei der Bearbeitung des ersten Themas wahrgenommen, dass die Gruppe bzw. die nachfolgende Protagonistin hohe emotionale Labilität zeigt. Sie setzt eine Achtsamkeitsübung ein, um die Aufmerksamkeit der Einzelnen wieder auf sich selbst zu lenken. Durch die veränderten Sitzplätze erzeugt die Therapeutin einen neuen Kontext und stellt damit die Arbeitsfähigkeit der Gruppe wieder her. Die Strategie eignet sich zur Prophylaxe in Gruppen, in denen hohe Emotionalität von einem Thema auf das nächste transferiert wird.

Die Interventionen der Therapeutin erfolgen nach folgenden Prioritäten:

- Erste Priorität: Die Arbeit mit dem ersten Protagonisten beenden.
- Zweite Priorität: Die Arbeitsfähigkeit der Gruppe wiederherstellen.
- Dritte Priorität: Die zweite Protagonistin in den Mittelpunkt der Gruppe bringen, um mit der Bearbeitung ihres Themas zu beginnen.

Falsche Prioritäten oder Interventionen in dieser Situation:

- Ohne die Bearbeitung des ersten Themas zu der zweiten Protagonistin wechseln, da sie starke Emotionen zeigt. Die Gruppe würde lernen, dass jemand, der starke Emotionen zeigt, sofort in die Protagonistenrolle geht. Sie könnte auch lernen, dass es notwendig ist, immer mit der Emotion zu handeln, ein Aufschieben von Emotionen (später daran arbeiten) nicht vorgesehen ist. Auch könnte die Gruppe die Schlussfolgerung ziehen, dass jemand, der nicht so stark emotional reagiert, die Protagonistenrolle verliert.
- Das zweite Thema nicht mehr aufgreifen, da bereits beim ersten Thema eine zu starke Emotionalität auftrat und die Befürchtung besteht, dass die Gruppe ein weiterer Durchgang überfordert. Die Gruppe würde ein Emotionen vermeidendes Verhalten erlernen. Sie könnte den Eindruck gewinnen, dass Emotionen zu gefährlich sind, um in größerer Dosis gezeigt zu werden. Sie könnte vermuten, dass die Therapeutin Angst hat, die Emotionalität in der Gruppe nicht steuern zu können.

Fallbeispiel 11
In einer störungsspezifischen Gruppe sagt Herr Keller, der an einer chronischen Depression leidet, regelmäßig: »Das hilft bei mir bestimmt nicht.« Er ist dabei deutlich niedergeschlagen.
    Frau Dr. Kiss: »Vor dem Hintergrund, dass Sie seit vielen Jahren bereits krank sind und zahlreiche Versuche unternommen haben, gesund zu werden, kann ich gut verstehen, dass Sie die Hoffnung verloren haben. Sie glauben nicht mehr daran, dass eine Veränderung möglich ist.« Herr Keller sagt: »Ja, genau so ist es!« Dr. Kiss: »Als Sie in die jetzige Behandlung kamen, hatten Sie damals auch keine Erwartung auf eine Besserung?« Herr Keller: »Ja, schon!« Therapeutin: »Können Sie beschreiben, was Sie genau erwartet haben?« Herr Keller: »Ich habe gehofft, wieder mehr Antrieb zu bekommen.« Dr. Kiss: »Das kann ich gut

verstehen, Sie haben im Rahmen der Depression sehr darunter zu leiden, dass Ihnen alles schwerfällt und Sie keinen Antrieb haben.« Herr Keller: »Ja, genau!« Dr. Kiss: »Vielleicht ist es sinnvoll, Ihre Aufmerksamkeit nur auf eine kleine Veränderung zu lenken, z. B. dass Sie in jeder Gruppensitzung mindestens einmal Ihre Meinung sagen. Würden Sie das machen wollen, auch wenn es Ihnen schwerfällt?« Herr Keller: »Das kann ich versuchen.« Dr. Kiss: »Ist es hilfreich, wenn wir in der Abschlussrunde überprüfen, ob Ihnen diese Aufgabe gelungen ist?« Herr Keller nickt.

Kommentar: Die Therapeutin kombiniert Validierungs- und Veränderungsstrategien. Sie gibt dem Patienten eine kleine, überschaubare Aufgabe und bietet ihm die Möglichkeit an, zu überprüfen, inwieweit er die Aufgabe erfüllen konnte.

Die Interventionen der Therapeutin erfolgen nach folgenden Prioritäten:

- Erste Priorität: Der Patient wird ernst genommen und validiert, indem der logische Zusammenhang zwischen der langjährigen Erkrankung und der Hoffnungslosigkeit hergestellt wird.
- Zweite Priorität: Der Patient wird geschickt daran erinnert, dass er zu Therapiebeginn mit Hoffnung auf Veränderung in die Behandlung kam.
- Dritte Priorität: Mit überschaubaren, bewältigbaren Aufgaben wird beim Patienten Veränderung implementiert.

Falsche Prioritäten und Interventionen in dieser Situation:

- Den Patienten wie einen »hoffnungslosen Fall« behandeln und sich ausschließlich auf die Bearbeitung des Manuals konzentrieren. Womöglich sich über den Patienten ärgern, da er die Gruppe stört.
- Den Patienten ohne Validierung aufzufordern, sich mehr um Veränderung zu bemühen.
- Den Patienten aus der Gruppe herauszunehmen.
- Die Mitpatienten bitten, dem Patienten eine Rückmeldung zu seinem klagenden, hoffnungslosen Verhalten zu geben.

Fallbeispiel 12
Frau Mäkelä nimmt an einer störungsspezifischen Gruppe für depressive Patienten teil. Sie ist eine erfolgreiche Managerin, hat aber in letzter Zeit eine Reihe von Misserfolgen hinnehmen müssen. In der Gruppe spricht sie nur dann, wenn sie von erfolgreichen Bewältigungsstrategien aus der Vergangenheit berichten kann. In der aktuellen Sitzung geht es um das Benennen von spezifischen Symptomen der Depression. Herr Dr. Stiller spricht Frau Mäkelä an und fragt sie, unter welchen Symptomen sie am meisten leidet. Frau Mäkelä sagt: »Das ist mir total peinlich. Ich möchte gar nicht darüber sprechen.« Dr. Stiller: »Sie waren in Ihrem Leben sehr erfolgreich und konnten viele Schwierigkeiten gut bewältigen. Vor diesem Hintergrund kann ich gut nachvollziehen, dass Sie

nicht gerne über Ihre Depression sprechen, die Sie möglicherweise als Schwäche erleben.« Frau Mäkelä: »Ja genau, ich kenne mich selbst gar nicht wieder.« Dr. Stiller: »Jeder, der an dieser Gruppe teilnimmt, hat ähnliche Erfahrungen gemacht und kann sich in Ihre Lage gut hineinfühlen. Ich möchte Sie ermutigen, mehr über Ihre Symptome zu berichten.«

Kommentar: Der Therapeut hat die Schwierigkeit von Frau Mäkelä erkannt, bei Scham entgegengesetzt zu handeln. Er unterstützt die Patientin dabei, zu reflektieren, warum sie ihre Erkrankung als peinlich erlebt. Er stellt Nähe zu den anderen Gruppenmitgliedern her, indem er betont, dass auch sie in einer ähnlichen Lage sind. Damit stärkt er die Kohäsion unter den Gruppenteilnehmern. Sobald Nähe zu den Mitpatienten hergestellt ist, wird Frau Mäkelä an deren Beispiel besser lernen können, das gilt selbst dann, wenn es ihr weiterhin schwerfällt, über ihre eigene Situation zu sprechen. Der Therapeut fördert anschließend die Selbstöffnung der Patientin sehr vorsichtig. Dabei beachtet er die eingeschränkten Möglichkeiten, in einer störungsspezifischen Gruppe über individuelle Probleme zu sprechen.

Die Interventionen des Therapeuten erfolgen nach folgenden Prioritäten:

- Erste Priorität: Durch das Verhalten von Frau Mäkelä, ausschließlich über positive Bewältigungsstrategien zu berichten, könnte sie in eine Außenseiterrolle geraten. Die übrigen Teilnehmer der Gruppe könnten sich fragen »Warum ist sie denn dann hier?« oder sie für überheblich halten. Der Therapeut sorgt deshalb mit der Intervention dafür, dass das Verhalten der Patientin neu eingeordnet werden kann und verhindert damit, dass sie in eine Außenseiterrolle kommt.
- Zweite Priorität: Der Therapeut ermöglicht Frau Mäkelä ein verändertes Verhalten, indem er sie gezielt auffordert, mehr über ihre Symptome zu berichten. Dabei achtet der Therapeut genau auf die Formulierung. Er sagt zum Beispiel nicht, dass die Patientin mehr über sich sprechen soll. Eine allgemeine Förderung der Selbstöffnung würde den Rahmen sprengen.

Falsche Prioritäten und Interventionen in dieser Situation:

- Die Patientin weiterhin ausschließlich über Erfolge berichten zu lassen.
- Die Patientin bezüglich der Scham zu entlasten, sie aber nicht dazu aufzufordern, dennoch über die Symptome der Depression zu sprechen. Dabei würden die Gruppenteilnehmer lernen: Wenn ich mich schäme, dann muss ich mich nicht beteiligen.
- Die Patientin zu fragen, warum sie hier ist, wenn sie doch über so erfolgreiche Problembewältigungsstrategien verfügt.

Fallbeispiel 13
Frau Ricci nimmt an einer störungsspezifischen Gruppe für Patientinnen mit einer Borderline-Persönlichkeitsstörung teil. In dem Modul »Interpersonelle Fertigkeiten« führt sie erfolgreich ein Rollenspiel durch. Herr Dr. Stiller fragt sie:

»Frau Ricci, was ist Ihnen in dem Rollenspiel gut gelungen?« Frau Ricci: »Gar nichts. Ich bin eine totale Versagerin.« Dr. Stiller: »Ich würde gerne die Gruppe fragen. Sind Sie damit einverstanden? Frau Ricci: »Ja«. Dr. Stiller zu der Gruppe: »Was haben Sie beobachtet, was ist Frau Ricci gut gelungen?« Mitpatienten: »Sie hat das Ziel des Rollenspiels erreicht. Sie hat laut und deutlich gesprochen. Sie hat den Gesprächspartner angeschaut.« Frau Ricci: »Das kann ich nicht annehmen. Im richtigen Leben würde ich das nicht können. Ich würde das für mich gar nicht in Anspruch nehmen, dass mir das zusteht.« Dr. Stiller: »Frau Ricci, vor dem Hintergrund, dass Sie in Ihrem Leben oft abgelehnt und schlecht behandelt wurden, kann ich verstehen, dass es Ihnen schwerfällt, mit den positiven Rückmeldungen umzugehen, und Sie glauben, dass Ihnen das Einfordern Ihrer Rechte nicht zusteht.« Patientin nickt. Dr. Stiller: »Gleichzeitig sehe ich auch, dass Sie die Aufgabe erfolgreich bewältigt haben und beim Einfordern Ihrer Rechte das vorgegebene Ziel erreicht haben. Möglicherweise sind beide Aussagen wahr: Es fällt Ihnen schwer etwas einzufordern, gleichzeitig sind Sie erfolgreich, wenn Sie es tun.«

Kommentar: Das Verändern eines niedrigen Selbstwertgefühls in ein gutes Selbstwertgefühl ist nicht direkt möglich. Der Therapeut entscheidet sich dazu, mithilfe der Dialektik zwei Wahrheiten nebeneinanderzustellen. Er betont dabei, dass die Patientin erfolgreich ist, wenn sie sich zum Handeln entscheidet. Frau Ricci kann daraus lernen, auch in anderen Situationen erfolgreich zu handeln. Über diesen Weg wird sie indirekt ein besseres Selbstwertgefühl entwickeln können.

Die Interventionen des Therapeuten erfolgen nach folgenden Prioritäten:

- Erste Priorität: Nachdem die Patientin offensichtlich über eine Fertigkeit verfügt, die sie nicht benutzt, weil sie glaubt, deren Gebrauch stehe ihr nicht zu, kann sie auch nicht erkennen, dass sie erfolgreich sein könnte, wenn sie sich dazu entscheiden würde, ihre Fertigkeit zu nutzen. Diese Überzeugung (es steht mir nicht zu) zu diskutieren, würde von den Erfolgen der Patientin ablenken. Das Risiko dafür ist besonders groß, wenn der Therapeut einen Wechsel der Ebene vom Verhalten (das erfolgreich war) auf die kognitiv-emotionalen Ebene vollzieht (wo die Patientin offensichtlich noch Defizite hat). Es ist deshalb sinnvoll, auf die Rückmeldung bezüglich der reinen Beobachtung der Gruppe zurückzugreifen. Dadurch wird festgehalten, dass die Patientin die notwendigen Fertigkeiten hat und der nächste Schritt darin bestehen wird, diese zu nutzen. Wann dieser Schritt erfolgt, ist an dieser Stelle nicht so relevant wie das Feststellen der vorhandenen Fertigkeit.
- Zweite Priorität: Der Therapeut bringt den Erfolg der Patientin mit der Nutzung ihrer Fertigkeiten in Zusammenhang. (Statt einer Diskussion über ihr Recht auf die Nutzung ihrer Fertigkeiten.)
- Dritte Priorität: Zwei sich auf den ersten Blick widersprechende Aussagen (»ich habe kein Recht darauf« und »ich kann erfolgreich sein, wenn ich bestimmte Dinge tue«) werden nebeneinandergestellt. Damit erreicht der Therapeut das

Ziel, Fertigkeiten zu trainieren und er wechselt nicht vom Thema des Übens eines Verhaltens in die abstrakte kognitiv-emotionale Bearbeitung des Problemverhaltens »Selbstunsicherheit«.

Falsche Prioritäten und Interventionen in dieser Situation:

- Die Patientin davon überzeugen wollen, dass sie selbstverständlich bestimmte Rechte hat. Das kann die Patientin vermutlich zu diesem Zeitpunkt nicht sehen. Sie würde ihre Aufmerksamkeit auch nicht auf den Erfolg (Ziel erreicht) lenken können.

Fallbeispiel 14
Frau Murphy nimmt an einer einzelfallorientierten Gruppe teil. Sie benennt in jeder Gruppensitzung als Thema, dass sie sich auch in der Gruppentherapie um ihren Arbeitsplatz Sorgen macht. In der Protagonistenrolle berichtet sie, dass sie seit 20 Jahren in einer Firma arbeitet, dort eine unbefristete Stelle hat. In letzter Zeit haben sich aber Schwierigkeiten mit dem unmittelbaren Vorgesetzten ergeben, der körperlich schwer krank ist und in diesem Zusammenhang launisches Verhalten zeigt. Als Ziel der Therapiesitzung benennt sie, dass sie aufhören möchte, sich Sorgen zu machen. Frau Dr. Kiss fragt: »Frau Murphy, könnten Sie jetzt aufhören, sich Sorgen zu machen?« Patientin: »Nein, ich habe das nicht unter Kontrolle.« Dr. Kiss: »Was passiert, wenn Sie sich gerade Sorgen machen und jemand an der Tür klingelt?« Patientin: »Dann mache ich auf und meine Sorgen sind erst einmal unterbrochen.« Dr. Kiss: »Ich verstehe, es gibt Situationen, in denen Sie das Sich-Sorgen-Machen unterbrechen können. Könnte das etwas damit zu tun haben, wohin Sie Ihre Aufmerksamkeit lenken?« Frau Murphy: »Wenn Sie das so sagen, da könnte etwas dran sein. Ich denke immer, mein Arbeitsplatz ist das Wichtigste, wenn ich nicht daran denke, könnte ich es versäumen, das Problem zu lösen.« Therapeutin: »Könnten Sie die Gruppe dazu nutzen, um sich darin zu üben, ihre Aufmerksamkeit bei den jeweiligen Themen in der Gruppe zu halten? Ich würde Ihnen vorschlagen, dass sie jeweils in der Abschlussrunde auf einer Skala von 0 bis 100 einschätzen, wie gut Ihnen das gelungen ist.«

Kommentar: Sich-Sorgen-Machen ist ein zentrales Symptom von Angststörungen und depressiven Störungen. In der Gruppe wird dies durch repetitive Äußerung von Themen oder Gedanken deutlich, ohne dass eine weitere Bearbeitung erfolgt. Aufmerksamkeitslenkung ist eine wichtige Technik im Umgang mit Sorgen. Die Therapeutin nutzt den Gruppenprozess, um die Aufmerksamkeit von Frau Murphy weg vom Inhalt ihrer Sorgen und hin auf die anderen Teilnehmer der Gruppe zu lenken.

Die Interventionen der Therapeutin erfolgen nach folgenden Prioritäten:

- Erste Priorität: Die Therapeutin hilft Frau Murphy dabei zu erkennen, dass sie in der Lage ist, ihre Sorgen-Gedanken zu unterbrechen. Damit betont sie die

Fertigkeit der Patientin, dass diese ihre Sorgen-Gedanken unter Kontrolle hat und die Entscheidung darüber treffen kann, ob sie den Gedanken folgt oder nicht.
- Zweite Priorität: Jede Gruppentherapiesitzung wird zum Übungsfeld für die Patientin.

Falsche Prioritäten und Interventionen in dieser Situation:

- Die Patientin darin zu unterstützen zu überprüfen, wie berechtigt es ist, sich Sorgen um den Arbeitsplatz zu machen und wie wahrscheinlich es ist, ob ein Ereignis eintrifft oder nicht. (Dadurch würde sie sich den Sorgen-Gedanken noch mehr zuwenden.)
- Die Patientin in dem Versuch, die Sorgen-Gedanken unterdrücken zu wollen, zu unterstützten. (Das würde ebenfalls zu einer Zunahme der Sorgen-Gedanken führen.)

Fallbeispiel 15
Die Therapeutin leitet die Abschlussrunde ein mit der Fragestellung: »Was war für Sie am wichtigsten in der heutigen Gruppensitzung?« Herr Leroy ist als Dritter an der Reihe, er leidet an einer schizoiden Persönlichkeitsstörung und sagt: »Das Thema heute war für mich nicht so interessant. Diese ganzen zwischenmenschlichen Konflikte sind es nicht wert, dass man sich so intensiv um sie kümmert.« Frau Dr. Kiss: »Herr Leroy, mit Ihrer Aussage machen Sie eine globale Abwertung der heutigen Therapiesitzung. In der Abschlussrunde geht es darum, dass jeder Patient sagt, was für ihn heute am wichtigsten war, was jeder aus der heutigen Sitzung profitiert hat. Ich stelle deshalb nochmals die Frage an sie: Was war für *Sie* heute am wichtigsten?«

Kommentar: Herr Leroy verletzt die Gruppenregeln, indem er die vorangegangene Therapiesitzung abwertet. Aufgrund seiner schizoiden Persönlichkeitsstörung ist es für die Therapeutin verständlich, dass er bei Themen über zwischenmenschliche Beziehungen unter Anspannung geraten kann. Dennoch ist es nicht ratsam, ihm die Abwertung der Arbeit des Protagonisten und der Gruppe zu erlauben. Eine Korrektur muss eingefordert werden.

Die Interventionen der Therapeutin erfolgen nach folgenden Prioritäten:

- Erste Priorität: Die Therapeutin stoppt Herrn Leroy und fordert ihn auf, die Abschlussrunde angemessen durchzuführen. Damit stellt sie die kooperative Arbeitshaltung wieder her.
- Zweite Priorität: Die Therapeutin verzichtet darauf, ihm mehr Raum einzuräumen, um seine Schwierigkeiten im Zusammenhang mit zwischenmenschlichen Beziehungen zu erläutern (obwohl seine Bemerkung mit seiner Persönlichkeitsstörung in Zusammenhang steht). Dazu hätte er bereits vor der Abschlussrunde die Gelegenheit ergreifen können, als alle Gruppenmitglieder nach ihrem Bezug zum bearbeiteten Thema gefragt wurden. Ebenfalls kann er seine Schwierig-

keiten im Rahmen einer Einzelarbeit in der Gruppe vorbringen. Dabei kann er dann von der Therapeutin unterstützt werden.

Falsche Prioritäten und Interventionen in dieser Situation:

- Herrn Leroy die Bemerkung durchgehen lassen in der Annahme, dass er aufgrund seiner Persönlichkeitsstörung so handelt.
- Den Patienten fragen, warum er diese Bemerkung gemacht hat. Damit würde er durch ein unerwünschtes Verhalten eine Verstärkung (Raum und Aufmerksamkeit) erhalten.
- Die Therapeutin erklärt der Gruppe, dass Herr Leroy im Rahmen von Verhaltensdefiziten diese Bemerkung gemacht hat. Das mit dieser Intervention verbundene Ziel der Therapeutin ist die Wiederherstellung der instrumentellen Bedingungen. Es ist jedoch aufgrund der expliziten Verletzung der Gruppenregeln kein günstiger Weg, Herrn Leroy in dieser Weise zu entlasten. Gerade weil es sich bei ihm um ein Verhaltensdefizit handelt, ist es wichtig, dass er lernt, ein erwünschtes Verhalten aufzubauen.

Fallbeispiel 16
Während das Thema der Protagonistin bearbeitet wird, schaut Herr Moser unbeteiligt aus dem Fenster. Herr Dr. Stiller spricht ihn direkt an:»Herr Moser, es geht um die Fragestellung, welche Vor- und Nachteile die Entscheidung für eine neue Lehrstelle für Herrn Friedrich mit sich bringt. Ich möchte Sie fragen, was Ihre Meinung hierzu ist.« Herr Moser sagt: »Ich finde die bisherigen Überlegungen sehr interessant und stimme damit überein, was bisher besprochen wurde.«

Kommentar: Der Therapeut hat beobachtet, dass Herr Moser an dem Thema nicht mehr teilhat. Er spricht ihn direkt an, baut ihm eine Brücke und bittet um seine Meinung. Herr Moser kann etwas holperig wieder einsteigen, seine Aufmerksamkeit wird wieder auf das Thema gelenkt. Das Verhalten des Therapeuten ist korrekt, da Herr Moser mental abwesend war, sich aber nicht explizit störend verhalten hat. Aus welchem Grund er sich so verhält, ist zu diesem Zeitpunkt nicht bekannt. Er kann intensiv beteiligt sein, jedoch mehr bezüglich seines eigenen ähnlichen Themas.

Die Interventionen des Therapeuten erfolgen nach folgenden Prioritäten:

- Erste Priorität: Die scheinbare Abwesenheit von Herrn Moser nicht bewertend unterbrechen und ihn zurück zum Thema der Gruppe bringen. Patienten können einen uninteressierten Eindruck machen, wenn sie innerlich stark mit eigenen Prozessen beschäftigt sind. Solange es keine anderweitigen Hinweise gibt, ist es sinnvoll, von wohlwollenden Hypothesen auszugehen und dem Patienten eine Gelegenheit zu geben, zum Thema der Gruppe zurückzufinden. Frühzeitige Intervention ermöglicht eine niedrige Intensität der Intervention. Gleichzeitig lernt die Gruppe, dass der Therapeut alle Teilnehmer der Gruppe ausreichend im Blick hat.

Falsche Prioritäten und Interventionen in dieser Situation:

- Den Patienten nicht ansprechen und dadurch weitere Abwesenheit begünstigen. Der Patient verliert den Kontakt zu den anderen Gruppenteilnehmern, er lernt keine neuen Inhalte, die Abwesenheit kann in eine Dissoziation übergehen, oder der Patient kann im weiteren Verlauf deutliche unerwünschte Verhaltensweisen zeigen.
- Abwarten, dass jemand von den Gruppenteilnehmern das Verhalten des Patienten kommentiert. Die Intensität der Intervention seitens der Gruppenteilnehmer würde deutlich höher sein, die damit verbundenen Emotionen sind häufig Ärger über den Patienten – diese Intervention gefährdet die instrumentellen Gruppenbedingungen. Diese Technik führt vom Thema des Protagonisten gänzlich weg und leitet in eine interaktionsorientierte Gruppenarbeit über.

Fallbeispiel 17
Herr Andersen kommt mit geringer Verspätung in die Gruppensitzung. Er entschuldigt sich, indem er sagt: »Es tut mir leid, ich wurde aufgehalten, meine Therapeutin hatte den Einzelgesprächstermin verschoben.« Herr Frank sagt: »Es gibt immer irgendeinen Grund für Zuspätkommen. Die Gruppenregel ist es, hier pünktlich zu erscheinen. Da müssen wir uns alle dran halten.« Herr Dr. Stiller: »Herr Frank, auch wenn Sie im Recht sind, dass die Gruppenregeln eingehalten werden sollen, ist es wichtig zu hören, dass Herr Andersen seine Verspätung nicht selbst verschuldet hat. Darüber hinaus hat er sich auch entschuldigt und damit die Situation ausreichend geklärt. Ich schlage vor, wir machen mit der Eröffnungsrunde weiter.«

Kommentar: Der Therapeut setzt eine dialektische Strategie ein. Im Raum stehen zwei Wahrheiten, die sich auf den ersten Blick widersprechen. Die Gruppenregel – pünktlich kommen – und die Erklärung von Herrn Andersen, der die Gruppenregel nicht eingehalten hat. Herr Frank hat die Entschuldigung von Herrn Andersen offensichtlich nicht registriert. Der Therapeut bestätigt, dass es wichtig ist, die Gruppenregeln einzuhalten, er weist aber gleichzeitig auch darauf hin, dass der Umgang von Herrn Andersen mit seiner Verspätung nachvollziehbar und korrekt ist. Das Problem mit der Zwanghaftigkeit besteht darin, dass Herr Frank nicht in der Lage ist, auf Ausnahmesituationen flexibel zu reagieren und somit Herrn Andersen nicht zuhören kann. Der Therapeut hilft mit seiner Intervention Herrn Frank, seine Aufmerksamkeit auf die konkrete Situation und die inhaltliche Aussage von Herrn Andersen zu lenken.

Die Interventionen des Therapeuten erfolgen nach folgenden Prioritäten:

- Erste Priorität: Vor dem Hintergrund, dass Herr Andersen sich im Umgang mit seiner Verspätung korrekt verhalten hat, geht es jetzt in erster Linie darum, Herrn Frank darin zu unterstützen, mit Regeln flexibler umzugehen. Ein wichtiges Hilfsmittel dabei: hinhören, was Herr Andersen genau gesagt hat.

Falsche Prioritäten und Interventionen in dieser Situation:

- Herrn Frank darin unterstützen, dass die Regeleinhaltung grundsätzlich den Vorrang hat.
- Den Kommentar von Herrn Frank nicht weiter beachten. Er würde dann nämlich eine sinnvolle Lernsituation nicht nutzen. Beide falschen Prioritäten würden durch Zwanghaftigkeit die Angst in der Gruppe steigern.

Fallbeispiel 18
Die 53-jährige Frau Nowak nimmt an einer störungsspezifischen Gruppe für depressive Patienten teil. Thema der Sitzung ist die Aktivitätenliste. Frau Nowak sagt: »Die ganzen Sachen auf der Liste habe ich schon seit Jahrzehnten nicht mehr gemacht, das werde ich jetzt auch nicht ändern.« Frau Dr. Kiss: »Das klingt nach einem sehr gefestigten Standpunkt. Gibt es da noch Verhandlungsspielraum? Oder wollen Sie sich erst einmal die Erfahrungen der anderen Patienten anhören?«

Kommentar: Die Therapeutin begegnet der Aussage von Frau Nowak mit Humor. Da Frau Nowak an einer Angsterkrankung leidet und über viele Jahre bereits ein Vermeidungsverhalten etabliert hat, ist es nachvollziehbar, dass es ihr schwerfällt, das Vermeidungsverhalten aufzugeben. In diesem Fall bildet die Therapeutin vor dem Hintergrund der Angsterkrankung positive Hypothesen über die Ursachen des Verhaltens der Patientin. Humor ist eine angemessene Form der Angstreduktion.

Die Interventionen der Therapeutin erfolgen nach folgenden Prioritäten:

- Erste Priorität: Durch Humor in der Gruppe bessere Ausgangsbedingungen für den Aufbau von Neugier gegenüber Verhaltensexperimenten schaffen.
- Zweiter Priorität: Mitpatienten fragen, wie es ihnen gelungen ist, die Angst vor der Überwindung des Vermeidungsverhaltens zu begegnen.

Falsche Prioritäten und Interventionen in dieser Situation:

- Frau Nowak mit ihrem Vermeidungsverhalten konfrontieren und zügige Veränderung einfordern.
- Frau Nowak Therapieverweigerung zu unterstellen. Beide Interventionen würden die Angst in der Gruppe steigern und den Aufbau von Veränderung erschweren.

Fallbeispiele 19
Der 30-jährige Herr Günther nimmt an einer störungsspezifischen Gruppe für Patienten mit sozialer Phobie teil. Er hat auf seiner Aktivitätenliste angekreuzt, dass er gerne einen Tanzkurs machen würde. Genauer befragt sagt er: »Ich würde das unheimlich gerne machen, aber wenn ich dann einen Korb bekomme oder meine Tanzpartnerin sich beschwert, weil ich ihr versehentlich auf die Füße getreten bin, dann könnte ich rot werden und das nicht aushalten. Ich kann das nicht machen.« Herr Dr. Stiller: »Einen Korb zu bekommen oder einer Tanzpartnerin auf die Füße zu treten ist tatsächlich keine schöne Sache. Aus der Befürchtung heraus, dass Ihnen genau das passieren könnte, sind Sie auch die letzten 12 Jahre nicht mehr tanzen gegangen. Würden Sie jetzt tanzen gehen, würden Sie tatsächlich dieses Risiko auf sich nehmen. Würden Sie das tun wollen, auch wenn Ihnen das ganz besonders schwerfällt?«

Kommentar: Der Therapeut validiert die Bedenken und Befürchtungen von Herrn Günther. Tatsächlich besteht eine reelle Möglichkeit, dass sich seine Ängste bewahrheiten könnten. Bei der Intervention geht es darum, dass der Patient die Bereitschaft entwickelt, das Risiko einzugehen, genau die befürchtete Erfahrung zu machen.

Die Interventionen des Therapeuten erfolgen nach folgenden Prioritäten:

- Erste Priorität: Realistische Befürchtungen validieren und Risikobereitschaft aufzubauen. Dabei erhält Herr Günther die Möglichkeit zu lernen, dass der Weg der Veränderung mit der Bereitschaft verbunden ist, seinen Ängsten tatsächlich zu begegnen.

Falsche Prioritäten und Interventionen in dieser Situation:

- Herrn Günther zu überzeugen versuchen, dass das Risiko »eigentlich« klein ist (Invalidierung).

Fallbeispiel 20
In einer transdiagnostischen Gruppe benennt Herr Almeida immer wieder Themen, die ihn beschäftigen. Jedes Mal entscheidet er, sein Thema nicht zu bearbeiten. Nach mehreren Sitzungen sagt Frau Dr. Kiss: »Herr Almeida, Sie haben sich in mehreren Therapiesitzungen in der Eröffnungsrunde mit einem Thema, das Sie beschäftigt, aktiv beteiligt. Sie haben sich dann jedes Mal dazu entschieden, Ihr Thema nicht zu bearbeiten. Was müsste in der Gruppe passieren, damit Sie eines der benannten Themen ausführlich bearbeiten könnten?« Herr Almeida: »Ich müsste ganz sicher sein, dass ich den anderen vertrauen kann.« Dr. Kiss: »Misstrauen Sie in diesem Fall der gesamten Gruppe oder gibt es Einzelne, denen Sie misstrauen?« Herr Almeida: »Ich weiß das nicht genau, ich bin einfach vorsichtig.« Dr. Kiss: »Herr Almeida, ich möchte Sie bitten, jeden aus der Gruppe anzusehen, und zu überprüfen, ob Sie diesem

Gruppenmitglied vertrauen können. Nehmen Sie sich so viel Zeit, wie Sie brauchen, und ich werde Sie nach dem Ende der Eröffnungsrunde fragen, wie sich das auf Ihre Befürchtungen ausgewirkt hat.«

Kommentar: Herr Almeida wird von der Therapeutin in die Situation gebracht, ein globales Misstrauen auf der Ebene der Mitglieder der Gruppentherapie zu überprüfen. Ihre Hypothese ist, dass die Problematik aufgrund der Tendenz von Herrn Almeida entstanden ist, anderen Menschen gegenüber übertrieben misstrauisch zu sein. Seine Problematik bleibt durch seine Vermeidung des Kontakts mit den anderen Gruppenmitgliedern erhalten. Die Strategie, ihn mit jedem einzelnen Gruppenmitglied in Kontakt zu bringen, um seine Befürchtungen zu überprüfen, ist zentral, da auf dieser Art das Vermeidungsverhalten unterbrochen wird.

Die Interventionen der Therapeutin erfolgen nach folgenden Prioritäten:

- Erste Priorität: Die Therapeutin weiß aus der Erfahrung der Zusammenarbeit mit dieser Gruppe, dass es sich um eine funktionsfähige Gruppe handelt, in der die instrumentellen Gruppenbedingungen ausreichen etabliert sind. Das ist eine Voraussetzung, um die hier beschriebene Intervention durchführen zu können.

Falsche Prioritäten und Interventionen in dieser Situation:

- Herrn Almeida mit seinem Misstrauen alleine lassen und ihm keinen Weg bahnen, in der Gruppe aktiv ein eigenes Thema zu bearbeiten.
- Herrn Almeida verpflichten, sein Thema zu bearbeiten, da alle Gruppenteilnehmer in die Protagonistenrolle gehen müssen.
- Aufgrund des Misstrauens von Herrn Almeida die Funktionsfähigkeit der Gruppe infrage zu stellen.

Fallbeispiel 21
In einer transdiagnostischen Gruppe benennt Frau Garcia das Thema »Beziehung zu meinem Vater«. In der Protagonistenrolle gibt sie das Ziel an, eine Entscheidung darüber zu treffen, wie sie den Kontakt zu ihrem Vater gestalten soll. Sie möchte zunächst etwas zu der Vorgeschichte erzählen, das ihre Entscheidung beeinflusst. Sie sagt: »Mein Vater bemüht sich heute sehr um Kontakt mit mir. Es fällt mir jedoch schwer, auf seine Angebote einzugehen. Er hat mich als Kind schlecht behandelt. Mein Vater hatte ein ausgeprägtes Alkoholproblem. Meine Geschwister und ich hatten bereits Angst, wenn wir wussten, dass er nach Hause kommen wird. Er war in der Regel angetrunken, stritt sich mit meiner Mutter, dann war einer von uns ›fällig‹. Der Abend endete in einer Prügelszene. An eine Situation erinnere ich mich besonders: Obwohl ich eine gute Schülerin war, hatte ich eine Arbeit ›verhauen‹ und eine schlechte Note nach Hause gebracht. Mein Vater war wie immer angetrunken. Er wurde unheimlich wütend und fing an mich zu beschimpfen mit Worten wie ›faule Sau‹ und ›Versagerin‹. Als ich ihm sagte, dass es mir leidtut, wurde er noch wütender

und fing an mich zu schlagen. Schließlich holte er seinen Gürtel aus der Hose und prügelte mit der Gürtelschnalle auf mich ein. Erst dann griff meine Mutter ein ...«

Frau Dr. Kiss beobachtet, dass die Gruppe unruhig wird. Einige Patienten haben Tränen in den Augen. Frau Garcia jedoch berichtet, ohne äußerlich emotional bewegt zu wirken. Die Therapeutin unterbricht Frau Garcia in ihren Erzählungen: »Frau Garcia, was Sie erzählen, macht mich sehr traurig. Ich sehe auch einige Gruppenmitglieder, die ebenfalls sehr traurig wirken. Sie dagegen berichten ganz ruhig über die schlimmen Vorkommnisse, die Sie erlebt haben. Ich könnte mir vorstellen, dass die Jahre im Beisein Ihres Vaters Ihnen die Möglichkeit genommen haben, Ihre Gefühle anderen zu zeigen. Kann es sein, dass Sie sich während Ihres Berichts auch traurig fühlen, Angst oder Ärger empfinden?«

Frau Garcia sagt: »Tatsächlich empfinde ich keine Emotionen, wenn ich das berichte. Sie haben wahrscheinlich recht. Meine Gefühle zu spüren und zu zeigen, war im Beisein meines Vaters immer gefährlich. Ich bin eher traurig darüber, dass ich heute nicht in der Lage bin, meine Gefühle wahrzunehmen oder sie anderen zu zeigen. Es kostet mich unheimlich viel Kraft, hier in der Gruppe zu berichten. Es würde mir Angst machen, wenn ich meine Gefühle auch spüren würde.«

Dr. Kiss: »Vor dem Hintergrund dessen, was Sie in Ihrer Kindheit erlebt haben, kann ich gut verstehen, dass Gefühle wahrnehmen, ausdrücken und sie anderen mitteilen Ihnen sehr schwerfällt. Vielleicht gibt es irgendetwas, was die Gruppe und ich tun könnten, damit Sie sich trauen, Ihren Gefühlen näherzukommen?«

Frau Garcia: »Vielleicht müsste ich sicher sein, dass die anderen mich deswegen nicht ablehnen oder bestrafen.«

Dr. Kiss: »Möchten Sie sich einmal in der Gruppe umschauen, mit den anderen Blickkontakt aufnehmen und überprüfen, wie es den anderen im Moment geht?«

Frau Garcia: »Ja, das kann ich machen.« Sie nimmt Blickkontakt auf und sagt: »Ich glaube, die sind traurig.«

Therapeutin: »Wenn Sie das so wahrnehmen, wie wirkt sich das auf Ihre Befürchtung aus, dass Sie abgelehnt oder bestraft werden könnten?«

Frau Garcia: »Das wird weniger.«

Dr. Kiss: »Möchten Sie die anderen fragen, wie es ihnen damit geht, was Sie berichtet haben?«

Patientin sagt: »Ja, das will ich wissen.«

Zwei Mitpatientinnen melden sich spontan und sagen nacheinander: »Ich bin total traurig und ich würde Dir wünschen, dass Du Deine Gefühle mehr wahrnehmen kannst.« »Ich bin mir ganz sicher, es wird Dich hier niemand ablehnen, wenn Du Deine Gefühle zeigst.«

Therapeutin: »Frau Garcia, glauben Sie das, was Ihnen die Mitpatientinnen sagen?«

Frau Garcia: »Ja, das glaube ich.«

Therapeutin: »Frau Garcia, mögen Sie vielleicht die Augen schließen und weiter von Ihrem Zusammenleben mit Ihrem Vater erzählen, vielleicht ist es Ihnen dabei auch möglich, Ihren Atem nicht anzuhalten, sondern dabei ganz bewusst in den Bauch zu atmen.«
Frau Garcia schließt die Augen. Sie wird ganz still und macht einige tiefe Atemzüge. Sie sagt: »Es war schrecklich« – und beginnt zu weinen.

Kommentar: Die Patientin gibt als Ziel an, dass Sie sich entscheiden möchte, wie sie die heutige Beziehung zu ihrem Vater gestalten möchte. Es ist ihr zunächst wichtig, die Gruppe über die Vergangenheit mit ihrem Vater zu informieren. Dabei ist sie nicht in der Lage, ihre Emotion zuzulassen. Die Therapeutin beobachtet, dass die Patientin während des Berichts dissoziiert. Die emotionale Betroffenheit in der Gruppe nimmt zu und die Therapeutin unterbricht die Patientin, um eine Nähe zwischen ihr und der Gruppe herzustellen und die Dissoziation zu beenden. Indem es der Patientin gelingt, die Dissoziation aufzuheben, kann sie ihre Gefühle zulassen. Dadurch entsteht nicht nur Kontakt zu ihren Emotionen, sondern auch zu den Mitpatienten, die ihre Trauer und Angst teilen. Sie fühlt sich aus der Gruppe nicht mehr ausgeschlossen, und es wird ihr möglich, Emotionen wahrzunehmen und zu weinen. Ein wichtiger Schritt ist dabei die Lenkung der Aufmerksamkeit der Patientin durch die Therapeutin. Diese unterbricht den Bericht der Patientin zunächst durch eine Selbstöffnung und benennt ihren eigenen emotionalen Zustand, dann lenkt sie die Aufmerksamkeit der Patientin auf die Wahrnehmung des emotionalen Zustands der Gruppe und schließlich zurück auf ihre Atmung und damit zu ihren Emotionen.

Die Interventionen der Therapeutin erfolgen nach folgenden Prioritäten:

- Erste Priorität: Wenn ein Teilnehmer der Gruppentherapie dissoziiert, dann muss dieser Prozess immer gestoppt werden. Hätte die Therapeutin das nicht getan, dann hätte die Protagonistin mit ihrem Bericht die Gruppe durch das Aufzählen der Grausamkeiten des Vaters überfordert. Die Folge solcher Überforderungssituationen ist immer eine Beschädigung der instrumentellen Bedingungen. Angst steigt in der Gruppe auf, Ärger kann entstehen. Im günstigen Fall richtet sich der Ärger gegen den Täter, im ungünstigen Fall gegen die Protagonistin oder gegen die Therapeutin.
- Zweite Priorität: Eine geschickte, validierende, einfühlsame Unterbrechung der Protagonistin ist notwendig. Die Therapeutin tut dies in dem Beispiel mit der Technik der Selbstöffnung. Sie spricht die Emotionen an, als wären es ihre eigenen. Das kann sie tun, wenn sie diese Emotionen wahrnimmt, oder nachdem sie beobachtet hat, dass die Gruppenmitglieder diese Emotionen zeigen. Dabei kommt es nicht zwangsläufig darauf an, dass die Therapeutin tatsächlich die Emotionen erlebt. Gelegentlich ist es erforderlich, aus der professionellen Haltung heraus Emotionen zu benennen, die in der Situation beobachtbar sind oder sich logisch aus dem Bericht der Protagonistin ergeben. Die Technik der Selbstöffnung dient der Fortführung des erwünschten Therapieprozesses

und muss nicht immer ein Eingeständnis der eigenen Emotionen sein. Eine Alternative ist es, Emotionen an dieser Stelle als Hypothesen zu formulieren, zum Beispiel; »Wenn ich Ihnen zuhöre, kann mir vorstellen, dass Sie sehr einsam waren«
- Dritte Priorität: Herstellen der Beziehung zwischen der Protagonistin und der Gruppe. Um sowohl die Protagonistin, als auch die Gruppe zu entlasten, ist es wichtig, an dieser Stelle einen Kontakt zwischen ihnen herzustellen. Die Gruppe ist durch den Bericht der Patientin nachvollziehbar angespannt. Die Patientin könnte zu starke Schamgefühle entwickeln, wenn sie nicht die Gelegenheit bekäme, mit der Gruppe die Emotionen zu teilen.
- Vierte Priorität: Zurück zur Patientin. Bei ihren Emotionen muss die Fortführung der Einzelarbeit erfolgen, damit sie ihre Protagonistenrolle behält und die Sitzung bis zum gewünschten Ziel der Patientin fortgeführt werden kann.

Falsche Prioritäten und Interventionen in dieser Situation:

- Die Patientin damit konfrontieren, dass sie ohne emotionale Beteiligung berichtet.
- Die Patientin unterbrechen und sie auf die Einzeltherapie verweisen, weil die Intensität der Emotionen die Gruppe sprengt.
- Die Patientin weiterreden lassen, ohne die steigende Emotionalität in der Gruppe zu beachten.
- Es zulassen, dass jemand von den Mitpatienten die Patientin damit unterbricht, dass die Emotionalität für ihn nicht mehr auszuhalten ist.
- Das Aufgreifen der Sekundäremotion Ärger über das, was der Vater getan hat. Wenn die Therapeutin in den Ablauf nicht angemessen eingreift, kann in der Gruppe Ärger über das entstehen, was der Patientin angetan wurde. Dabei handelt es sich um eine Sekundäremotion, die insgesamt leichter auszuhalten ist, die Bearbeitung kann aber in eine ungünstige Richtung abgleiten. Die Patientin kann nämlich nur über das Benennen der primären Emotionen validiert und aus der Dissoziation herausgebracht werden. Wird die Bearbeitung von Ärger zu diesem Zeitpunkt vorgenommen, so könnte die Patientin trotz der schlimmen Erfahrungen ihren Vater in Schutz nehmen. Das Ziel der Patientin für die Sitzung ließe sich dann nicht erreichen. Zumindest muss aufgrund der Eingangsfrage (Wie soll ich die Beziehung zu meinem Vater gestalten?) eine erst einmal unvoreingenommene Haltung gegeben sein. Eine vorschnelle Festlegung der Haltung gegenüber dem Vater durch die Emotion »Ärger« kann die Entscheidungsfreiheit der Patientin beeinträchtigen.

Fallbeispiel 22
In einer störungsspezifischen Gruppe für Angstpatienten stellen die Therapeuten gerade das Rational für die Expositionsbehandlung und den Verzicht auf Sicherheitsverhalten vor. Frau Szabo sagt: »Ohne meinen Talisman mache ich das nicht. Seitdem ich von meinem Geistheiler den Talisman bekommen habe, geht es mir deutlich besser, warum soll ich darauf verzichten?« Frau Dr.

Kiss: »Angesichts Ihrer Erfahrung, dass Sie mit dem Talisman weniger Angst hatten, ist es logisch, dass Sie ungern auf ihn verzichten wollen. Jeder, der Angst davor hat etwas zu tun, was ihm wichtig ist, würde Hilfestellungen sicherlich in Anspruch nehmen. Die Frage für mich ist: ›Wie konnten Sie wissen, dass der Talisman Ihnen helfen wird, Ihre Angst zu reduzieren, bevor Sie ihn das erste Mal eingesetzt haben?‹ Frau Szabo: »Daran habe ich ganz fest geglaubt« Dr. Kiss: »Könnte es sein, dass der Glaube daran, dass der Talisman hilft, weniger Angst zu haben, Ihre Bereitschaft erhöht hat, das Experiment zu wagen und über die Brücke zu gehen?« Frau Szabo: »Ja, ganz bestimmt, das hat geholfen!« Dr. Kiss: »Ja toll, das stimmt genau damit überein, was die psychologische Forschung sagt. Die Bereitschaft, schwierige Situationen auf sich zu nehmen, ist ein entscheidender Faktor bei einer Exposition. Könnten Sie sich vorstellen, noch ein Experiment dazu zu wagen?« Frau Szabo: »Wollen Sie mich jetzt reinlegen?« Dr. Kiss lächelt und sagt: »Natürlich nicht, aber ich würde Ihnen ein Experiment vorschlagen wollen.« Frau Szabo: »Was denn?« Dr. Kiss: »Die Bereitschaft aufzubringen, über eine Brücke zu gehen und den Talisman vorher mir zu geben. Dabei wäre es aber wichtig, genau so viel Bereitschaft zu haben, als hätten Sie den Talisman dabei. Würden Sie das ausprobieren, auch wenn Sie sehr viel Angst haben?«

Kommentar: Die Therapeutin validiert das Sicherheitsverhalten der Patientin. Sie kommentiert es nicht-bewertend im Sinne psychologischer Forschung. Sie bietet ein neues Erklärungsmodell an (Bereitschaft), schlägt der Patientin ein Experiment vor, lässt ihr aber auch Entscheidungsfreiheit.

Die Interventionen der Therapeutin erfolgen nach folgenden Prioritäten:

- Erste Priorität: Menschen mit Persönlichkeitsstörungen haben gelegentlich eigenartige Erklärungen für ihr Sicherheitsverhalten. Diese Patientin hat den Glauben an einen Talisman, den sie bei einer direkten Aufforderung nicht abgeben würde. Die erste Priorität besteht darin, weiterhin am Thema »Vorbereitung und Durchführung einer Expositionsübung« zu bleiben.
- Zweite Priorität: Das magische Denken der Patientin kann in der störungsspezifischen Gruppe nicht ausführlich thematisiert werden. Vor dem Hintergrund der Persönlichkeitsstörung würde das einen längeren Prozess erforderlich machen. Es ist deshalb wichtig, den Schwerpunk der Sitzung nicht in Richtung des Themas »Sinnhaftigkeit eines Talismans« zu lenken.

Falsche Prioritäten und Interventionen in dieser Situation:

- Darstellung, als sei der Gaube an einen Talisman kindisch (Invalidierung). Natürlich ist das Auslachen von Gruppenmitgliedern immer mit einer starken Beschädigung der instrumentellen Gruppenbedingungen verbunden. In den Fällen, in denen es um magisches Denken geht (wie in diesem Beispiel), kann

es auch ohne böse Absicht vorkommen, dass jemand lacht. Dennoch fühlt sich das betroffene Gruppenmitglied verletzt und ausgeschlossen.
- Die Patientin von der Expositionsübung ausschließen.

Fallbeispiel 23
In einer einzelfallorientierten Gruppe bearbeitet Frau Berger in der Protagonistenrolle einen Partnerschaftskonflikt. Sie bittet die Gruppe um Rückmeldung bezüglich ihres Kommunikationsverhaltens, nachdem sie eine typische Konfliktsituation in einem Rollenspiel dargestellt hat. Frau Larsen, eine Mitpatientin, sagt: »Kein Wunder, dass Du Deine Wünsche an Deinen Mann nicht rüberbringen kannst. Du bist Fisch und er Jungfrau. Da stimmen die Schwingungen nicht.« Frau Dr. Kiss sagt: »Frau Larsen, welche Verhaltensbeobachtung haben Sie dazu genau gemacht?«

Kommentar: Frau Larsen hat eine Persönlichkeitsstörung, die stark durch magisches Denken geprägt ist. Die Therapeutin hilft ihr dabei, ihre Beobachtungen auf die Verhaltensebene zu bringen. Die magische und dadurch unverständliche Beschreibung wird nicht weiter thematisiert.

Die Interventionen der Therapeutin erfolgen nach folgenden Prioritäten:

- Erste Priorität: Beibehalten der Rückmeldung an die Protagonistin, indem die genaue Verhaltensbeobachtung in den Vordergrund gerückt wird.

Falsche Prioritäten und Interventionen in dieser Situation:

- Die Patientin darauf aufmerksam machen, dass sie in einer für die meisten Menschen nicht ausreichend verständlichen Sprache der Esoterik kommuniziert.

Fallbeispiel 24
Herr Marino nimmt an einer stationären gemischten (Frauen und Männer) störungsspezifischen Gruppe für Patienten mit einer Borderline-Persönlichkeitsstörung teil. Neben der Borderline-Persönlichkeitsstörung ist bei ihm auch eine schizotype Persönlichkeitsstörung diagnostiziert. Herr Marino fällt durch ungewöhnliche Kleidung auf. In der heutigen Sitzung ist er neu mit metallenen Netzhandschuhen und einem Stachelhalsband (aus dem Hundebedarf) gekleidet. Herr Dr. Stiller: »Herr Marino, Sie haben heute eine ungewöhnliche Kleidung an. Sie haben in der Gruppe schon einmal berichtet, dass Sie ungewöhnliche Kleidung besonders schätzen. Vor diesem Hintergrund kann ich Ihr heutiges Outfit einordnen. Gleichzeitig sehe ich, dass die Aufmerksamkeit der Gruppe sehr stark auf Ihre Kleidung ausgerichtet ist. Ich möchte Sie deshalb bitten, sich noch einmal umzuziehen und in einer ganz gewöhnlichen Alltagskleidung zurückzukommen.«

Kommentar: Der Therapeut ist sich darüber im Klaren, dass Herr Marino ein Recht darauf hat, sich zu kleiden, wie er will. Gleichzeitig betrachtet er auch die sozialen

Auswirkungen auf die Gruppe und den langfristig ausschließenden Effekt, den das Verhalten des Patienten bezüglich der Alltagsgemeinschaft mit anderen Menschen mit sich bringt. Der Patient sucht eine Arbeitsstelle und hat trotz guter Zeugnisse aufgrund seines Aussehens bereits mehrere Ablehnungen erfahren. Ausschlaggebend für die Entscheidung des Therapeuten, den Patienten zu bitten, sich umzuziehen, ist die starke Aufmerksamkeitsfokussierung und die damit verbundene Ablenkung von den eigentlichen Therapieinhalten. Mit der Intervention stellt der Therapeut die erforderliche kooperative Arbeitshaltung wieder her. Die weitere Bearbeitung der Kleidungspräferenzen des Patienten erfolgt in der Einzeltherapie (das ist kein Thema für die störungsspezifische Gruppe). In einer einzelfallorientierten Gruppe könnte dieses Thema mit dem Patienten auch innerhalb der Gruppe in der Rolle des Protagonisten bearbeitet werden.

Die Interventionen des Therapeuten erfolgen nach folgenden Prioritäten:

- Erste Priorität: Den Kleidungsstil des Patienten mit den Auswirkungen auf sein soziales Umfeld in Beziehung bringen.
- Zweite Priorität: Das Erlernen von sozial angemessenem Verhalten und das Tragen von passender Kleidung sind für den Patienten langfristig notwendig, damit er seine Ziele (Lehrstelle) erreichen kann.

Falsche Prioritäten und Interventionen in dieser Situation:

- Den Kleidungsstil des Patienten übersehen. Wenn wir davon ausgehen, dass die Verhaltenstherapie die Aufgabe hat, Patienten dazu zu befähigen, außerhalb eines therapeutischen Settings erfolgreich zu sein, dann ist es unbedingt notwendig, während der Therapie Verhaltensweisen zu vermitteln, die nicht nur innerhalb einer therapeutischen Einrichtung akzeptiert werden, sondern sich auch außerhalb als angemessen und zielführend erweisen. Wenn der Patient eine Lehrstelle möchte, braucht er die Bereitschaft, sich so zu kleiden, dass er damit die Wahrscheinlichkeit steigern kann, eine Lehrstelle zu bekommen. Dazu gehört in diesem Fall eine angemessene Alltagskleidung.

Fallbeispiel 25
In einer störungsspezifischen Gruppe wird zurzeit das Modul interpersonelle Fertigkeiten bearbeitet. Frau Winkler, die an einer Borderline-Persönlichkeitsstörung und einer schizotypen Persönlichkeitsstörung leidet, bietet sich an, an einem Rollenspiel teilzunehmen. Nach der Erarbeitung des Skripts für ein Rollenspiel zum Thema »Einen Wunsch vorbringen«, soll dieses umgesetzt werden. Frau Winkler schätzt den Schwierigkeitsgrad des Rollenspiels auf 6 (Skala 1 bis 10). Dann zieht Frau Winkler einen Zettel aus der Tasche und schlägt vor, zunächst ein Gedicht vorzulesen. Herr Dr. Stiller: »Ihr Vorschlag überrascht mich jetzt. Warum möchten Sie das machen?« Frau Winkler: »Ich finde, dass Gedichte dabei helfen, Dinge besser voranzubringen.« Dr. Stiller: »Ich verstehe, Sie denken, das Gedicht würde bei der Umsetzung des Rollenspiels helfen.« Frau

Winkler: »Ja, genau!« Dr. Stiller: »Vorhin haben Sie den Schweregrad auf 6 eingeschätzt. Das ist ein guter Bereich, um Rollenspiele effektiv zu üben. Ich schlage vor, dass Sie das Rollenspiel zuerst üben und vor der Abschlussrunde das Gedicht vorlesen.«

Kommentar: Auf den Vorschlag der Patientin, ein Gedicht vorzulesen, reagiert der Therapeut zunächst mit Überraschung (Selbstöffnung). Er fragt die Patientin nach der Motivation ihres Verhaltens. Dies ist sinnvoll, da auf diesem Weg auch für die Gruppe das auffällige Verhalten nachvollziehbar wird. Er validiert das Verhalten der Patientin, bleibt jedoch bei der Durchführung der Aufgabe. Den Wunsch, das Gedicht vorzulesen, ordnet er in einen anderen Kontext ein.

Die Interventionen des Therapeuten erfolgen nach folgenden Prioritäten:

- Erste Priorität: Das magische Denken der Patientin wird nicht inhaltlich thematisiert. Das würde den Rahmen der störungsspezifischen Gruppe sprengen.
- Zweite Priorität: Fortführen des Aufbaus der Verhaltensfertigkeit. Da der Schweregrad im angemessenen Bereich liegt, sind weitere Handlungen (z. B. zur Angstreduktion) nicht erforderlich.

Falsche Prioritäten und Interventionen in dieser Situation:

- Dem Gedicht-Vortrag Vorrang vor dem Üben der Fertigkeiten einräumen.

4 Fragen von Gruppentherapeuten aus der Praxis

1. **Welche Terminfrequenz ist bei der Gruppentherapie pro Woche günstig (2 x; 3 x; 4 x; 5 x)?**
   Verhaltenstherapeutische Gruppen sollten zusammen mit Einzeltherapien angeboten werden. Dabei dient die Einzeltherapie häufig der Vorbereitung und Unterstützung der einzelfallorientierten Gruppentherapie sowie der Vertiefung und individuellen Bearbeitung der Themen aus den störungsspezifischen Gruppen. Die Dauer einer Sitzung beträgt 90 bis 100 Minuten. Vor diesem Hintergrund ist eine Frequenz von 2- oder 3-mal pro Woche sinnvoll.

2. **Sollten problematische Patienten aus der Gruppe ausgeschlossen werden?**
   Der Ausschluss problematischer Patienten kann bei störungsspezifischen Gruppen eine angemessene Lösung sein. Diese Gruppen sind so konzipiert, dass die teilnehmenden Patienten durch Informationsvermittlung Experten ihrer Erkrankung werden können. Die Gruppen sind manualisiert und richten sich an Patienten mittleren Schweregrades ohne ausgeprägte Komorbidität. Es wird dabei vorausgesetzt, dass die Teilnehmer die üblichen Standards der sozialen Interaktion befolgen können. Patienten, die damit überfordert sind, und im Besonderen jene, die ihre Mitpatienten oder die Therapie stören, können von der Teilnahme ausgeschlossen werden. Günstig ist es, wenn die Gruppenleiter maßgeblich in diese Entscheidung mit einbezogen werden. Sie können am besten das Verhalten der Patienten in der Gruppe und mögliche Auswirkungen auf die instrumentellen Gruppenbedingungen beurteilen.
   In transdiagnostischen Gruppen können Patienten, die störendes Problemverhalten zeigen, nicht ausgeschlossen werden. Diese Gruppen sind dadurch gekennzeichnet, dass alle Teilnehmer integriert werden müssen. Es ist die Aufgabe des Therapeuten, über den Aufbau instrumenteller Gruppenbedingungen und Verstärker (positive und negative Konsequenzen) unerwünschtes Verhalten zu reduzieren.

3. **Strikte Trennung zwischen Gruppenleiter und beobachtendem Co-Therapeuten oder »gleichberechtigtes« Zusammenspiel?**
   Ein Gruppenteilnehmer, der primär beobachtet, ist nicht günstig. Das kann verunsichern und dadurch Angst und Scham bei den Patienten auslösen oder verstärken. Eine schweigende Person des Behandlungsteams in der Gruppensitzung ist auch ein schlechtes Modell für die Gruppenarbeit generell. Gruppen zu beobachten und erst nach Abschluss der eigentlichen Sitzung Feedback zu geben (den Patienten oder dem Leiter) ist eine Technik aus den interaktions-

orientierten Gruppen (TP) und für verhaltenstherapeutische Gruppen nur unter festgelegten Regeln zielführend. Wenn zwei Leiter in der Gruppe sind, dann ist es am günstigsten, eine Aufgabenteilung vorzunehmen. Derjenige, der die weniger aktive Rolle einnimmt, kann die Struktur der Sitzung vorgeben, indem er die Eröffnungs- und die Abschlussrunde durchführt. Wenn zwei Therapeuten gleichzeitig in der Bearbeitungsphase aktiv sind, dann ist eine eingeübte Zusammenarbeit Grundvoraussetzung, damit die Gruppe nicht durch unterschiedliche Schwerpunktsetzungen irritiert wird.

4. Störungsspezifische Gruppen – Vor- und Nachteile
Allgemeine Charakteristika störungsspezifischer Gruppen:
- Eng umschriebenes Störungsbild
- Konkrete Behandlungsschritte
- Handlungsrelevante Therapieanweisungen
- Therapeut in der Dozentenrolle
- Hausaufgaben
- Einzelne Bausteine können auch für sich angewandt werden
- Komorbide Störungen können schwer oder gar nicht integriert werden
- Individuelle Bedürfnisse und Anliegen der Patienten sprengen den Rahmen (müssen vernachlässigt werden)

Vorteile:
- Evidenzbasiert (überwiegend)
- Homogene Gruppe
- Festgelegte Struktur erhöht die Effektivität
- Verminderung von Therapeutenfehlern durch die Manualisierung
- Ökonomisch
- Patienten profitieren mit mittlerer bis hoher Effektstärke
- Gute Orientierung für wenig erfahrene Therapeuten (Transfer/Sicherheit)

Nachteile:
- Blickrichtung häufig einseitig auf Probleme, Defizite und Krankheitssymptome zentriert
- Mögliches Ungleichgewicht, wobei der Therapeut als Experte und der Patient als Empfänger (Kranker oder Konsument) auftritt
- Überwiegend Techniken der zweiten Welle der Verhaltenstherapie

5. Wie ist die Struktur einer transdiagnostischen Gruppe?
- Eröffnungsrunde (5 bis 10 Minuten je nach Gruppengröße) mit dem Ziel der Themensammlung
- Themenauswahl mit dem Ziel, den Protagonisten zu benennen
- Platzwechsel des Therapeuten (er setzt sich zum Protagonisten)
- Beginn der Einzelarbeit in der Gruppe
  - Bestimmen des Therapieziels für die Sitzung (Protagonist und Therapeut)
  - Bestimmen der Art der Unterstützung durch den Therapeuten und die Gruppe

– Bearbeitungsphase: Protagonist steht im Mittelpunkt. Therapeut achtet darauf, dass das Ziel des Protagonisten mit den vereinbarten Techniken verfolgt wird.
- Abschluss der Bearbeitungsphase
  – Therapeut überprüft, inwieweit das Ziel des Protagonisten erreicht wurde
  – Einbeziehung der Gruppe
  – Rückmeldungen an den Protagonisten: Therapeut achtet auf die Einhaltung der Feedback-Regeln, ggf. eigener Bezug der Gruppenteilnehmer zum behandelten Thema
- Abschlussrunde: »Was war für mich heute am wichtigsten?«

6. **Wie sollen bestimmte Inhalte für störungsspezifische Gruppen aufbereitet werden? Ist »Frontalunterricht« sinnvoll? Wie viel aktive Beteiligung kann gefordert werden?**
Bei der Durchführung einer störungsspezifischen Gruppe kann auch »Frontalunterricht« als Technik eingesetzt werden. Hier ist die Aufgabe des Therapeuten mit der Arbeit eines guten Dozenten zu vergleichen. Er vermittelt Fachwissen aus einem vorliegenden Manual, das ihm als Hilfestellung dient. Verwenden kann er Handouts, Flipchart, Video, Hausaufgaben, Diskussion und Beispiele der Teilnehmer. Bei klarer Zielorientierung kann er auch eigene Beispiele berichten. Bei diesen Beispielen ist darauf zu achten, dass sie nicht mit einer übermäßigen Selbstöffnung verbunden sind, denn das würde die instrumentellen Gruppenbedingungen beschädigen. Ebenfalls können Beispiele der Teilnehmer den Wunsch nach der Bearbeitung individueller Themen fördern, was jedoch in diesen Gruppen nicht stattfinden kann. Die Therapeuten müssen in solchen Fällen auf die Einzeltherapie verweisen. In störungsspezifischen Gruppen geht es darum, von den Teilnehmern eine angemessene Arbeitshaltung einzufordern. Bei besonders ängstlichen Patienten ist dies oft schon durch aufmerksames Zuhören, Erledigen der Hausaufgaben, Verzicht auf störendes Verhalten und pünktliches Erscheinen gegeben. Eine weitere aktive und lebendige Beteiligung von diesen Patienten einzufordern, könnte sie ängstigen und damit die instrumentellen Bedingungen beschädigen.

7. **Wie lenke ich die Aktivität der anderen Gruppenteilnehmer, während der Protagonist sein Thema bearbeitet?**
Folgende Strukturen schaffen günstige Voraussetzungen für eine angemessene Mitarbeit der anderen Gruppenteilnehmer:
- Die Entscheidung darüber, wer der Protagonist wird, wird nach fest etablierten Regeln in der Eröffnungsrunde durchgeführt.
- Mit dem Protagonisten werden das Ziel und die Technik zur Zielerreichung festgelegt, die Teilnehmer der Gruppe werden noch einmal darauf hingewiesen, welches Ziel angestrebt wird und welche Technik zum Einsatz kommen wird.
- Die Art der Beteiligung der Gruppe bzw. die Aufgabe der Mitpatienten wird bei der Bestimmung der Technik zur Zielerreichung benannt, Aufgaben und Rollen (falls Mitspieler erforderlich sind) werden an die Teilnehmer der

Gruppe verteilt.

Nach dieser sorgfältigen Vorbereitung können wir von allen Teilnehmern der Gruppe erwarten, dass sie eine angemessene Arbeitshaltung einnehmen und den Protagonisten in der festgelegten Art unterstützen. Im Folgenden muss der Therapeut darauf achten, dass durch die Arbeit mit dem Protagonisten keine Überforderung der Gruppenteilnehmer entsteht. Überforderung entsteht beispielsweise durch zu intensive Emotionalität (z. B. der Protagonist zeigt übermäßige Selbstöffnung, indem er ausführlich von traumatischen Erlebnissen berichtet, monologisiert, aggressiv ist oder klagt, ohne Veränderung in Erwägung zu ziehen).

Die grundsätzliche Haltung des Therapeuten ist, dass, wer sich in der Eröffnungsrunde exponiert hat und jetzt als Protagonist sein Thema bearbeitet, ein Recht auf Unterstützung durch die Gruppenteilnehmer hat. Der Protagonist ist nicht für die Gruppe da, sondern die Gruppe ist dafür da, dass der Protagonist das Therapieziel der Sitzung erreicht. Nur über diesen Weg kann eine angemessene Arbeitshaltung in der Gruppe entstehen und die Arbeit in der Gruppe als hilfreich und nützlich angesehen werden. Dazu kann es auch erforderlich sein, störenden Patienten eine Korrektur ihres Verhaltens abzuverlangen.

8. **Welcher Beginn ist sinnvoll in der Gruppe? Das Blitzlicht – oder gibt es weitere Möglichkeiten?**

Obwohl sich das »Blitzlicht« zur Eröffnung und zum Abschluss einer Gruppensitzung sehr etabliert hat, ist diese Technik weder für transdiagnostische noch für störungsspezifische Gruppen sinnvoll. Die Technik wurde 1905 von Dr. Joseph H. Pratt in Boston entwickelt, der eine Station für Patienten mit Lungenerkrankungen leitete. Jeden Morgen holte er seine Patienten in einer Art Gruppenvisite zusammen, um zu erfahren, wie es ihnen geht. Aus ungeklärten Gründen ist diese Technik in die Psychotherapie integriert worden und erfreute sich dort großer Beliebtheit. Wenn in einem »Blitzlicht« die Patienten aufgefordert werden zu sagen, wie es ihnen geht, dann können wir diese Information für die weitere Therapie nur sehr beschränkt nutzen. In der transdiagnostischen Gruppe wollen wir, dass in der Sitzung ein Protagonist sein Thema bearbeitet, in der störungsspezifischen Gruppe möchten wir mit einem vorgegebenen Thema arbeiten. Für beide Arten des Vorgehens ist die aktuelle Befindlichkeit der Gruppenteilnehmer nur von untergeordneter Bedeutung. Alternativ kann man in der transdiagnostischen Gruppe die Eröffnungsrunde mit der Frage beginnen: »Was beschäftigt Sie heute?« oder »Welches Anliegen oder Thema haben Sie für die heutige Sitzung mitgebracht?« An dieser Stelle sollen die Gruppenteilnehmer nur kurz ihr Thema benennen, es unter eine Überschrift stellen, aber nicht in die inhaltliche Schilderung einsteigen. Der Therapeut fragt zunächst, ob der Patient das Thema in der heutigen Sitzung bearbeiten möchte. Der Patient trifft seine Entscheidung und der Therapeut respektiert diese. Die Eröffnungsrunde soll so kurz wie möglich sein. Sie hat das Ziel, den Protagonisten festzulegen. Erst im Anschluss beginnt die therapeutische Bearbeitung eines Themas in der Gruppe. In der Eröffnungsrunde nach den Themen und Anliegen der Gruppenteilnehmer zu fragen, ist so dicht wie möglich an der Aufgabenstellung, nämlich anschließend eines der Themen zu bearbeiten. Die Stimmung der Patienten wird dagegen nicht zum Gegenstand der Sitzung. Für die Eröffnung der störungsspezifischen Gruppe ist es naheliegend, den Weg über die Hausaufgaben zu wählen. Jeder Gruppenteilnehmer berichtet kurz, ob er mit der Durchführung der Hausaufgaben erfolgreich war oder nicht. In der Eröffnungsrunde werden die Schwierigkeiten, die aufgetreten sind, nicht inhaltlich besprochen. Es ist logisch, mit der Frage nach den Hausaufgaben zu beginnen, da in der Sitzung anschließend das Thema der vorhergehenden Sitzung fortgesetzt wird. Über die Hausaufgaben kann dazu der Bezug hergestellt werden, und es erfolgt eine zusammenfassende Wiederholung der zentralen Inhalte der letzten Sitzung.

9. **Umgang mit schwierigen emotionalen Zuständen: Was soll ich tun, wenn jemand aus der Gruppe raus will, dissoziiert oder weint?**
Schwierige emotionale Zustände können in der Gruppentherapie leicht entstehen, da viele Patienten alleine durch die Anwesenheit anderer Menschen in starke Anspannungszustände geraten und sich ihre Emotionsregulation erschwert. Um die Emotionsregulation zu erleichtern, braucht jede Gruppe festgelegte Regeln, die den Patienten im Umgang mit intensiven Emotionen helfen. Wer eine ängstliche Gruppe leitet, benötigt Regeln, die den Emotionsausdruck begünstigen. »Wenn Sie traurig sind, dürfen Sie in der Gruppe weinen«. Wer mit Patienten arbeitet, die emotional instabil und impulsiv sind, braucht Regeln, die auf Emotionskontrolle ausgerichtet sind. »Wenn Sie unter so hoher Anspannung stehen, dass Sie dem Thema der Gruppe nicht folgen können, dann ist es in Ordnung, dass Sie die Gruppe kurzfristig verlassen, Ihre Anspannung regulieren und wieder in die Gruppe kommen. Auf jeden Fall müssen Sie bis zur Abschlussrunde wieder in der Gruppe sein«.
Besonders wichtig ist auch die Intervention des Therapeuten während der Gruppentherapie. Er sollte darauf achten, dass seine Interventionen grundsätzlich Angst und Scham in der Gruppe reduzieren und Sicherheit vermitteln. Gruppensituationen, in denen zu viel Angst und Unsicherheit herrschen, schaffen schwierige Zustände und führen zu emotionaler Instabilität. Wenn jemand in der Gruppe weint, dann sollte der Therapeut diesen Emotionsausdruck validieren. »Ich sehe, wie traurig Sie sind und es ist in Ordnung, wenn Sie das zulassen«. »Es ist ganz normal, dass wir weinen, wenn wir traurig sind und über etwas Schmerz empfinden«.
Dissoziative Zustände sollten in der Gruppe unterbrochen werden. Patienten, die dissoziiert sind, können von der Gruppensitzung nicht profitieren. Sie sind in einem lernunfähigen Zustand.

10. **Soll ich von der einzelfallorientierten zur psychoedukativen Gruppenleitung wechseln, wenn ich den Eindruck habe, dass ein Informationsdefizit besteht?**
Die Informationsvermittlung in der transdiagnostischen Gruppe findet im Zusammenhang mit individuellen Anliegen statt. Sie ist eingebettet in die Ziel- und Mittelanalyse im Rahmen der Bearbeitung des Themas des Protagonisten.

Reine Psychoedukation, wie sie in den störungsspezifischen Gruppen angeboten wird, ist in der einzelfallorientierten Gruppe nicht sinnvoll. Dadurch würde die Gruppe eine Veränderung zu einer Gruppenform erfahren, die geringere Anforderungen an die Selbstöffnung der Teilnehmer stellt, und der Weg zurück in die einzelfallorientierte Gruppenform wäre erschwert.

11. **Wie soll ich mit passiver Konsumhaltung in der Gruppe umgehen?**
Durch die klare Struktur der Gruppensitzung ist genau festgelegt, wann sich jeder Teilnehmer beteiligen muss, nämlich immer in der Eröffnungs- und in der Abschlussrunde. Patienten, die sich hier nicht beteiligen, stellen ein Problem dar, auf das die Therapeuten eingehen müssen und Mitarbeit einfordern sollten. In der Bearbeitungsphase ist es den Patienten, die nicht in der Protagonistenrolle sind, erlaubt, indirekt (passiv) von den bearbeiteten Themen zu lernen.

12. **Wozu kann die Gruppe genutzt werden? Wie sollen die Lernziele zwischen Einzeltherapie und Gruppentherapie aufgeteilt werden?**
In der Einzeltherapie werden individuelle Themen im Sinne der individuellen Therapieplanung bearbeitet, in der Gruppentherapie Themen, die von verschiedenen Patienten eingebracht werden oder durch ein Manual vorgegeben sind. Die Erfahrung zu machen, dass durch die Bearbeitung eines Themas durch ein Gruppenmitglied indirekt auch eigene Themen berührt werden, ist sehr günstig. Oft sind die eigenen Themen so emotional, dass der Lerngewinn eingeschränkt ist. Wenn jedoch ein anderer Gruppenteilnehmer das gleiche Problem hat, dann fällt es leichter, aus der distanzierten Perspektive der Problembearbeitung zu folgen und davon sehr viel für die eigene Situation zu profitieren. Ein besonderer Wirkfaktor der Gruppe besteht darin, dass neben dem Experten auch mehrere Betroffene mit im Raum sind. Patienten lernen leichter von Mitpatienten, weil sie aus einem ähnlichen Umfeld kommen. Der Therapeut wird als Experte leicht falsch eingeschätzt, so als hätte er gar keine eigenen Probleme und sein Leben immer ohne Probleme verbracht. Patienten mit psychischen Erkrankungen fühlen sich leicht als Außenseiter, da das Umfeld als gesund und der Patient als krank definiert wird. In der Gruppe von Mitpatienten kann sich diese Erfahrung nicht wiederholen. Entstehen kann dieses Ungleichgewicht jedoch in der Einzeltherapie.

13. **Wie kann ich den Patienten erklären, wann und in welchen Situationen Gruppe das beste Setting ist?**
Das Beste, was die Gruppe den Patienten geben kann, ist das Gefühl der Gemeinsamkeit im Hinblick auf die Probleme. In keinem anderen Setting können Einsamkeit, Angst und Scham wegen der Erkrankung so gut reduziert werden wie in einer gut funktionierenden Gruppentherapie. Gleichzeitig ist die Gruppentherapie aber auch der Ort, an dem diese Emotionen bei schlechter Leitung sehr schnell aktualisiert werden können.

»Hoffnung vermitteln« entsteht über die Möglichkeit, sehen zu können, dass andere Menschen mit ähnlichen Problemen gekämpft und Wege zur Verbesserung ihrer Lebenssituation gefunden haben.
Im Mittelpunkt zu stehen und die Aufmerksamkeit und Unterstützung einer ganzen Gruppe zu erhalten, baut Selbstwert auf und unterstreicht die eigene Bedeutung für andere sehr viel stärker als die Einzeltherapie. Durch die Gruppentherapie erhalten die Teilnehmer die Gelegenheit, soziale Kompetenz in Interaktion mit anderen Menschen zu üben. Sie können konkrete Interaktionsprobleme mit Menschen austauschen und neue Verhaltensweisen einüben. Durch Informationsvermittlung können die Teilnehmer der Gruppentherapie Experten ihrer Erkrankung werden. Um Experte zu sein genügt es nicht, nur eine Krankengeschichte zu kennen. Es ist wichtig, verschiedene individuelle Ausprägungen gesehen zu haben, um sich mit einer Erkrankung auszukennen und mögliche Wege daraus zu identifizieren.

14. **Wie kann man in offenen Gruppen oder Problemlösegruppen die Themen der Patienten gut aufbereiten?**
Wir beginnen immer damit, dass in der Eröffnungsrunde jeder Teilnehmer benennt, was ihn beschäftigt, und ob er dieses Thema in der heutigen Sitzung bearbeiten möchte. Anhand dieses Themenangebots wird die Entscheidung getroffen, wer der Protagonist der Sitzung wird. Anschließend setzt sich der Therapeut zu dem Protagonisten und sagt: »Herr M., Sie haben das Thema ›Probleme mit meiner Frau‹ benannt. Wenn wir uns jetzt diesem Thema zuwenden, was wäre dann für Sie ein gutes Ergebnis am Ende der Sitzung?«
Über diese Frage findet die Zieldefinition der Sitzung statt. Das Ziel muss dabei realistisch oder erreichbar sein. Realistisch ist ein Ziel dann, wenn es unter der Handlungskontrolle des Patienten liegt. Das heißt, er kann konkret etwas tun, um das Ziel zu erreichen. Erreichbar ist ein Ziel dann, wenn der Patient aus Erfahrung weiß, dass sein Umfeld so gestaltet ist, dass die Zielerreichung möglich ist. »Ich möchte, dass mich mein Chef mehr respektiert« ist weder realistisch (liegt nicht unter meiner Handlungskontrolle) noch erreichbar (wenn er mich bisher nicht respektiert hat, dann wird er das nach dieser Sitzung auch nicht tun). In diesem Fall braucht der Patient eine Zieldefinition, die unter seiner Verhaltenskontrolle liegt. Dazu kann er gefragt werden: »Was müssten Sie tun, damit Sie Ihren Chef darauf aufmerksam machen, dass Sie mit mehr Respekt behandelt werden möchten?«
Dabei wird folgende Struktur eingehalten:
- Problem-Definition: Problemverhalten
- Ziel:
  – Was möchte der Protagonist in der Gruppensitzung erreichen?
  – Das Ziel soll in der zur Verfügung stehenden Zeit bearbeitbar sein.
  – Es ist realistisch, wenn es unter der Kontrolle des Protagonisten steht.
  – Es ist erreichbar, wenn es sich durch das Umfeld ergibt.
- Fragen zur Zielanalyse:
  – Mit welchem Ergebnis möchten Sie die Sitzung beenden?

- Was soll sich in dieser Sitzung für Sie verändern/nach der Sitzung anders sein?
- Was müsste geschehen, damit Sie die Sitzung für sich gut genutzt haben?
- Technik:
»Wie soll das Ziel erreicht werden? Was können die Gruppe oder was kann der Therapeut zur Zielerreichung beitragen?«

15. **Welche Übungen sind geeignet, um die Patienten insgesamt mehr zu aktivieren? (Alternativen zu Kleingruppenarbeit, Feedback-Runden etc.)**
Am besten geeignet sind Übungen, die möglichst wenig Transferleistungen von den Patienten erfordern, d. h. möglichst proximal am Ziel liegen. Sehr gut sind Übungen, in denen Verhaltensdefizite ausgeglichen, d. h. auf das Einüben von erforderlichen Verhaltensfertigkeiten ausgerichtet sind. Solche Übungen sind z. B. Rollenspiele.

16. **Welche Übungen eignen sich, um die Gruppenkohäsion zu fördern oder neue Patienten zu integrieren?**
Obwohl es eine Sammlung von Interaktionsspielen gibt, die zum Aufbau von Gruppenkohäsion eingesetzt werden, sind diese für verhaltenstherapeutische Gruppen wenig geeignet. Zielführender und proximal zur Aufgabe ist die direkte Anleitung zum erwünschten Verhalten. Dazu gehört, dass in der Gruppe explizite Verhaltensregeln bestehen, die Vertrauen, Offenheit, Zusammengehörigkeitsgefühl, Akzeptanz und eine kooperative Arbeitshaltung ermöglichen. Je mehr Selbstöffnung der Gruppenmitglieder für die Funktionsfähigkeit einer Gruppe erforderlich ist, umso wichtiger ist es, dass die Gruppenregeln in der Gruppe erarbeitet werden und alle Patienten im Sinne einer Selbstverpflichtung der Regeleinhaltung zustimmen. In störungsspezifischen Gruppen können die Gruppenregeln von den Therapeuten vorgegeben werden. Es ist die Aufgabe der Gruppenleiter, auf die Einhaltung der Gruppenregeln zu achten. In störungsspezifischen Gruppen ist Kohäsion in der Gruppe bereits durch die gleiche Erkrankung und häufig durch die damit verbundene Ähnlichkeit der Schicksale der Teilnehmer begünstigt. In einzelfallorientierten Gruppen ist die Kohäsion in der Gruppe schwieriger herzustellen und erfordert explizite Bearbeitung. Bei fehlender Kohäsion ist es sinnvoll, alle Verhaltensweisen, die in die gewünschte Richtung zur Herstellung von Zusammengehörigkeit gehen, deutlich zu verstärken. Der Therapeut kann sagen: »Das ist sehr gut, was Sie tun. Damit tragen Sie zur Verbesserung der Zusammengehörigkeit in der Gruppe bei.« Formulierungen wie: »In unserer Gruppe ...«, »Wir als Gruppe ...« sind ebenfalls hilfreich für die Herstellung von Zusammengehörigkeitsgefühl. Es ist auch gut darauf zu achten, dass die Sitzungen dann beginnen, wenn alle Teilnehmer da sind. Gleichzeitig ist es wichtig, Verhaltensweisen, die der Kohäsion entgegenwirken, einzuschränken oder, wenn es erforderlich wird, zu markieren und eine Korrektur einzufordern. In verhaltenstherapeutischen Gruppen erfolgt der Aufbau von Kohäsion über Verstärkung von erwünschtem Verhalten und direkte Setzung von negativen Konsequenzen bei unerwünschtem Verhalten. Das Löschen unerwünschten Verhaltens kann nur

dann erfolgreich sein, wenn das Verhalten kaum auffällt. Sobald ein Verhalten den Gruppenteilnehmern aufgefallen ist, können die Therapeuten dies nicht mehr löschen, da alle Teilnehmer der Gruppe zu den Verstärkermechanismen beitragen.

Neue Patienten sollten so integriert werden, dass die Teilnehmer der bereits bestehenden Gruppe dem neuen Gruppenmitglied die Art der Zusammenarbeit in der Gruppe erklären. Damit ist gemeint, dass sie ihm die Gruppenregeln mit eigenen Worten sagen. Das Wichtigste dabei ist, dass sich die Patienten bei dieser Aufgabe gegenseitig ansehen. Über den Blickkontakt erfolgt ein wichtiger Schritt der Integration. Darüber hinaus wird die Angst reduziert, die Gruppenregeln werden wiederholt und die Zusammengehörigkeit wird gefördert.

Literatur

Allen JG, Fonagy P, Bateman AW (2008) Mentalizing in clinical practice. Arlington: American Psychiatric Publishing.

Arntz A, Van Genderen H, Schweiger J, Schweiger U, Jacob G, Sipos V (2010) Schematherapie bei Borderline-Persönlichkeitsstörung. Weinheim: Beltz.

Barlow SH, Burlingame GM, Fuhriman A (2000) Therapeutic applications of groups: from Pratt's »thought control classes« to modern group psychotherapy. Group Dynamics: Theory, Research and Practice 4:115–134.

Burlingame GM, MacKenzie KR, Strauss B (2004) Small-group treatment: evidence for effectiveness and mechanisms of change. In: MJ Lambert (ed.) Bergin and Garfield's handbook of psychotherapy and behavior change, pp. 647–696. New York: Wiley.

D'Zurilla TJ, Goldfried MR (1971) Problem solving and behavior modification. Journal of Abnormal Psychology 78:107–126.

D'Zurilla TJ, Nezu AM (2010) Problem-solving therapy. In: KS Dobson (ed,) Handbook of cognitive behavioral therapies, pp. 197–225. New York: Guilford.

Farrell JM, Shaw IA, Webber MA (2009) A schema-focused approach to group psychotherapy for outpatients with borderline personality disorder: a randomized controlled trial. J Behav Ther Exp Psychiatry 40:317–328.

Fiedler P (1996) Verhaltenstherapie in und mit Gruppen. Weinheim: Psychologie Verlags Union.

Fraser JS, Solovey AD (2007) Second-order change in psychotherapy. The golden thread that unifies effective treatments. Washington: American Psychological Association.

Grawe K (1980) Verhaltenstherapie in Gruppen. München: Urban und Schwarzenberg.

Hackmann A, Bennett-Levy J, Holmes EA (2011) Oxford guide to imagery in cognitive therapy. Oxford: Oxford University Press.

Hayes SC (2012) Acceptance and Commitment Therapy. Washington: American Psychological Association.

Hayes SC, Strosahl KD, Wilson KG (1999) Acceptance and commitment therapy. An experiential approach to behavior change. New York: Guilford.

Hutter C, Schwehm H (2009) J.L. Morenos Werk in Schlüsselbegriffen. Wiesbaden: VS Verlag für Sozialwissenschaften.

Kahl KG, Winter L, Schweiger U, Sipos V (2011) [The third wave of cognitive-behavioural psychotherapies: concepts and efficacy]. Fortschr Neurol Psychiatr 79:330–339.

Kiesler DJ (1996) Contemporary Interpersonal Theory and Research: Personality, Psychopathology, and Psychotherapy. Hoboken: John Wiley.

Kleinberg JL (2012) The Wiley-Blackwell handbook of group psychotherapy. Chichester: Wiley-Blackwell.

Koek W (2011) Drug-induced state-dependent learning: review of an operant procedure in rats. Behav Pharmacol 22:430–440.

Lieberman MA, Yalom ID, Miles MB (1973) Encounter groups: first facts. New York: Basic Books.

Linehan MM (1993) Cognitive-behavioral treatment of borderline personality disorder. New York: Guilford.

Linehan MM (1997) Validation and Psychotherapy. In: AC Bohart, LS Greenberg (eds.) Empathy and Psychotherapy, Washington DC: American Psychological Association 353–92.

Linehan MM, Comtois KA, Murray AM, Brown MZ, Gallop RJ, et al. (2006) Two-year randomized controlled trial and follow-up of dialectical behavior therapy vs. therapy by experts for suicidal behaviors and borderline personality disorder. Arch Gen Psychiatry 63:757–766.

Lohmann B (2004) Effiziente Supervision. Praxisorientierter Leitfaden für Einzel- und Gruppensupervision. Hohengehren: Schneider.

Lynch TR, Trost WT, Salsman N, Linehan MM (2007) Dialectical behavior therapy for borderline personality disorder. Annu Rev Clin Psychol 3:181–205.

Mauss IB, Tamir M, Anderson CL, Savino NS (2011) Can seeking happiness make people unhappy? Paradoxical effects of valuing happiness. Emotion 11:807–815.

McCullough JP (2006) Psychotherapie der chronischen Depression. Cognitive Behavioral Analysis System of Psychotherapy – CBASP. München: Urban & Fischer.

McCullough Jr JP, Schweiger U, Sipos V, Demmert A, Klein P (2012) Therapeutische Beziehung und die Behandlung chronischer Depression. Heidelberg: Springer.

Moreno JL (2007) Gruppenpsychotherapie und Psychodrama: Einleitung in die Theorie und Praxis. Stuttgart: Thieme.

Perls F (2007) Grundlagen der Gestalt-Therapie. Stuttgart: Klett-Cotta.

Piet J, Hougaard E (2011) The effect of mindfulness-based cognitive therapy for prevention of relapse in recurrent major depressive disorder: a systematic review and meta-analysis. Clin Psychol Rev 31:1032–1040.

Rogers CR (1969) Encounter Groups. Harmondsworth: Penguin.

Schwartz S (2012) Toward refining the theory of basic human values. In: S Salzborn (ed.) Methods, theories and empirical applications in the social sciences, pp. 39–46. Wiesbaden: VS Verlag für Sozialwissenschaften.

Segal ZV, Williams JM, Teasdale JD (2002) Mindfulness-based cognitive therapy for depression. New York: Guilford.

Sipos V, Schweiger U (2012) Therapie der Essstörung durch Emotionsregulation. Stuttgart: Kohlhammer.

Stillman TF, Baumeister RF, Lambert NM, Crescioni AW, Dewall CN, Fincham FD (2009) Alone and Without Purpose: Life Loses Meaning Following Social Exclusion. J Exp Soc Psychol 45:686–694.

Torgersen S, Kringlen E, Cramer V (2001) The prevalence of personality disorders in a community sample. Archives of General Psychiatry 58:590–596.

Tschuschke V (2001) Praxis der Gruppenpsychotherapie. Stuttgart: Thieme

Verheul R, Van den Bosch LMC, Koeter MWJ, De Ridder MAJ, Stijnen T, Van den Brink W (2003) Dialectical behaviour therapy for women with borderline personality disorder. 12-month, randomised clinical trial in The Netherlands. British Journal of Psychiatry 182:135–140.

WBP (2010) Methodenpapier des Wissenschaftlichen Beirats Psychotherapie nach § 11 PsychThG, Version 2.8 www.wbpsychotherapie.de/page.asp?his=0. 1. 78.

Wells A, Schweiger U, Schweiger J, Korn O, Hauptmeier M, Sipos V (2011) Metakognitive Therapie bei Angststörungen und Depression. Weinheim: Beltz.

Yalom ID, Leszcz M (2005) The theory and practice of group psychotherapy. New York: Basic Books.

Stichwortverzeichnis

A
Abschlussrunde 67
Akzeptanz 43, 46
Altruismus 21
Angst und Scham 161
Antriebslosigkeit 156
Aufwärmübungen 68
Außenseiter 34
Auswahl des angemessenen Ziels 65

B
Basisfertigkeiten des Gruppenleiters 139
Bearbeitungsphase 33, 64
Blitzlicht 33, 68

D
distanziertes Verhalten 159

E
einzelfallorientierte Gruppentherapie 30
emotionale Betroffenheit bei Mitpatienten 69
Entwicklung der Gruppentherapie 16
Entwicklung der Verhaltenstherapie 17
Eröffnungsrunde 32, 63
existenzielle Faktoren 20
Experte in eigener Sache 21
explizite Regeln 56
externalisierende Verhaltensweise 174

F
Fertigkeiten 23
Fertigkeitendefizit 33
funktionales Verhalten 34

G
Grübeln 157
Gruppendynamik 35
Gruppenkohäsion 21
Gruppenregeln 56

H
Handlungsorientierung 22
Hoffnungslosigkeit 156

I
implizite Regeln 60
Informationsvermittlung 37
instrumentelle Gruppenbedingungen 37, 40
Interaktionsebenen 151
interaktionsorientierte Gruppenkonzepte 28
internalisierende Verhaltensweisen 185
interpersonelle Gruppentherapie 119

K
Kohäsion 43
Konzepte der Gruppentherapie 15
kooperative Arbeitshaltung 35, 42, 49
Kurzinterventionen während der Eröffnungsrunde 69

L
Lernen am Modell 156
Lösungsideen 124

O
Offenheit 43, 47
Orientierungsphase 64

P
Persönlichkeitsstörungen 174
Prävention 36
Problemidentifikation 124
Problemlösegruppe 125
Problemlösetraining 123
Problemverhalten 34
Protagonist 70
Protagonistenrolle 33
Psychotherapie-Setting 26
Psychotherapiemethoden 24
Psychotherapietechniken 25
Psychotherapieverfahren 23

R
Realitätsüberprüfung 22

S
Selbstwertgefühl 164

Sich-Sorgen-Machen 157
Sicherheitsgefühl 165
störungsspezifische Gruppenkonzepte 36
störungsspezifische Gruppentherapie 15, 129

T
transdiagnostische Gruppe 20
transdiagnostische Gruppentherapie 62, 71, 119

U
übergriffiges Verhalten 158
unerwünschte Rückmeldung 70
Universalität des Leidens 21
unterwürfiges Verhalten 158

V
Validierungsstrategien 147
Vermeidungsverhalten 158
Vertrauen 44, 47

W
Werte und Ziele 171
Wiederherstellen der instrumentellen Gruppenbedingungen 49
Wirkfaktoren 15, 18

Z
Zieländerung während der Bearbeitungsphase 69
Zieldefinition 124